SHIYONG FUCHANKE
JIBING ZHENDUAN YU JIUZHI FANGFA

实用妇产科疾病诊断与救治方法

主编 何艳舫 等

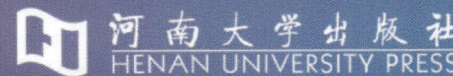

图书在版编目（CIP）数据

实用妇产科疾病诊断与救治方法 / 何艳舫等主编. -- 郑州：河南大学出版社，2021.6
ISBN 978-7-5649-4779-8

Ⅰ.①实… Ⅱ.①何… Ⅲ.①妇产科病 - 诊疗 Ⅳ.① R71

中国版本图书馆 CIP 数据核字 (2021) 第 131385 号

责任编辑： 李亚涛
责任校对： 郑　鑫
封面设计： 陈盛杰

出版发行：	河南大学出版社
	地址：郑州市郑东新区商务外环中华大厦 2401 号
	邮编：450046
	电话：0371-86059750（高等教育与职业教育出版分社）
	0371-86059701（营销部）
	网址：hupress.henu.edu.cn
印　刷：	广东虎彩云印刷有限公司
版　次：	2021 年 6 月第 1 版
印　次：	2021 年 6 月第 1 次印刷
开　本：	880mm×1230mm　1/16
印　张：	12.5
字　数：	405 千字
定　价：	75.00 元

（本书如有质量问题，请与河南大学出版社营销部联系调换）

编 委 会

主　编　　何艳舫　赖　虹　曾维红　潘　瓷
　　　　　　　彭建兰　林华兰　韩楠楠　邢秋景

副主编　　薛凤伍　汤海瑜　帅　敏
　　　　　　　王亚楠　李瑞丽

编　委　（按姓氏笔画排序）
　　　　　　　王亚楠　郑州大学第三附属医院
　　　　　　　帅　敏　湖北省老河口市第一医院
　　　　　　　邢秋景　郑州大学第三附属医院
　　　　　　　汤海瑜　梅州市人民医院
　　　　　　　李瑞丽　河南中医药大学
　　　　　　　邱兴堤　深圳大学总医院
　　　　　　　何艳舫　华北理工大学附属医院
　　　　　　　林华兰　梅州市人民医院
　　　　　　　彭建兰　深圳市宝安区中医院
　　　　　　　韩楠楠　南阳医学高等专科学校第二附属医院
　　　　　　　曾维红　梅州市人民医院
　　　　　　　赖　虹　佛山市南海区妇幼保健院
　　　　　　　虞向阳　华北理工大学附属医院
　　　　　　　潘　瓷　郑州大学第三附属医院
　　　　　　　薛凤伍　佛山市第一人民医院

前言

随着医学模式的转变和传统医学观念的更新，妇产科学的许多诊疗技术都取得了长足的进步，各类疾病的治愈率也逐步提高，人们对妇产科的处理也提出了更高的要求。这就要求每位妇产科医师不断充实相关知识与技能，提高诊治水平，对妇产科常见病进行及时和准确的判断，提高治疗成功率、降低死亡率，这样才能更好的保护女性健康。因此，我们组织了长期从事妇产科诊治的一线医务工作者编写此书，以便能为妇产科临床工作者提供帮助。

本书立足于临床，系统地阐述了妇产科领域常见疾病的发病机制、预防、临床表现、诊断方法和鉴别诊断、治疗原则与不同治疗方法等内容。首先介绍了妇产科基础知识，包括女性生殖系统解剖、女性生殖系统的生理等内容，然后依次介绍了妊娠生理、妊娠诊断、异常妊娠、妊娠期高血压疾病、妊娠期肝内胆汁淤积症、妊娠合并症、正常分娩与产程进展、正常分娩、女性生殖系统炎症、女性生殖系统肿瘤、妊娠滋养细胞疾病、子宫内膜异位症与子宫腺肌病、妇科急腹症等内容。本书集中了编者们多年的临床实践经验，并通过基础理论与临床应用的密切结合，抓住疾病的重点。内容简明实用，重点突出，兼顾知识的系统性及完整性，可供妇产科医师参考使用。

尽管我们付出了很大的努力，但由于编写人员风格各不相同，加之收集资料有限，难免有不足，疏漏及错误之处，希望读者及专家同道予以指正，我们将及时修正。

编 者
2021 年 6 月

目录

第一章 女性生殖系统解剖 ·· 1
    第一节 外生殖器 ·· 1
    第二节 内生殖器 ·· 2
    第三节 内生殖器与邻近器官的解剖关系 ·· 8
    第四节 骨盆及骨盆底组织 ·· 9
    第五节 生殖系统的血管、淋巴和神经 ··· 12

第二章 女性生殖系统的生理 ·· 14
    第一节 妇女一生各阶段的生理特点 ··· 14
    第二节 月经及月经期临床表现 ·· 15
    第三节 卵巢的功能及周期性变化 ··· 16
    第四节 月经周期的调节 ··· 19
    第五节 子宫内及其他生殖器官的周期性变化 ··· 20
    第六节 卵巢性激素的生理作用 ·· 21
    第七节 其他内分泌腺对女性生殖系统的影响 ··· 23

第三章 妊娠生理 ·· 24
    第一节 胚胎形成与胎儿发育 ·· 24
    第二节 胎儿附属物的形成及其功能 ··· 27
    第三节 妊娠期母体适应性变化 ·· 32

第四章 妊娠诊断 ·· 37
    第一节 早期妊娠诊断 ·· 37
    第二节 中、晚期妊娠诊断 ·· 40
    第三节 胎儿姿势、胎产式、胎先露及胎方位 ··· 41

第五章 异常妊娠 ·· 44
    第一节 自然流产 ·· 44
    第二节 异位妊娠 ·· 48
    第三节 早产 ·· 55
    第四节 过期妊娠 ·· 58

第六章	妊娠期高血压疾病	60
第七章	妊娠期肝内胆汁淤积症	68
第八章	妊娠合并症	72
	第一节 妊娠合并风湿性心瓣膜病	72
	第二节 妊娠合并先天性心脏病	75
第九章	正常分娩与产程处理	86
	第一节 分娩动因	86
	第二节 决定分娩的因素	88
	第三节 枕先露的分娩机制	98
	第四节 先兆临产及临产的诊断	100
	第五节 正常产程和分娩的处理	100
	第六节 新生儿处理	112
第十章	异常分娩	118
	第一节 胎位异常	118
	第二节 产道异常	127
	第三节 产力异常	133
第十一章	女性生殖系统炎症	137
	第一节 滴虫性阴道炎	137
	第二节 念珠菌性阴道炎	138
	第三节 阿米巴性阴道炎	139
第十二章	女性生殖系统肿瘤	141
	第一节 子宫内膜癌	141
	第二节 子宫肌瘤	144
	第三节 输卵管肿瘤	147
	第四节 卵巢肿瘤	150
第十三章	妊娠滋养细胞疾病	161
	第一节 葡萄胎	161
	第二节 侵蚀性葡萄胎	163
	第三节 绒毛膜癌	164
第十四章	子宫内膜异位症与子宫腺肌病	174
	第一节 子宫内膜异位症	174
	第二节 子宫腺肌病	184
第十五章	妇科急腹症	188
	第一节 卵巢囊肿蒂扭转	188
	第二节 卵巢肿瘤破裂	189
	第三节 黄体破裂	192
参考文献		195

第一章 女性生殖系统解剖

第一节 外生殖器

女性外生殖器指生殖器官的外露部分,位于两股内侧间,前为耻骨联合,后为会阴,包括阴阜、大阴唇、小阴唇、阴蒂和阴道前庭,统称外阴。

一、阴阜

阴阜为耻骨联合前面的皮肤隆起,皮下脂肪组织丰富。青春期该部开始生长阴毛,分布呈倒三角形,阴毛为女性第二性征之一。

二、大阴唇

大阴唇为两股内侧一对纵行隆起的皮肤皱襞,起于阴阜,止于会阴。大阴唇外侧面为皮肤,有色素沉着和阴毛,皮层内有皮脂腺和汗腺;大阴唇内侧面湿润似黏膜。皮下为疏松结缔组织和脂肪组织,内含丰富的血管、淋巴管和神经。外伤出血时易形成大阴唇血肿。未产妇女两侧大阴唇自然合拢,遮盖尿道口和阴道口,经产妇大阴唇向两侧分开;绝经后大阴唇可萎缩。

三、小阴唇

小阴唇系位于两侧大阴唇内侧的一对薄皮肤皱襞。表面湿润、色褐、无毛,富含神经末梢。两侧小阴唇前端融合,并分为前后两叶,前叶形成阴蒂包皮,后叶形成阴唇系带。大小阴唇后端会合,在正中线形成一条横皱襞,称为阴唇系带。

四、阴蒂

阴蒂位于两侧小阴唇之间顶端的联合处,它与男性阴茎海绵体的组织相似,有勃起性。分为阴蒂头、阴蒂体和阴蒂脚三部分,阴蒂头暴露于外阴,富含神经末梢,为性反应器官,极为敏感;阴蒂体和阴蒂脚附着于两侧耻骨支上。

五、阴道前庭

阴道前庭为两侧小阴唇之间的菱形区,其前为阴蒂,后为阴唇系带。此区域内有以下结构。

(一)前庭大腺

前庭大腺又称巴多林腺,位于大阴唇后部,如黄豆大,左右各一。向内侧开口于阴道前庭后方小阴唇与处女膜之间的沟内。性兴奋时分泌黄白色黏液,起润滑作用。正常情况下检查时不能触及此腺,如因感染腺管口闭塞,形成前庭大腺脓肿或前庭大腺囊肿。

（二）尿道口

位于阴蒂头的后下方阴道口上方，其后壁上有一对并列腺体，称为尿道旁腺，其分泌物有润滑尿道口的作用。尿道旁腺开口小，容易有细菌潜伏。

（三）阴道口及处女膜

阴道口位于尿道口的后方，前庭的后部。处女膜为覆盖在阴道口的较薄的一层黏膜皱襞，内含结缔组织、血管及神经末梢。处女膜中央有一孔，孔的大小、形状及膜的厚薄因人而异，处女膜多于初次性交或剧烈运动时破裂，分娩后仅留有处女膜痕（图1-1）。

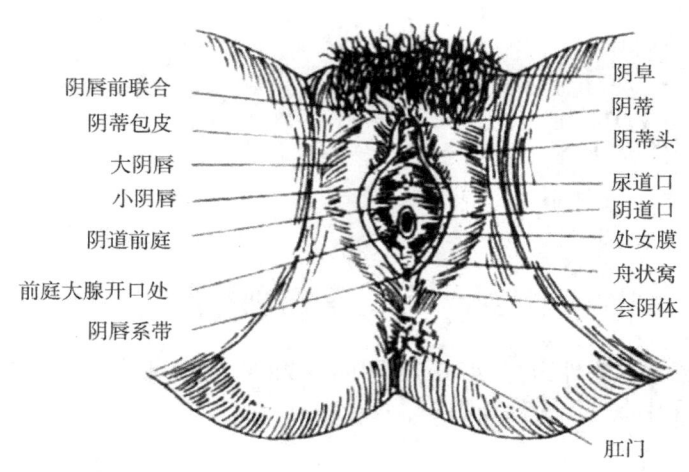

图1-1 女性外生殖器

第二节　内生殖器

一、卵巢

（一）卵巢的位置和形态

卵巢是成对的实质性器官，位于子宫两侧、盆腔侧壁的卵巢窝内（相当于髂内、外动脉的夹角处）。卵巢呈扁椭圆形，略呈灰红色，分内、外侧面，前、后缘和上、下端。外侧面贴于盆腔侧壁，内侧面朝向子宫。上端钝圆，与输卵管末端相接触，借卵巢悬韧带与盆腔侧壁相连，称输卵管端。下端较细，借卵巢固有韧带连于子宫角，称子宫端。后缘游离，称独立缘。前缘借系膜连于阔韧带，称卵巢系膜缘。卵巢前缘的中部有血管、神经等出入，称卵巢门。

成年女性的卵巢大小约为4 cm×3 cm×1 cm，重5～6 g。卵巢的大小和形态随年龄不同而不同。幼年卵巢较小，表面光滑。性成熟期卵巢最大，此后由于多次排卵表面出现瘢痕，凹凸不平。35～40岁卵巢逐渐缩小，50岁左右随月经停止而逐渐萎缩。

（二）卵巢的结构

卵巢表面为单层扁平或立方的表面上皮，上皮下方为薄层致密结缔组织构成的白膜。卵巢的实质分为外周的皮质和中央的髓质。皮质较厚，内含不同发育阶段的卵泡、黄体和白体、闭锁卵泡等，卵泡间的结缔组织内含有网状纤维和低分化的梭形基质细胞。髓质为疏松结缔组织，与皮质无明显分界，含有许多血管、神经和淋巴管等。近卵巢门处的结缔组织内有少量平滑肌和门细胞。

1. 卵泡的发育和成熟

卵泡的发育从胚胎时期已经开始，胚胎第5个月时双侧卵巢约有700万个原始卵泡，以后逐渐减少，新生儿有70万～200万个，青春期约有4万个，40～50岁时仅剩几百个。青春期以后，在垂体分泌的尿促卵泡素（FSH）和黄体生成素（LH）的作用下，每个月经周期（约28天）卵巢内有15～20个卵泡生长发育，但通常只有1个卵泡发育成熟并排卵。一般左右卵巢交替排卵。女性一生排卵400～500个，其余卵泡均在不同发育阶段退化为闭锁卵泡。

卵泡由卵母细胞和卵泡细胞组成。卵泡发育是一个连续的生长过程，其结构发生一系列的变化，可分为原始卵泡、初级卵泡、次级卵泡和成熟卵泡4个阶段，其中初级卵泡和次级卵泡合称为生长卵泡。

（1）原始卵泡：原始卵泡位于皮质浅层，体积小，数量多，由一个初级卵母细胞和周围一层扁平的卵泡细胞组成。①初级卵母细胞圆形，较大，直径30～40μm，胞质嗜酸性，核大而圆、呈空泡状，染色质稀疏，核仁大而明显。电镜下观察，核孔明显，胞质内含大量线粒体、板层状排列的滑面内质网和高尔基复合体等。初级卵母细胞是在胚胎时期由卵原细胞分裂分化而成，随后进行第一次减数分裂，并长期（12～50年）停滞于分裂前期，直至排卵前才完成第一次减数分裂。②卵泡细胞扁平，较小，与周围结缔组织间有薄层基膜。卵泡细胞和卵母细胞间有许多缝隙连接，它对卵母细胞具有支持和营养作用。

（2）生长卵泡：从青春期开始，原始卵泡逐渐发育变为生长卵泡，逐步移向皮质深层。主要变化是卵母细胞增大、卵泡细胞和卵泡周围的结缔组织增生。生长卵泡可分为初级卵泡和次级卵泡两个阶段。

初级卵泡由原始卵泡发育而成。主要变化是：①初级卵母细胞体积增大，核变大，胞质内粗面内质网、高尔基复合体、游离核糖体等细胞器增多。②卵泡细胞增生，由扁平变为立方或柱状，由单层变为多层（5～6层）。③最内层的卵泡细胞为柱状，呈放射状排列，称放射冠。④在初级卵母细胞和卵泡细胞之间出现一层富含糖蛋白的嗜酸性膜，称透明带，它是由初级卵母细胞和卵泡细胞共同分泌而成。电镜下可见初级卵母细胞的微绒毛和卵泡细胞的突起伸入透明带内，甚至卵泡细胞的长突起可穿越透明带伸入卵母细胞内，二者间有许多缝隙连接。这些结构有利于卵泡细胞将营养物质和与卵母细胞发育有关的信息分子输送给卵母细胞。此外，在受精过程中，透明带对精子与卵细胞的特异性识别和结合具有重要意义。⑤随着初级卵泡的体积增大，卵泡周围结缔组织内的基质细胞增殖分化，逐渐密集，开始形成卵泡膜，它与卵泡细胞之间隔以基膜。

次级卵泡由初级卵泡继续发育而成，卵泡体积更大。主要变化是：①初级卵母细胞继续发育。②卵泡细胞增至6～12层。③卵泡细胞间出现一些不规则腔隙，并逐渐融合成一个半月形的卵泡腔，腔内充满卵泡液。卵泡液是由卵泡膜血管渗出液和卵泡细胞的分泌物组成，内含营养成分、雌激素和多种生物活性物质，与卵泡发育有关。④随着卵泡液的增多和卵泡腔的扩大，初级卵母细胞、透明带、放射冠和部分卵泡细胞突向卵泡腔，形成卵丘。⑤卵泡腔周围的数层卵泡细胞密集排列，形成卵泡壁，称颗粒层，卵泡细胞又称颗粒细胞。⑥卵泡膜分化为内、外两层，外层主要由环行排列的胶原纤维和平滑肌纤维组成，内层含有多边形或梭形的膜细胞以及丰富的毛细血管。膜细胞具有分泌类固醇激素细胞的结构特征，它合成的雄激素透过基膜进入颗粒细胞，在芳香化酶的作用下转变为雌激素。雌激素是由膜细胞和颗粒细胞协同合成的，是其合成的主要方式，称"双细胞学说"。合成的雌激素除小部分进入卵泡腔外，大部分释放入血，调节子宫内膜等靶器官的生理活动。

（3）成熟卵泡：成熟卵泡是卵泡发育的最后阶段，卵泡体积很大，直径可达2cm，并突向卵巢表面。主要变化是：①卵泡腔很大。②颗粒细胞停止增殖，颗粒层变薄，仅2～3层颗粒细胞。③初级卵母细胞的直径可达125～150μm。

在排卵前36～48h，初级卵母细胞恢复并完成第一次减数分裂，产生一个次级卵母细胞和1个第一极体，第一极体位于次级卵母细胞和透明带之间的卵周隙内。次级卵母细胞随即进入第二次减数分裂，并停滞于分裂中期。

研究表明，卵泡的发育速度较慢，一个原始卵泡发育至成熟排卵，并非在1个月经周期内完成，而是经过几个周期才能完成。每个月经周期，卵巢内虽有若干不同发育阶段的卵泡，但其中只有一个卵泡发育至一定大小，并在垂体促性腺激素的作用下，于增生期内迅速生长成熟并排卵。

2. 排卵

成熟卵泡破裂，次级卵母细胞、透明带、放射冠随卵泡液从卵巢排出的过程，称排卵。排卵时间约在下次月经前14天左右。在排卵前，垂体释放的黄体生成素骤增，使卵泡发生一系列变化。卵泡液剧增，突向卵巢表面的卵泡壁、白膜和表面上皮均变薄缺血，形成半透明的卵泡小斑。卵丘与卵泡壁分离，漂浮在卵泡液中。小斑处的结缔组织被胶原酶和透明质酸酶分解，卵泡膜外层的平滑肌收缩，导致小斑破裂。次级卵母细胞及其外周的透明带、放射冠随卵泡液从卵巢排出，经腹膜腔进入输卵管。若次级卵母细胞子排卵后24 h内未受精，即退化消失；若受精，则继续完成第二次减数分裂，形成1个成熟的卵细胞和1个第二极体。

3. 黄体的形成和演变

排卵后，卵泡颗粒层和卵泡膜向腔内塌陷，卵泡膜内的血管和结缔组织也伸入颗粒层，在黄体生成素（LH）的作用下，逐渐演化为富含血管的内分泌细胞团，新鲜时色黄，称黄体。颗粒细胞分化为颗粒黄体细胞，数量多，体积大，染色浅，位于黄体中央，分泌孕激素。膜细胞分化为膜黄体细胞，数量少，体积小，染色较深，位于黄体周边，与颗粒黄体细胞协同分泌雌激素。这两种细胞均具有分泌类固醇激素细胞的结构特征。

黄体的发育取决于卵细胞是否受精。若未受精，黄体维持2周左右退化，称月经黄体。若受精，在胎盘分泌的人绒毛膜促性腺激素（HCG）的作用下黄体继续发育，直径可达4～5 cm，称妊娠黄体。妊娠黄体的颗粒黄体细胞还可分泌松弛素，使妊娠子宫平滑肌松弛，以维持妊娠。妊娠黄体可维持6个月，然后退化，其内分泌功能被胎盘细胞取代。两种黄体最终都退化消失，细胞变小，空泡增多，继而自溶，被结缔组织取代，成为瘢痕样的白体。

4. 闭锁卵泡和间质腺

绝大多数卵泡不能发育成熟，在发育的各个阶段逐渐退化，称闭锁卵泡，其结构变化与卵泡的发育阶段有关。原始卵泡退化时，卵母细胞首先出现核固缩，细胞形态不规则，卵泡细胞变小且分散，两种细胞随后均自溶消失。初级卵泡和早期次级卵泡的退化与原始卵泡类似，但退化的卵泡内可见残留的透明带，卵泡腔内可见中性粒细胞和巨噬细胞。晚期次级卵泡的闭锁比较特殊，卵泡壁塌陷，卵泡膜的血管和结缔组织伸入颗粒层及卵丘，膜细胞增大，形成多边形的上皮样细胞，胞质内充满脂滴，形似黄体细胞，并被结缔组织和血管分隔成散在的细胞团索，称间质腺，可分泌雌激素。人的间质腺不发达，兔和猫等动物的间质腺较多。最后，间质腺也退化，由结缔组织取代。

5. 门细胞

门细胞位于卵巢门近系膜处，结构与睾丸间质细胞类似，多边形或卵圆形，直径14～15 μm，核圆，核仁清晰，胞质嗜酸，富含胆固醇和脂色素等。门细胞可分泌雄激素，妊娠期和绝经期的门细胞较明显，门细胞增生或发生肿瘤时，患者常伴有男性化症状。

二、输卵管

（一）输卵管的形态

输卵管是输送卵子的肌性管道，左右各一，细长而弯曲，长8～14 cm，位于子宫底的两侧，包裹在子宫阔韧带的上缘内。内侧端开口于子宫腔，称输卵管子宫口。外侧端游离，开口于腹膜腔，称输卵管腹腔口，故女性腹膜腔经输卵管、子宫和阴道与外界相通。临床上把卵巢和输卵管统称为子宫附件。

（二）输卵管的分部

输卵管由内侧向外侧分为四部分。

1. 间质部

子宫部位于子宫壁内，长约1 cm，直径最细，约1 mm，以输卵管子宫口通子宫腔。

2. 输卵管峡部

峡部短而狭窄，壁较厚，长2～3 cm，直径约2 cm，血管较少，水平向外移行为壶腹部。输卵管结扎术常在此处进行。

3. 输卵管壶腹部

壶腹部壁薄，管腔较大，直径约6 mm，血供较丰富，长5～8 cm，占输卵管全长的2/3，行程弯曲。输卵管壶腹部是卵子受精的部位。若受精卵未能移入子宫而在输卵管内发育，即为宫外孕。

4. 输卵管漏斗部或伞部

漏斗部是末端呈漏斗状膨大的部分，长约 1.5 cm，向后下弯曲覆盖在卵巢的后缘和内侧面。漏斗末端中央有输卵管腹腔口，与腹膜腔相通，卵巢排出的卵细胞即由此进入输卵管。漏斗的边缘形成许多细长的指状突起，称输卵管伞，手术时常以此作为识别输卵管的标志。

（三）输卵管壁的结构

输卵管壁由内向外分为黏膜、肌层和外膜。

1. 黏膜

黏膜形成许多纵行而分支的皱襞，壶腹部最发达，高且多分支，故管腔不规则。黏膜由上皮和固有层组成。①上皮为单层柱状，由纤毛细胞和分泌细胞组成。纤毛细胞在漏斗部和壶腹部最多，至峡部和间质部逐渐减少。纤毛向子宫方向摆动，有助于卵细胞移向子宫并阻止微生物进入腹膜腔。分泌细胞表面有微绒毛，胞质顶部有分泌颗粒，其分泌物构成输卵管液，可营养卵并辅助卵的运行。上皮的结构变化与月经周期有关。在子宫内膜增生晚期（排卵前），纤毛细胞变为高柱状，纤毛增多，分泌细胞顶部充满分泌颗粒，分泌功能旺盛；至分泌晚期，两种细胞均变矮，纤毛细胞的纤毛减少，分泌细胞的分泌颗粒排空。在月经期和妊娠期，上皮细胞矮小。②固有层为薄层结缔组织，含有丰富的毛细血管和散在的平滑肌纤维。

2. 肌层

肌层以峡部最厚，由内环和外纵两层平滑肌构成。

3. 外膜

外膜为浆膜，由间皮和富含血管的疏松结缔组织构成。

三、子宫

子宫是壁厚腔小的肌性器官，是产生月经和孕育胎儿的器官，其形态、位置和结构随年龄、月经周期和妊娠而改变。

（一）子宫的形态

成年未孕子宫呈前后略扁的倒置梨形，长 7~8 cm，宽 4~5 cm，厚 2~3 cm。子宫分为底、体、颈三部分：子宫底是两侧输卵管子宫口以上宽而圆凸的部分；子宫颈是下端狭细呈圆柱状的部分，为肿瘤的好发部位；子宫体是底与颈之间的部分。成人子宫颈长 2.5~3.0 cm，分为两部：其下端伸入阴道内，称子宫颈阴道部；在阴道以上，称子宫颈阴道上部。子宫颈与子宫体的连接部，稍狭细，称子宫峡。在非妊娠期，此部不明显，长约 1 cm；在妊娠期，子宫峡逐渐伸展变长，形成子宫下段；在妊娠末期可延长至 7~11 cm，峡壁逐渐变薄，产科常在此处进行剖腹取胎术，可避免进入腹膜腔，减少感染机会。子宫与输卵管相接处，称子宫角。

子宫的内腔较狭窄，可分为两部：上部位于子宫体内，称子宫腔，呈前后略扁的三角形裂隙，两端通输卵管，尖端向下通子宫颈管；下部位于子宫颈内，称子宫颈管，呈梭形，上口通子宫腔，下口通阴道，称子宫口。未产妇的子宫口为圆形，边缘光滑整齐；经产妇为横裂状。子宫口的前缘和后缘分别称前唇和后唇；后唇较长，位置也较高。

（二）子宫的位置

子宫位于盆腔中央，在膀胱和直肠之间，下端接阴道，两侧有输卵管和卵巢。子宫底位于小骨盆上口平面以下，子宫颈的下端在坐骨棘平面的稍上方。成年女性子宫的正常姿势是前倾前屈位。前倾即整个子宫向前倾斜，子宫长轴与阴道长轴之间形成一个向前开放的夹角，约为 90°；前屈是子宫体与子宫颈之间形成一个向前开放的钝角，约为 170°。子宫的活动性较大，膀胱和直肠的充盈程度可影响子宫的位置。当膀胱充盈而直肠空虚时，子宫底向上使子宫伸直；若两者都充盈，则可使子宫上移。

子宫与腹膜的关系：膀胱上面的腹膜向后折转覆盖子宫前面，形成膀胱子宫陷凹，转折处约在子宫峡水平。子宫后面的腹膜从子宫体向下移行于子宫颈和阴道后穹的上面，再反折至直肠的前面，形成较深的直肠子宫陷凹。立位时，它是女性腹膜腔的最低点，与阴道后穹相邻。当腹膜腔积液时，可经阴道后穹做穿刺或引流。

(三) 子宫的固定装置
子宫的正常位置主要依靠以下 4 对韧带维持。

1. 子宫阔韧带

子宫前、后面的腹膜自子宫侧缘向两侧延伸，形成双层腹膜皱襞，称子宫阔韧带，延伸至盆腔侧壁和盆底，移行为盆腔腹膜壁层。子宫阔韧带的上缘游离，包裹输卵管，其上缘外侧端移行为卵巢悬韧带。子宫阔韧带的前层覆盖子宫圆韧带，后层覆盖卵巢和卵巢固有韧带，前、后两层之间的疏松结缔组织内有血管、神经、淋巴管等。它可限制子宫向两侧移动。

2. 子宫圆韧带

由平滑肌和结缔组织构成的圆索，起自子宫与输卵管结合处的前下方，在子宫阔韧带前层的覆盖下，向前外侧弯行，达盆腔侧壁，然后经腹股沟管，止于阴阜和大阴唇的皮下。它是维持子宫前倾的主要结构。

3. 子宫主韧带

由平滑肌和结缔组织构成，位于子宫阔韧带的下部两层之间，连于子宫颈两侧和盆腔侧壁之间，较强韧。它的主要作用是固定子宫颈，防止子宫向下脱垂。

4. 子宫骶韧带

由平滑肌和结缔组织构成，起自子宫颈后面，向后弯行绕过直肠两侧，止于骶骨前面。其表面有腹膜覆盖，形成弧形的直肠子宫壁。它向后上牵引子宫颈，与子宫圆韧带协同，维持子宫的前倾前屈位。

除上述韧带外，盆膈、尿生殖膈和阴道的托持以及周围结缔组织的牵拉等因素，均对维持子宫正常位置起很大作用。如果这些固定装置薄弱或受损伤，即可导致子宫位置异常或形成不同程度的子宫脱垂。

(四) 子宫的年龄变化
新生儿子宫高出小骨盆上口，输卵管和卵巢位于髂窝内，子宫颈较子宫体长而粗。性成熟前期，子宫迅速发育，壁增厚。性成熟期，子宫颈和子宫体的比例为 1 : 2。经产妇的子宫，除各径和内腔都增大外，重量可增加 1 倍。绝经期后，子宫萎缩变小，壁也变薄。

(五) 子宫壁的结构
1. 子宫壁的一般结构

子宫壁（底、体部）由内向外分为内膜、肌层和外膜。

(1) 内膜：内膜由单层柱状上皮和固有层组成。①上皮由分泌细胞和少量纤毛细胞组成。②固有层较厚，血管丰富，内有大量分化较低的梭形或星形的基质细胞，可合成分泌胶原蛋白。上皮向固有层内深陷形成许多管状的子宫腺，近肌层可有分支。

子宫底、体部的内膜可分为功能层和基底层。功能层较厚，位于浅层，自青春期起在卵巢激素的作用下发生周期性剥脱和出血；妊娠时，胚泡植入功能层并在其中生长发育。基底层较薄，位于内膜深层，与肌层相邻，不发生周期性剥脱，可增生修复功能层。

子宫动脉的分支经外膜穿入肌层，在肌层的中间层内形成弓形动脉，从弓形动脉发出许多放射状分支，垂直穿入内膜。在内膜与肌层交界处，每条小动脉发出一个小而直的分支，称基底动脉，分布于内膜基底层，它不受卵巢激素的影响。小动脉主干则从内膜基底层一直延伸至功能层浅部，呈螺旋状走行，称螺旋动脉，它对卵巢激素极为敏感。螺旋动脉在内膜浅层形成毛细血管网，然后汇成小静脉，穿越肌层，汇成子宫静脉。

(2) 肌层：肌层很厚，由成束或成片的平滑肌组成，肌束间以结缔组织分隔。由内向外可分为黏膜下层、中间层和浆膜下层。黏膜下层和浆膜下层主要为纵行平滑肌；中间层较厚，分内环行肌和外纵行肌，富含血管。成年女性的子宫平滑肌纤维长约 50 μm。在妊娠期平滑肌纤维增生肥大，可长达 500 μm；结缔组织内未分化的间充质细胞也可分化为平滑肌纤维，使肌层显著增厚。分娩后，平滑肌纤维恢复正常大小，部分肌纤维凋亡，子宫恢复原状。子宫平滑肌的收缩受激素调节，其活动有助于将精子向输卵管运送、经血排出和胎儿娩出。

（3）外膜：外膜于底、体部为浆膜，其余为纤维膜。

2. 子宫内膜的周期性变化

自青春期起，在卵巢分泌的雌、孕激素作用下，子宫底、体部的内膜功能层发生周期性变化，即每隔28天左右发生一次内膜剥脱、出血、修复和增生，称月经周期。每个月经周期起自月经第1天，止于下次月经来潮前1天。子宫内膜的周期性变化可分为月经期、增生期和分泌期。

（1）月经期：月经期为周期的第1~4天。由于排卵未受精，卵巢内月经黄体退化，雌、孕激素含量骤降，引起内膜功能层的螺旋动脉发生持续性收缩，内膜缺血，组织坏死。继而螺旋动脉又突然短暂扩张，导致功能层毛细血管破裂，血液涌入功能层，与剥脱的内膜一起，从阴道排出，即月经。因内膜含有激活剂，可使经血中的纤维溶解酶原转变为纤维溶解酶，溶解纤维蛋白，所以经血是不凝固的。在月经期末，功能层全部脱落，基底层的子宫腺上皮迅速分裂增生，并铺展在脱落的内膜表面，修复内膜上皮，进入增生期。

（2）增生期：增生期为周期的第5~14天，又称卵泡期。在生长卵泡分泌的雌激素作用下，剥脱的子宫内膜由基底层增生修补，并逐渐增厚达2~4mm。基质细胞不断分裂增殖，合成纤维和基质。增生早期，子宫腺少，细而短。增生晚期，子宫腺增多、增长且更弯曲，腺腔扩大，腺上皮细胞呈柱状，胞质内出现糖原，螺旋动脉也增长、弯曲。至第14天时，卵巢内的成熟卵泡排卵，子宫内膜进入分泌期。

（3）分泌期：分泌期为周期的第15~28天，又称黄体期。排卵后，卵巢内出现黄体，在黄体分泌的雌、孕激素作用下，子宫内膜继续增厚至5~7mm。子宫腺进一步增长、弯曲，腺腔扩大，糖原由腺细胞的核下区转移到细胞顶部的核上区，并以顶浆分泌的方式排入腺腔，腺腔内充满含有糖原等营养物质的嗜酸性分泌物。固有层内组织液增多呈水肿状态。螺旋动脉继续增长，更加弯曲，并伸入内膜浅层。基质细胞继续分裂增殖，胞质内充满糖原和脂滴，称前蜕膜细胞。若受精，该细胞继续发育为蜕膜细胞，而内膜继续增厚，发育为蜕膜。若未受精，卵巢内月经黄体退化，雌、孕激素水平骤降，内膜功能层剥脱，进入月经期。

3. 子宫颈

子宫颈壁由内向外分为黏膜、肌层和外膜。

（1）黏膜：黏膜表面有许多高而分支的皱襞，相邻皱襞间形成腺样隐窝。黏膜由上皮和固有层组成。①上皮为单层柱状，由分泌细胞、纤毛细胞和储备细胞组成。分泌细胞最多，胞质内充满黏原颗粒。纤毛细胞较少，游离面的纤毛向阴道方向摆动，利于分泌物排出。储备细胞为干细胞，较小，位于上皮深层，有增殖修复功能。在慢性炎症时，储备细胞可增殖化生为复层扁平上皮，在增殖过程中也可发生癌变。在宫颈外口处，单层柱状上皮移行为复层扁平上皮，分界处清晰，是宫颈癌的好发部位。②固有层为结缔组织，内含宫颈腺。

宫颈黏膜不发生周期性脱落，但上皮细胞的活动受卵巢激素的调节。排卵时，雌激素可使宫颈上皮的分泌细胞分泌增多，分泌物稀薄，有利于精子通过。黄体形成时，孕激素可抑制细胞分泌，分泌物黏稠呈凝胶状，使精子和微生物难以通过，起屏障作用。

（2）肌层：肌层平滑肌较少且分散，结缔组织较多，内含大量弹性纤维。

（3）外膜：外膜是纤维膜。

（六）卵巢和子宫内膜周期性变化的神经内分泌调节

下丘脑-垂体-性腺轴可调节子宫内膜的周期性变化。下丘脑弓状核内的神经内分泌细胞可分泌促性腺激素释放激素（GnRH），使腺垂体远侧部分泌尿促卵泡素（FSH）和LH。FSH可促进卵泡的发育和成熟，并分泌大量雌激素（主要是雌二醇），雌激素可使子宫内膜由月经期转入增生期。约在排卵前2天，血液内雌激素含量达到高峰，高水平的雌激素和GnRH可促使垂体分泌大量LH，出现排卵前LH释放高峰；与此同时，血液内FSH也增高，但峰值比LH低。雌激素可增强促性腺激素细胞对GnRH的反应性，并促使其合成的激素大量释放，排卵常发生在LH高峰后24h左右。排卵后，卵泡壁在LH的作用下形成黄体，分泌大量孕激素（主要是黄体酮）和少量雌激素，子宫内膜进入分泌期。当血中的孕激素增加到一定浓度时，又反馈作用于下丘脑和垂体，抑制 LH 的释放。当黄体缺乏 LH 的支持作用时，即逐渐退化，雌、孕激素水平下降，子宫内膜进入月经期。由于血中雌、孕激素的减少，又反馈性地促使下丘脑和垂体释放 FSH，卵泡又开始生长发育。上述变化周而复始。

四、阴道

阴道是连接子宫和外生殖器的肌性管道，富有伸展性。它是女性的性交器官，也是排出月经和娩出胎儿的通道。

（一）阴道的形态

阴道经常处于前、后壁相接触的塌陷状态，其前壁长 7～9 cm，后壁长 10～12 cm。阴道的上端宽阔，包绕子宫颈阴道部，在二者之间形成环形凹陷，称阴道穹，可分为前、后及两侧穹。阴道后穹最深，并与直肠子宫陷凹相邻，二者间仅隔以阴道壁和一层腹膜，可经阴道后穹穿刺引流腹膜腔内积液。阴道的下端较窄，以阴道口开口于阴道前庭。处女的阴道口周围有处女膜附着，处女膜是薄层的黏膜皱襞，可呈环形、半月形、伞状或筛状。处女膜破裂后，阴道口周围留有处女膜痕。

（二）阴道的位置

阴道的前方有膀胱和尿道，后方邻直肠。临床上可隔直肠前壁触诊直肠子宫陷凹、子宫颈和子宫口的情况。阴道下部穿经尿生殖膈，膈内的尿道阴道括约肌和肛提肌均对阴道有括约作用。

（三）阴道壁的结构

阴道壁由内向外分为黏膜、肌层和外膜。

1. 黏膜

黏膜形成许多横形皱襞，由上皮和固有层构成。①上皮为非角化的复层扁平上皮。一般情况下，虽然表层细胞内含透明角质颗粒，但不出现角化。在雌激素的作用下，上皮细胞内聚集大量糖原，浅层细胞脱落后，糖原被阴道乳酸杆菌分解为乳酸，使阴道液呈酸性，具有一定的抗菌作用。绝经后，阴道黏膜萎缩，上皮变薄，脱落细胞减少，阴道液 pH 上升，细菌易繁殖而导致阴道炎。阴道上皮的脱落与更新受卵巢激素的影响。增生期，阴道上皮变厚，角化细胞增多；分泌期，阴道上皮变薄，脱落细胞增多。②固有层由富含弹性纤维和血管的结缔组织构成。

2. 肌层

肌层为平滑肌，较薄，肌束呈螺旋状交错排列，其间的结缔组织内富含弹性纤维，该结构特点使阴道壁易于扩张。

3. 外膜

外膜由富含弹性纤维的致密结缔组织构成。

五、前庭大腺

前庭大腺位于阴道口的两侧，前庭球后端的深面，相当于男性的尿道球腺。左右各一，形如豌豆，以细小的导管开口于小阴唇与阴道口之间的沟内，相当于小阴唇中、后 1/3 交界处，分泌物可润滑阴道口。若因炎症阻塞导管，可形成前庭大腺囊肿。

第三节　内生殖器与邻近器官的解剖关系

盆腔内其他器官与生殖器官在位置上相互邻接，且血管、淋巴及神经系统也有密切的联系。

一、尿道

女性尿道长 2～4 cm，以膀胱三角尖端开始，于阴道前方、耻骨联合后面向前下走行，穿过泌尿生殖膈至阴蒂下方，形成尿道外口，由随意肌构成外括约肌，尿道内口括约肌由不随意肌构成。

二、膀胱

膀胱为一壁薄的空腔器官，成人正常容量350～500 mL，位于小骨盆内，耻骨宫颈韧带的上部，它的大小及形状随本身盈虚及邻近器官的状况而不同。分为膀胱顶、膀胱底两部。膀胱底部形成三角区，称为膀胱三角。尖端及尿道内口，三角底的两后上角为输尿管口，在膀胱内，两侧输尿管口相距约2.5 cm。膀胱顶部被腹膜覆盖，向后移行至子宫前壁，形成膀胱腹膜反折。

三、输尿管

输尿管始于肾盂止于膀胱，为一对肌性的圆索状长管，长约30 cm，分为腰段、骨盆段及膀胱壁段，其上段在腹膜后，沿腰大肌前侧下降，在骶髂关节处，从髂外动脉前跨过，进入盆腔，下行达阔韧带底部，再向前内走行，于近宫颈约2 cm处，在子宫动脉后方与之交叉，经阴道侧穹窿绕向前，穿过膀胱宫颈韧带前后叶，最后进入膀胱壁。

四、直肠

直肠位于小骨盆内，全长15～20 cm，前面与子宫及阴道后壁相邻。后面为骶骨，上接乙状结肠，下连肛管。

五、阑尾

阑尾位于右髂窝内，长短粗细不一，平均长7～9 cm。过长者能降至小骨盆腔，且仅达右侧输卵管及卵巢。

第四节 骨盆及骨盆底组织

骨盆是胎儿经阴道娩出时必经的骨性产道，其大小、形状及其与胎儿的比例直接影响胎位与产力，关系到分娩能否顺利进行。

一、骨盆

（一）骨盆的组成

1. 骨盆的骨骼

骨盆由骶骨、尾骨及左右髋骨组成。骶骨一般由5～6块骶椎合成；尾骨由4～5块尾椎合成；髋骨由髂骨、坐骨及耻骨组成（图1-2），成年后三者融合在一起，界限不明显。

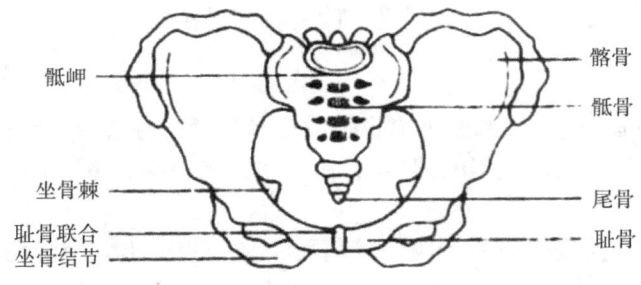

图1-2 骨盆的组成

2. 骨盆的关节及韧带

骶骨与髂骨相接处为骶髂关节；骶骨与尾骨连接处为骶尾关节；两侧耻骨中间为耻骨联合。在骶、尾骨与坐骨结节之间有骶结节韧带，骶、尾骨与坐骨棘之间有骶棘韧带，骶棘韧带即坐骨切迹宽度，是判断中骨盆是否狭窄的重要指标。妊娠期受激素影响，韧带较松弛，各关节的活动性亦稍有增加，骶尾关节妊娠期活动度较大，尾骨可向后活动约 2 cm，使骨盆出口前后径增大。此关节如不活动，尾骨又向内弯曲，则影响胎先露娩出。

（二）骨盆的分界

以耻骨联合上缘、髂耻缘及骶岬上缘为界将骨盆分为假骨盆和真骨盆。假骨盆在分娩过程中虽无实际意义，但其径线与真骨盆的相应径线大小有一定比例关系。真骨盆与分娩关系密切，上部为骨盆入口，下部为骨盆出口，两者之间为骨盆腔，其前壁为耻骨联合及其两侧耻骨降支，后壁为骶骨和尾骨。耻骨联合全长约 4.2 cm，骶骨全长平均为 11.8 cm，高平均为 9.8 cm，故骨盆腔呈前短后长的弯圆柱形。

（三）骨盆的类型

现国际上仍沿用 1933 年 Caldwell-Moloy 分类法，将骨盆分为四种基本类型：女型、男型、扁平型、类人猿型（图 1-3）。

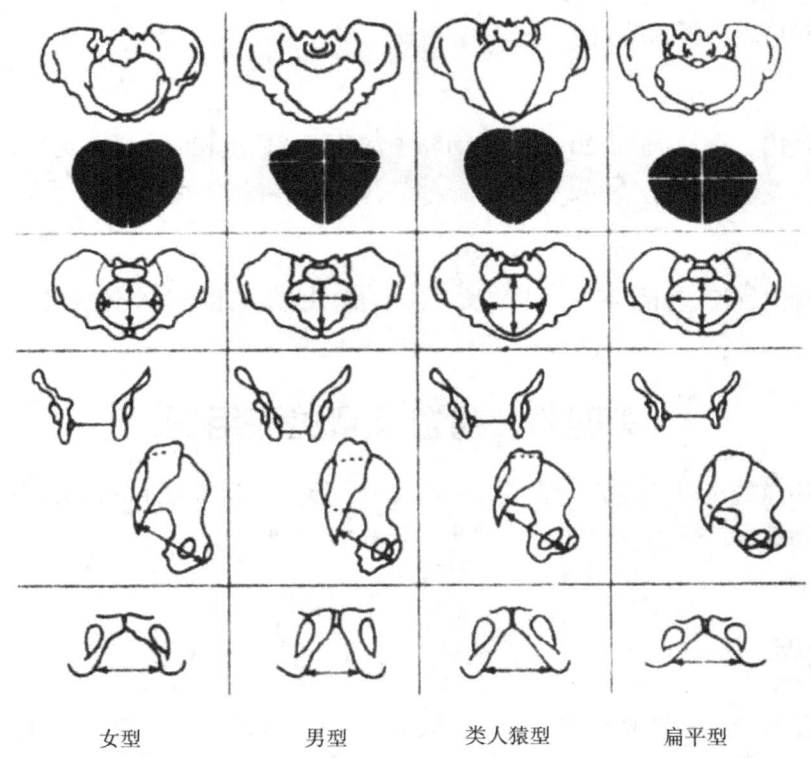

女型　　　男型　　　类人猿型　　　扁平型

图 1-3　骨盆的基本类型

1. 女型骨盆

最常见，骨盆入口为圆形或横椭圆形，横径较前后径略长，骨盆腔宽阔；坐骨棘间径达到 10 cm，耻骨弓较宽，骨盆出口不狭窄。为女性正常骨盆，占 52%～58.9%，最适宜分娩。

2. 男型骨盆

入口略呈三角形，骶骨前表面较直，两侧壁内聚，坐骨棘突出，坐骨切迹窄。出口后矢状径亦缩短，耻骨弓呈锐角。整个盆腔呈漏斗形，亦称漏斗状骨盆，占 1%～3.7%。此种类型骨盆阴道分娩会遇到困难，一般不宜试产。

3. 扁平型骨盆

占 23.2%～29%。入口前后径短，横径相对较长，呈横扁椭圆形。坐骨切迹较窄，骶骨变直后翘，骶骨短而骨盆浅。胎头常呈不均倾式嵌入骨盆入口，易发生前或后不均倾位。

4. 类人猿型骨盆

占 14.29%～18%。骨盆入口呈卵圆形，各平面前后径长，横径短。骶坐切迹较宽，两侧壁内聚，坐骨棘突出，耻骨弓较窄，骶骨向后倾斜，故骨盆前部较窄而后部较宽。骶骨常有6节且较直，故骨盆腔较深，因前后径长而横径短，易发生胎头高直位或持续性枕后位。

上述4种骨盆，为典型的基本类型，而临床上遇到的多为各种类型的混合。

二、骨盆底

骨盆底是封闭骨盆出口的软组织，由多层肌肉及筋膜所组成，以承载和支持盆腔内的器官。盆底前方为耻骨联合，后方为尾骨尖，两侧为耻骨降支、坐骨升支及坐骨结节。坐骨结节前缘的连线将骨盆底分为前、后两部：前部为尿生殖三角，又称尿生殖区，有尿道和阴道通过，后部为肛门三角，又称肛区，有直肠穿过。分娩时，骨盆底可向前伸展，成为软产道的一部分，与子宫收缩有机地协调，使胎先露在产道内旋转及下降。如分娩时受损伤，则可因松弛而影响盆腔器官的位置和功能。骨盆底从外向内分为三层。

（一）外层

由会阴浅筋膜及其深面的三对肌肉和一对括约肌组成，包括球海绵体肌、坐骨海绵体肌、会阴浅横肌和肛门外括约肌。这层肌肉的肌腱会合于阴道外口和肛门之间，形成中心腱（图1-4）。

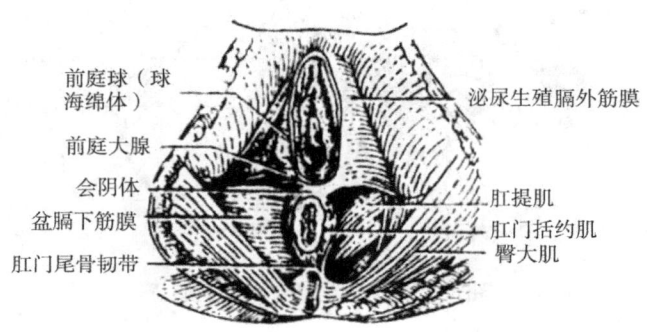

图1-4 盆底浅层解剖

（二）中层

中层即泌尿生殖膈，由两层筋膜和其间的一对会阴深横肌及尿道括约肌组成（图1-5）。

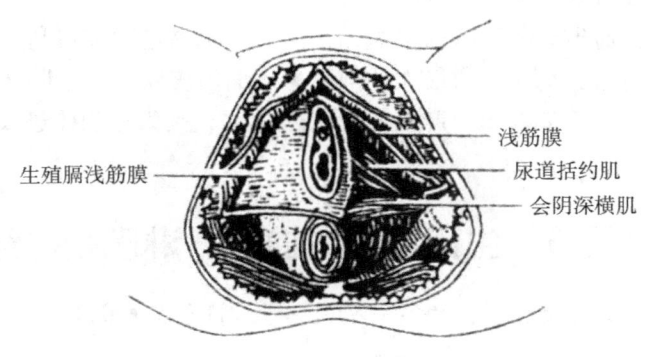

图1-5 盆底中层解剖

（三）内层

内层即盆膈，由肛提肌及其内、外筋膜所组成，其间有尿道、阴道及直肠贯穿，每侧肛提肌由内至外由三部分组成（图1-6、图1-7）。

1. 耻骨尾骨肌

耻骨尾骨肌位于最内侧，是肛提肌的主要组成部分，肌纤维从耻骨降支内面及覆盖闭孔内肌膜构成的腱弓前部分开始，沿阴道、直肠向后终止于骶骨下部及尾骨，其中有小部分肌纤维止于阴道和直肠周围，分娩时容易裂伤，导致膀胱及直肠膨出。

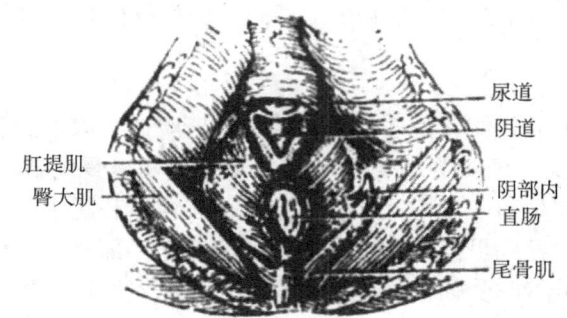

图1-6　盆底深层解剖

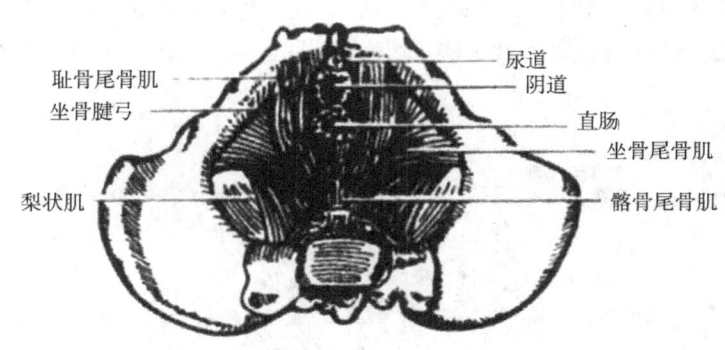

图1-7　盆底深层解剖（内面观）

2. 髂尾肌

髂尾肌在中间，形成肛提肌大部分，从闭孔内肌上的白线后部起，向中间及向后走行，与对侧肌纤维会合于直肠，部分肌束跨过耻尾肌而加强阴道直肠隔。

3. 坐尾肌

坐尾肌在外侧后方，自两侧坐骨棘开始止于尾骨与骶骨。

广义的会阴是指封闭骨盆出口的所有软组织，狭义的会阴是指阴道口与肛门之间的软组织，由外向内逐渐变狭窄，呈楔形，为盆底承受压力最大的部分。表面为皮肤及皮下脂肪，内层为会阴中心腱，又称会阴体。会阴体长3～4 cm，如在第二产程伸展超过6 cm，则为会阴体过长，可影响胎儿头娩出，是会阴切开指征。

第五节　生殖系统的血管、淋巴和神经

女性生殖系统的血管、淋巴及神经，大多是互相平行，且左右对称的。

一、血管

系统女性内外生殖器的血液，主要来自卵巢动脉、子宫动脉、阴道动脉及阴部内动脉。

（一）卵巢动脉

卵巢动脉是由腹主动脉分出（左侧可来自左肾动脉），向下行至骨盆腔，并跨越输尿管，经骨盆漏斗韧带，向内再经卵巢系膜入卵巢门而达卵巢。卵巢动脉在输卵管系膜内分出若干分支供应输卵管，其末梢则在子宫角附近与子宫动脉上行支相吻合。

（二）子宫动脉

子宫动脉系髂内动脉的分支，下行不远即伸入阔韧带边缘内，再经子宫旁组织到达子宫外侧，在离

子宫颈约2厘米处跨越输尿管。在达阴道上子宫颈部即分成两支，较小者下行为子宫颈-阴道支，以供给子宫颈、阴道上部及膀胱的一部分血液；较大者上行为子宫体支，沿子宫侧缘上行，当上行至子宫角时，又分为三支：一支与卵巢动脉末梢吻合，称为卵巢支；一支分布于子宫底部，称为子宫底支；另一支则分布于输卵管，称为输卵管支。

（三）阴道动脉

阴道动脉系髂内动脉前干分支，它与子宫动脉的阴道支不同，但亦有许多小分支分布在膀胱顶部、颈部及阴道。

（四）阴部内动脉

阴部内动脉为髂内动脉前干终支。它从坐骨大孔穿出骨盆腔，绕过坐骨棘，再经坐骨小孔而进入会阴肛门部，并达到坐骨直肠窝的筋膜。它分出痔下动脉，供给直肠下段及肛门部；在尿生殖膈处，又分出阴唇动脉，分布在阴唇以及会阴动脉，分布在会阴浅部。它的总支成为阴蒂动脉，供给阴蒂及前庭球以血液。盆腔内的静脉部与它们的同名动脉伴行，并在各器官周围形成静脉丛，这些静脉丛均互相吻合。

二、淋巴系统

生殖系统的淋巴管及淋巴结也是伴随相应血管而行。它们首先汇入沿髂动脉的各淋巴结内，然后转入腹主动脉旁淋巴结，最后在第二腰椎部再汇入胸导管的乳糜池中。

生殖系统的淋巴主要分为二组：外生殖器淋巴组与内生殖器淋巴组。

（一）外生殖器淋巴组

外生殖器淋巴组分为深浅两部，均输入髂外淋巴结组。

1. 腹股沟浅淋巴结

该淋巴结居腹股沟韧带之下方，收容阴道下部、阴唇、会阴、肛门部及下肢的淋巴，输出管归入腹股沟深淋巴结。

2. 腹股沟深淋巴结

该淋巴结位于股静脉内侧，阴蒂部淋巴管、股静脉区的淋巴管及腹股沟浅淋巴结之输出管汇入此组淋巴结。

（二）内生殖器淋巴组

1. 髂总、髂外及髂内淋巴结

收集阴道上部、子宫颈、子宫及膀胱的淋巴。

2. 腰淋巴结

收集卵巢、输卵管、子宫底及自髂淋巴结而来的淋巴。

3. 骶淋巴结

收集直肠、阴道及子宫颈等的淋巴。

三、神经系统

内生殖器官主要由交感神经与副交感神经所控制。交感神经在腹主动脉前面，形成含有神经结的腹主动脉丛。由腹主动脉丛再分出卵巢丛，经卵巢门而入卵巢，并将其分支分布到输卵管。腹主动脉丛的主要部分形成骶前神经丛，或称上腹下神经丛。此丛在骶骨岬前方下行而进入骨盆，在直肠壶腹后面，又分为左右两束下腹下神经丛，它除了少量纤维分布于子宫体，主要形成骨盆神经丛。骨盆神经丛除由交感神经纤维组成外，还含有来自第Ⅰ、Ⅱ、Ⅳ骶神经的副交感神经纤维。骨盆神经丛分出的神经支配着子宫体、子宫颈、阴道及膀胱上部。在这些神经中，除了有向外传导的交感神经和副交感神经外，也有向上传导的感觉神经。感觉神经的感受器将子宫内的冲动传向中枢，是引起子宫反射性收缩的重要环节，使分娩时子宫体部很好的收缩及子宫颈部顺利的扩张。外阴部的肌肉及皮肤，系由阴部神经所支配。阴部神经为体干神经（包括运动神经与感觉神经）。它是由第Ⅱ、Ⅲ、Ⅳ骶神经的分支所组成，而与阴部内动脉取同一途径，在坐骨结节内侧下方分成三支，即痔下支、阴唇后神经及会阴神经。

第二章 女性生殖系统的生理

第一节 妇女一生各阶段的生理特点

女性从胎儿形成到衰老是一个渐进的生理过程。根据妇女一生年龄和生殖内分泌变化，分为7个阶段，但没有明显界限。各阶段生理特点受遗传、环境、营养、心理因素的影响而有个体差异。

一、胎儿期

精子、卵子结合时性染色体X与Y已决定了胎儿的遗传性别，即XX合子发育为女性，XY合子发育为男性。胚胎6周后原始性腺开始分化。若胚胎细胞不含Y染色体即无H-Y抗原时，性腺分化缓慢，至胚胎8~10周性腺组织才出现卵巢的结构。原始生殖细胞分化为初级卵母细胞，性索皮质的扁平细胞围绕卵母细胞构成原始卵泡。女性胎儿体内无睾酮及副中肾管抑制因子，中肾管于第10周退化，两条副中肾管发育成为女性生殖道。

二、新生儿期

胎儿娩出至4周内为新生儿期。女性胎儿在母体内由于受卵巢、胎盘所产生的女性激素的影响，子宫、卵巢及乳房均有一定程度的发育，出生后新生儿血液中的女性激素水平迅速下降，可出现乳房略增大或少量乳汁分泌、少量阴道流血，均属生理现象，数日内自然消退。

三、儿童期

从出生4周后到12岁左右为儿童期。在8岁以前，儿童身体持续发育，下丘脑-垂体-卵巢轴的功能处于抑制状态，卵泡无雌激素分泌，生殖器仍为幼稚型。阴道上皮薄，细胞内缺乏糖原，阴道酸度低，抗感染能力弱，容易发生炎症；8岁以后下丘脑促性腺激素释放激素抑制状态解除，垂体开始分泌促性腺激素，卵巢内的卵泡受促性腺激素的影响，有一定的发育并分泌性激素，女性特征开始出现，皮下脂肪在胸、髋、肩部及耻骨前面堆积，子宫、输卵管及卵巢逐渐向骨盆腔内下降，乳房开始发育，逐渐向青春期过渡。

四、青春期

从月经初潮至生殖器官逐渐发育成熟的过渡时期称青春期，世界卫生组织（WHO）规定青春期为10~19岁。这一时期的生理特点有以下几点。

（一）第一性征发育

第一性征发育即生殖器官的发育。阴阜隆起，大、小阴唇变肥厚并有色素沉着；阴道长度及宽度增加，阴道黏膜变厚并出现皱襞；子宫增大，尤其宫体明显增大，使宫体占子宫全长的2/3；输卵管变粗；卵巢增大，卵巢皮质内有不同发育阶段的卵泡。生殖器官从幼稚型变为成年型。此时虽已初步具有生育能力，但整个生殖系统的功能尚未完善。

（二）第二性征出现

第二性征发育包括音调变高，乳房发育，出现阴毛及腋毛，骨盆横径发育大于前后径，胸、肩、髋部皮下脂肪增多，形成女性特有的体态。其中乳房发育是女性第二性征的最初特征，为女性青春期发育的标志。

（三）生长加速

青春期少女体格加速生长，月经初潮后增长速度减缓。

（四）月经来潮

第一次月经来潮，称为月经初潮，为青春期的重要标志。此时由于中枢系统对雌激素的正反馈机制尚未成熟，有时即使卵泡发育成熟也不能排卵，发生无排卵性功能失调性子宫出血，此时月经周期常不规则。

五、性成熟期

性成熟期又称生育期，一般自18岁左右开始持续约30年，是卵巢生殖功能与内分泌功能最旺盛的时期。该期卵巢有周期性排卵和分泌性激素，月经规则，乳房和生殖器官在卵巢分泌的性激素作用下发生周期性的变化。

六、绝经过渡期

绝经过渡期指卵巢功能开始衰退直至最后一次月经的时期。一般始于40岁以后，历时短则1~2年，长至10余年。由于卵巢功能逐渐衰退，卵泡不能成熟及排卵，因而常出现无排卵性"月经"。此期雌激素水平降低，出现血管舒缩障碍和神经精神症状，表现为潮热、出汗，情绪不稳定、不安，抑郁或烦躁、失眠等，称为绝经期综合征。妇女一生中最后一次月经称为绝经。WHO将卵巢功能开始衰退直至绝经后1年内的时期称为围绝经期。

七、绝经后期

绝经后期指绝经后的生命时期。绝经后期初期卵巢内卵泡耗竭，分泌雌激素功能停止，卵巢间质有分泌雄激素功能，雄激素在外周组织转化为雌酮，成为绝经后期血液循环中的主要雌激素。妇女60岁以后称为老年期。此期卵巢间质的内分泌功能逐渐衰退，体内雌激素明显下降，整个机体发生衰老改变，生殖器官进一步萎缩，易发生萎缩性阴道炎；骨代谢失常引起骨质疏松，易发生骨折。

第二节 月经及月经期临床表现

女性自青春期到绝经期，生殖器官出现周期性变化，称性周期或生殖周期。由于最明显的外在表现为周而复始的月经，因而女性生殖周期又称"月经周期"。这种周期性的变化，是通过在中枢神经系统控制下的下丘脑、垂体、卵巢（称为下丘脑-垂体-卵巢轴）内分泌系统的兴奋和抑制作用来调节的。哺乳动物也有类似周期，称为动情周期。

一、月经

月经是指伴随卵巢周期性排卵，卵巢分泌雌、孕激素的周期性变化所引起的子宫内膜周期性脱落及出血。

二、月经初潮

第一次月经来潮称月经初潮。初潮年龄可受多种因素的影响，如环境、气候及健康状况等，一般在

13~15岁，也有早到10~12岁或迟到17~18岁的。

三、正常月经的临床表现

从来潮的第1天算起，到下次月经来潮的第1天，其间隔称为月经周期，一般24~35天，平均28天；每次月经持续出血的时间称经期，多数为2~6天；经血量通常以用多少纸垫及浸透程度来做粗略的估计，月经开始的第1天一般月经量少，第2~3天出血量最多，第3天后经量迅速减少；一般认为正常月经量为30~50 mL，总失血量超过80 mL者为病理状态。经期一般无特殊症状，由于体内激素变化，有些妇女可有全身不适、困乏、乳房胀痛、手足发胀、下腹及背部酸胀下坠等症状，还可有便秘、腹泻及食欲缺乏，个别人有头痛、失眠、心悸、精神抑郁或易激动等，多在月经后自然消失。

四、经血特点

经血是由子宫内膜动静脉血、子宫内膜组织碎片、前列腺素及子宫内膜的大量纤溶酶组成。当雌激素和孕激素减少时，子宫内膜基底层血管收缩、痉挛，子宫内膜塌陷脱落，内膜基底层血管残端暴露，此时出血量最多。随着内膜血管残端血栓形成及内膜修复，出血迅速减少并停止。由于纤维蛋白酶的溶解作用，经血是不凝的，偶有小凝血块。当出血量较多时出现较大血块。

第三节 卵巢的功能及周期性变化

卵巢是由具有不同生物学功能的多种成分所构成的组织，是女性的生殖腺。在下丘脑-垂体周期性分泌的促性腺激素的调节下，卵巢的各成分间互相高度协调发挥作用，分泌类固醇激素及肽类物质，产生并排出卵子。

一、卵巢的功能

卵巢产生卵子并排卵，合成并分泌甾体激素和多肽激素。

二、卵巢的周期性变化

从青春期开始到绝经前，卵巢在形态和功能上发生周期性变化称卵巢周期，其主要变化如下。

（一）卵泡的发育及成熟

卵巢原始的生殖细胞来源于卵黄囊的内胚层，发育并处在减数分裂前期的生殖细胞称为卵原细胞，直到排卵前黄体生成素（LH）峰，完成第一次减数分裂。妊娠20周时，生殖细胞数达高峰600万~700万个，其中2/3是处于减数分裂的初级卵母细胞，1/3是卵原细胞。从妊娠中期开始，生殖细胞数目发生迅速和不可逆转的减少，出生时耗尽约80%，青春期时生殖细胞进一步减少，为30万~40万个，其中仅400~500个卵泡将发生排卵。卵泡自胚胎期形成后的发育过程中，一部分在促性腺激素的刺激下自主发育并成熟排卵，一部分闭锁，自主发育和闭锁的机制尚不很清楚。

1. 始基卵泡

始基卵泡也称原始卵泡，直径约50 μm，是由停留在减数分裂前期的初级卵母细胞及包绕其外的一层梭形前颗粒细胞组成，每个始基卵泡中含有一个卵母细胞。这是女性的基本生殖单位，亦是卵细胞储备的唯一形式。

2. 窦前卵泡

卵母细胞有丝分裂，其包绕的前颗粒细胞变为柱状颗粒细胞，称为初级卵泡。初级卵泡发育完全，直径约200 μm，即称为窦前卵泡，此时卵母细胞增大，其外形成透明带，颗粒细胞增殖为多层，同时周围的间质细胞包绕形成卵泡膜层，卵泡膜层和颗粒细胞层间有一基底膜相隔，称基底层。

该期卵泡的颗粒细胞出现尿促卵泡素（FSH）受体。FSH一方面刺激颗粒细胞的增殖，另一方面诱导颗粒细胞合成芳香化酶，并激活此酶活性。芳香化酶的产生意味着卵巢具备将雄激素转化为雌激素的能力。

3. 窦状卵泡

在雌激素和FSH的协同作用下，颗粒细胞增殖，并分泌大量卵泡液，最终形成一个卵泡腔，此时卵泡增大达500μm，称窦状卵泡，也称为次级卵泡。

4. 排卵前卵泡

排卵前卵泡也称成熟卵泡、格拉夫卵泡。卵泡发育成熟，卵泡液急剧增加，卵泡腔进一步增大，卵泡直径达15～20 mm，卵泡突出于卵巢表面。成熟卵泡所具备的结构由外向内依次为：①卵泡外膜，为致密的卵巢间质组织，与卵巢间质无明显界限。②卵泡内膜，血管丰富，细胞呈多边形，较颗粒细胞大，这种细胞亦从卵巢皮质层间质细胞衍化而来。③颗粒细胞，无血管存在，其营养来自外围的卵泡内膜，细胞呈立方形，在颗粒细胞层与卵泡内膜层间有一基底膜。④卵泡腔，增大，腔内充满大量的清澈的卵泡液和雌激素。⑤卵丘，突出于卵泡腔，卵细胞深藏颗粒细胞中。⑥放射冠，是直接围绕卵细胞的一层颗粒细胞，呈放射状排列而得名。在放射冠与卵细胞之间还有一层很薄的透明膜，称透明带。

成熟卵泡在LH排卵峰的作用下，颗粒细胞获得脂质，卵泡膜细胞空泡形成，卵泡膜血管丰富，使排卵前卵泡呈充血表现；卵母细胞减数分裂。卵泡成熟的标志是分泌雌激素增加，并开始产生黄体酮，使排卵前循环中黄体酮呈幅度不大但显著性增长。

在正常成年妇女的卵巢中，每月有若干个始基卵泡发育，但有1个（亦可能有2个）卵泡发育成熟，其余卵泡均闭锁。自月经第1天至卵泡成熟的卵泡发育期称为卵泡期，一般需14天。

（二）排卵

排卵是体内多种激素协同作用的结果。成熟卵泡产生的雌激素在循环中达到下丘脑起正反馈调节作用的峰值，促使下丘脑促性腺激素释放激素（GnRH）的大量释放，继而引起垂体释放LH/FSH排卵峰，在LH作用下排卵前卵泡黄素化，其颗粒细胞产生少量黄体酮对E_2的中枢正反馈作用具有协同作用。

LH排卵峰解除了卵母细胞减数分裂遏制，完成第一次减数分裂并排除第一极体；此时初级卵母细胞转变为次级卵母细胞，此过程称为卵母细胞的成熟。

卵泡壁胶原的分解是LH、FSH和黄体酮的协同结果。黄体酮可增加卵泡壁的膨胀性，排卵前卵泡液增加时并不伴有卵泡内压力改变，仅有卵泡壁的变薄和伸展；在LH、FSH和黄体酮的联合作用下激活蛋白水解酶的活性，使卵泡壁隆起的部分胶原消化形成小孔，称排卵孔。

卵泡液中的前列腺素E及F显著增加，排卵时达高峰，促使卵巢内平滑肌收缩帮助排卵。排卵多发生在下次月经来潮前的14天左右。

（三）黄体形成与退化

成熟卵泡排出卵子后，残余的卵泡壁内陷，在LH排卵峰的作用下，卵泡壁黄素化，颗粒细胞和内膜细胞分别转化为粒黄体细胞和膜黄体细胞。在血管内皮生长因子（VEGF）、碱性成纤维细胞生长因子（bFGF）等的作用下，基底膜外的毛细血管、纤维母细胞迅速增殖，并穿入基底膜内，注入血液，此时外观呈暗红色，称为血体，其血流速度在各种腺体中居首位，因此会引起黄体期出血。至大量新生血管长入，血体转变为一个血管丰富的内分泌腺细胞团，外观呈黄色，故称黄体。黄体细胞体积由原来的12～14μm增大到35～50μm，排卵后7～8天（相当于月经周期第21天左右）黄体体积达最高峰，直径为1～2 cm，外观色黄，血管丰富。

LH通过cAMP使黄体细胞分泌大量的雌、孕激素，血中雌激素和孕激素的浓度因此大幅度提高。对雌激素来说，这是第2次升高，但升高的程度稍低于第一次。在黄体期，较高水平的雌激素有增加黄体细胞上LH受体的作用，故有利于LH促进孕激素的合成，使孕激素维持在高水平。雌、孕激素浓度的增加将使下丘脑和腺垂体受体抑制，GnRH释放减少，FSH与LH在血中浓度亦下降。若卵子未受精，黄体在排卵后9～10天开始退化，细胞逐渐萎缩变小，周围的结缔组织及成纤维细胞侵入黄体，组织逐渐纤维化，形成白体。排卵日至月经来潮第1天称为黄体期。黄体衰退后月经来潮，卵巢中又出现新的卵泡发育，重复新的周期。

（四）卵泡闭锁

在性成熟期，除妊娠及哺乳期外，卵巢经常不断地重复上述周期变化。但在妇女一生中，仅有400个左右的原始卵泡发育到排卵，其余绝大多数卵泡均在发育过程中退化，成为闭锁卵泡。闭锁卵泡的组织学特性为卵母细胞退化坏死，被吞噬细胞清除，颗粒细胞层分解，细胞脂肪变性，卵泡塌陷最后纤维化。有关卵泡闭锁的机制迄今尚无一致看法。

三、卵巢分泌的甾体激素

在垂体促性腺激素的影响下，卵巢主要合成并分泌雌激素、孕激素和雄激素等甾体激素。卵泡期的卵泡内膜细胞为合成雌激素和雄激素的主要场所，其酶系统能将雄激素部分地转化为雌激素。黄体期上述细胞的性激素合成更为活跃，卵泡膜黄体细胞主要产生雌激素，也分泌孕激素；黄体细胞的LH受体量大为增加，主要分泌孕激素。除卵巢外，胎盘可产生大量雌激素与孕激素，肾上腺皮质及睾丸也能产生极少量雌激素与孕激素。卵泡外膜细胞和卵巢间质细胞，正常能合成极少量的雄激素。

（一）雌激素

卵泡开始发育时雌激素的分泌较少，至月经第7天分泌量迅速增加，于排卵前达高峰；排卵后由于卵泡液中的雌激素释放至腹腔中，循环中的雌激素水平暂时下降，排卵后1~2天，黄体形成并分泌雌激素，此时循环中的雌激素水平第二次达高峰，但高峰均值低于第一峰；至黄体萎缩，雌激素水平急剧下降，在月经期达最低水平。

"双重细胞学说"：卵泡期开始时，血中雌激素与孕激素浓度均处于低水平，对垂体FSH与LH的反馈抑制作用较弱，血中FSH表现逐渐增高的趋势，1~2天后LH也有所增加。近来发现，卵泡液中存在一种促进FSH分泌蛋白质，称为FSH释放蛋白，可能对FSH的增加起到一定的作用。生长发育的卵泡颗粒细胞上，除FSH受体增多外，还出现胰岛素样生长因子（IGF）、表皮生长因子（EGF）及转化生长因子（TGF）等与细胞增殖有关的因子的受体。在FSH与各生长因子的作用下，颗粒细胞明显发育与分化，并产生芳香化酶，可将内膜细胞产生并弥散转动至颗粒细胞内的雄激素，主要是雄烯二酮，转变为雌激素。增长的LH则与内膜细胞上的LH受体结合，通过Camp-蛋白激素系统，使胆固醇转变为雄激素。内膜细胞产生雄激素，而颗粒细胞将雄激素转变为雌激素，称为雌激素分泌的"双重细胞学说"。

（二）孕激素

卵泡在卵泡期不分泌黄体酮，排卵前成熟卵泡的颗粒细胞在LH排卵峰作用下黄素化，开始分泌少量黄体酮，排卵后黄体分泌黄体酮逐渐增加，至排卵后7~8天黄体成熟时，分泌量达高峰，以后逐渐下降，至月经来潮时降到最低。

（三）雄激素

女性体内雄激素主要由肾上腺皮质分泌，少量来源于卵巢，由卵泡膜和卵巢间质合成。月经周期中排卵前循环中的雄激素升高，与女性排卵前性欲增加有关。

四、卵巢分泌多肽激素及细胞因子

（一）抑制素、激活素、卵泡抑制素

其均为卵巢颗粒细胞产生，这些多肽一方面分泌到卵巢静脉进入血液循环，对垂体FSH的合成和分泌产生反馈作用，一方面在卵巢局部通过自分泌和（或）旁分泌调节卵泡膜细胞对促性腺激素的反应，从而发挥对生殖过程的调节。

（二）IGF

IGF由卵泡颗粒细胞产生，IGF-1是介导FSH作用的重要因子，并且对卵巢自身产生放大促性腺激素的作用。

（三）其他生长因子

EGF、TGF、成纤维细胞生长因子、血小板衍生生长因子（PDGF）、bFGF、血管生长因子、VEGF及白细胞介素-1系统（IL-1）、肿瘤坏死因子-α（TNF-α）等生长因子通过自分泌或旁分泌的形式参加卵巢生长发育分化的调节。

第四节 月经周期的调节

性成熟以后,由于卵巢周期性变化,使其他生殖器官也产生相应的周期性变化,这种周期性变化也称为性周期。月经周期的调节是一个比较复杂的过程,主要由下丘脑、脑垂体和卵巢控制。下丘脑分泌促性腺激素释放激素,调节垂体促性腺激素的分泌,调控卵巢功能。卵巢分泌的性激素对下丘脑、垂体又有反馈调节作用。使下丘脑兴奋,分泌性激素增多称为正反馈;使下丘脑抑制,分泌性激素减少称为负反馈。下丘脑、垂体、卵巢之间的这种相互调节,也称下丘脑-垂体-卵巢轴,此轴受中枢神经系统的控制。月经只是性周期的重要标志,正常是否可以反映整个神经内分泌系统的调节功能。

一、丘脑下部对脑垂体的调节

下丘脑是下丘脑垂体卵巢轴的启动中心。下丘脑某些神经细胞具有内分泌功能,产生促性腺激素释放激素(GnRH)。GnRH通过门脉循环到达并作用于垂体前叶,调节垂体两种激素尿促卵泡素和黄体生成素的合成与释放,使垂体的两种促性腺激素离开细胞,进入血循环。下丘脑的GnRH呈脉冲式分泌。除此之外,下丘脑还产生生乳素抑制激素(PIH),调节垂体的生乳激素分泌和释放。

二、脑垂体对卵巢的调节

脑垂体在GnRH作用下产生的两种促性腺激素:尿促卵泡素(FSH)和黄体生成素(LH),它们都是糖蛋白激素,能互相协同并直接影响卵巢的周期活动。促进卵泡发育,刺激成熟卵泡排卵,促进排卵后的卵泡变成黄体,并产生孕激素和雌激素。脑垂体的FSH和LH也呈脉冲式分泌。

三、卵巢激素的反馈作用

卵巢主要分泌雌激素和孕激素两种性激素。卵巢激素分泌量对下丘脑和脑垂体产生和释放内分泌激素产生反馈作用。如果产生促进作用则称为正反馈;反之,产生抑制作用则称为负反馈。性激素有反馈作用是因为丘脑下部、脑垂体的功能细胞上有相应的受体。性激素作用于子宫内膜及其他生殖器官使其发生周期性变化。

四、月经周期的调节机制

下丘脑-垂体-卵巢轴在大脑皮质控制下,通过调节与反馈,保持着内分泌的动态平衡,使育龄妇女的生殖器官发生周而复始的周期性变化。

前一次月经周期卵巢黄体萎缩后,月经来潮,雌、孕激素水平降至最低,解除了对下丘脑、垂体的抑制,下丘脑开始分泌GnRH,垂体分泌促性腺激素(FSH、LH),使卵泡逐渐发育并开始分泌雌激素。在雌激素的作用下,子宫内膜发生增生期变化。随着雌激素逐渐增多,对下丘脑的负反馈作用增强,抑制下丘脑GnRH的分泌和垂体促性腺激素的分泌。随着卵泡的发育成熟,雌激素分泌出现第一次高峰,对下丘脑产生正反馈作用,促使垂体释放大量黄体生成素并出现高峰,尿促卵泡素同时也形成一个较低的峰。在垂体激素的作用下,使成熟卵泡排卵。

排卵后,尿促卵泡素、LH急速下降,在少量FSH和LH作用下,卵巢黄体形成并逐渐发育成熟。黄体主要分泌孕激素,使子宫内膜由增生期变为分泌期,黄体也分泌雌激素并形成第二次高峰。在大量雌激素和孕激素的共同作用下,通过负反馈作用,垂体分泌的卵泡雌激素、LH相应减少,黄体开始萎缩,卵巢激素也分泌减少。子宫内膜失去性激素支持发生坏死、脱落,从而月经来潮。同时,对下丘脑和垂体的抑制作用被解除,下丘脑又开始分泌GnRH,使得垂体FSH和LH的分泌也增加,卵巢中新的卵泡开始发育,下一个月经周期再次开始。

第五节　子宫内及其他生殖器官的周期性变化

卵巢周期中，卵巢分泌的雌、孕激素作用于子宫内膜及其他生殖器官，使其发生支持生殖的周期性变化，尤以子宫内膜的周期性变化最显著。

一、子宫内膜的周期性变化

（一）子宫内膜的组织学变化

子宫内膜分为基底层和功能层。基底层靠近子宫肌层，不受卵巢激素周期性变化的影响，在月经期不发生脱落；功能层由基底层再生而来，受卵巢性激素的影响出现周期性变化。若未受孕功能层则坏死脱落，形成月经。正常一个月经周期以 28 天为例，其组织形态的周期性变化分为 3 期。

1. 增殖期

月经周期第 5 ~ 14 天，相当于卵泡发育成熟阶段。在雌激素作用下，子宫内膜腺体和间质细胞呈增殖状态。

2. 分泌期

月经周期第 15 ~ 28 天，相当于黄体期。雌激素的存在使内膜继续增厚；在孕激素作用下，子宫内膜呈分泌反应，血管迅速增加，更加弯曲，间质疏松水肿。此时内膜厚且松软，含丰富的营养物质，有利于受精卵着床。

3. 月经期

月经周期第 1 ~ 4 天。子宫内膜功能层从基底层崩解脱离，这是黄体酮和雌激素撤退的最后结果。月经来潮前 24 h，子宫肌层收缩引起内膜功能层的螺旋小动脉持续痉挛，内膜血流减少，组织变性、坏死，血管壁通透性增加，使血管破裂导致内膜底部血肿形成，促使组织坏死剥脱。变性、坏死的内膜与血液相混排出，形成月经血。

（二）子宫内膜的生物化学变化

1. 酸性黏多糖

在雌激素作用下，子宫内膜间质细胞能产生和蛋白质结合的糖类，称为酸性黏多糖类物质（acid mucopolysaccharides，AMPS）。雌激素能促使 AMPS 在间质中浓缩聚合，成为内膜间质的基础物质，对增殖期子宫内膜的生长起支架作用。排卵后，孕激素可抑制 AMPS 的生成和聚合，促使其降解，致使子宫内膜黏稠的基质减少。血管壁的通透性增加，有利于营养及代谢产物的交换，并为受精卵着床和发育做好准备。

2. 血管收缩因子

月经来潮前 24 h，子宫内膜缺血、坏死，释放前列腺素（$PGF_{2\alpha}$）和内皮素 -1（ET-1）等血管收缩因子，使其在月经期达最高水平。另外，血小板聚集产生的血栓素 A2 也具有血管收缩作用，从而引起子宫血管和肌层节律性收缩，导致子宫内膜功能层迅速缺血坏死、崩解脱落。

3. 甾体激素受体

增殖期子宫内膜腺细胞和间质细胞富含雌、孕激素受体。雌激素受体在增殖期子宫内膜含量最高，排卵后明显减少。孕激素受体在排卵时达高峰，随后腺上皮孕激素受体逐渐减少，而间质细胞孕激素受体含量相对增加。

4. 水解酶

在子宫内膜溶解酶中含有多种水解酶，如酸性磷酸酶、β-葡萄糖醛酸酶等，能使蛋白、核酸和黏多糖分解。雌、孕激素能促进这些水解酶的合成。

二、生殖器其他部分的周期性变化

（一）宫颈黏液周期性变化

在卵巢性激素的影响下，宫颈腺细胞分泌黏液，其物理、化学性质及其分泌量均有明显的周期性改变。月经来潮后，体内雌激素浓度降低，宫颈管分泌的黏液量很少，随着雌激素浓度不断增多，宫颈黏液分泌量不断增加，至排卵期变得稀薄、透明，拉丝度可达 10 cm 以上。这时宫颈外口变圆，增大约为 3 mm，呈"瞳孔"样。若将黏液行涂片检查，干燥后镜下可见羊齿植物叶状结晶，这种结晶在月经周期第 6~7 天开始出现，到排卵期最典型。排卵后受孕激素影响，黏液分泌量逐渐减少，质地变黏稠且浑浊，拉丝度差，易断裂。涂片检查发现结晶逐渐模糊，至月经周期第 22 天左右结晶完全消失，代之以排列成行的椭圆体。临床上检查宫颈黏液，可以了解卵巢功能状态。

（二）阴道黏膜的周期性变化

阴道上皮是复层扁平上皮，分为底层、中层和表层。排卵前，阴道上皮在雌激素作用下，底层细胞增生，逐渐演变为中层细胞与表层细胞，使阴道上皮变厚，表层细胞角化，其程度在排卵期最明显。阴道上皮细胞内富含糖原，糖原经寄生在阴道内的乳杆菌分解为乳酸，使阴道内保持一定的酸度，防止致病菌的繁殖。排卵后，在孕激素的作用下，表层细胞脱落，阴道上段黏膜对性激素最敏感，临床上检查阴道上 1/3 段阴道侧壁脱落的变化，了解体内雌激素浓度和有无排卵。

（三）输卵管的周期性变化

输卵管内衬上皮由非纤毛和纤毛细胞组成，月经周期中，在雌激素作用下，其形态和功能发生与子宫内膜相似的变化。输卵管黏膜上皮纤毛细胞生长，体积增大非纤毛细胞分泌增加，为卵子提供运输和种植前的营养物质。雌激素还促进输卵管发育及输卵管肌层的节律性收缩。孕激素能增加输卵管收缩速度，减少输卵管收缩频率。孕激素与雌激素间有许多相互制约的作用，孕激素可抑制输卵管黏膜上皮纤毛细胞的生长，减低分泌细胞的功能。雌、孕激素的协同作用，保证受精卵在输卵管内的正常运行。

第六节 卵巢性激素的生理作用

一、雌激素的生理作用

雌激素作用广泛。雌激素受体除分布在生殖道及乳腺外，还存在于肝脏、骨骼、心血管等器官。

（一）生殖系统

1. 子宫肌

雌激素可促进子宫肌细胞增生和肥大，使肌层增厚；增进血运，促使和维持子宫发育；增加子宫平滑肌对缩宫素的敏感性。

2. 子宫内膜

雌激素可使子宫内膜腺体和间质增殖、修复。

3. 宫颈

雌激素可使宫颈口松弛、扩张；宫颈黏液分泌增加，性状变稀薄，富有弹性，易拉成丝状。

4. 输卵管

雌激素可促进输卵管肌层发育及上皮分泌活动，并能加强输卵管平滑肌节律性收缩振幅。

5. 阴道上皮

雌激素可使阴道上皮细胞增生和角化，黏膜变厚；增加细胞内糖原含量，使阴道维持酸性环境。

6. 外生殖器

雌激素可使阴唇发育丰满，色素加深。

7. 卵巢

雌激素可协同 FSH 促进卵泡发育。

8. 下丘脑、垂体

雌激素可通过对下丘脑和垂体的正负反馈调节，控制促性腺激素的分泌。

（二）乳房

雌激素可促使乳腺管增生，乳头、乳晕着色。

（三）代谢作用

雌激素可促进水、钠潴留；促进肝脏高密度脂蛋白合成，抑制低密度脂蛋白合成，降低循环中胆固醇水平；维持和促进骨基质代谢。

二、孕激素的生理作用

孕激素通常在雌激素作用的基础上发挥作用。

（一）生殖系统

1. 子宫肌

孕激素可降低子宫肌平滑肌兴奋性及其对缩宫素的敏感性，抑制子宫收缩，有利于胚胎及胎儿在宫内生长发育。

2. 子宫内膜

孕激素可使子宫内膜从增殖期转化为分泌期，为受精卵着床做准备。

3. 宫颈

孕激素可使宫颈口闭合，黏液分泌减少，性状变黏稠。

4. 输卵管

孕激素可抑制输卵管平滑肌节律性收缩频率和振幅。

5. 阴道上皮

孕激素可加快阴道上皮细胞脱落。

6. 下丘脑、垂体

孕激素在月经中期具有增强雌激素对垂体 LH 频率峰释放的正反馈作用；在黄体期对下丘脑、垂体有负反馈作用，抑制促性腺激素的分泌。

（二）乳房

孕激素可促进乳腺小叶及腺泡发育。

（三）体温

孕激素对下丘脑体温调节中枢有兴奋作用，可使基础体温（basal body temperature, BBT）在排卵后升高 0.3~0.5℃。临床上可以此作为判定排卵日期的标志之一。

（四）代谢作用

孕激素可促进水钠排泄。

三、孕激素与雌激素的协同和拮抗作用

孕激素在雌激素作用的基础上进一步促进女性生殖器和乳房的发育，为妊娠准备条件，两者有协同作用；雌激素和孕激素又有拮抗作用，雌激素促进子宫内膜增殖和修复，孕激素则限制子宫内膜增殖，并使增殖期子宫内膜转化为分泌期。其他拮抗作用表现在子宫收缩、输卵管蠕动、宫颈黏液变化、阴道上皮细胞角化脱落以及水、钠代谢等方面。

四、雄激素的生理作用

（一）对女性生殖系统的影响

自青春期开始，雄激素分泌增加，促使阴蒂、阴唇和阴阜的发育，促进阴毛、腋毛的生长。但雄激素过多会对雌激素产生拮抗作用，可减缓子宫及子宫内膜的生长及增殖，抑制阴道上皮的增生和角化。

（二）对机体代谢功能的影响

雄激素能促进蛋白合成，促进肌肉生长，并刺激骨髓中红细胞增生。在性成熟期前，促使长骨骨基质生长和钙的保留；性成熟后可导致骨骺关闭，使生长停止。雄激素还与性欲有关，可使成年女性性欲增加。

第七节 其他内分泌腺对女性生殖系统的影响

H-P-O轴也受其他内分泌腺功能的影响，如甲状腺、肾上腺及胰腺的功能异常均可导致月经失调。

一、甲状腺

甲状腺分泌的甲状腺素（thyroxine，T_4）和三碘甲状腺原氨酸（triiodothyroxine，T_3）不仅参与机体各种物质的新陈代谢，还对性腺的发育成熟、维持正常月经和生殖功能具有重要影响。甲状腺功能减退发生在青春期以前，可出现性发育障碍，使青春期延迟；发生在青春期出现月经失调，临床表现为月经过少、稀发，甚至闭经，且多合并不孕，自然流产和畸胎发病率增加。甲状腺功能亢进时，甲状腺素分泌与释放增多，子宫内膜过度增殖，临床表现为月经过多、频发、不规则子宫出血。当甲状腺功能亢进进一步加重时，甾体激素的分泌、释放及代谢等过程均受到抑制，临床表现为月经稀发、月经减少，甚至闭经。

二、肾上腺

肾上腺不仅具有合成和分泌糖皮质激素、盐皮质激素的功能，还能合成和分泌少量性激素和极微量雌激素、孕激素。肾上腺皮质是女性雄激素的主要来源。适量雄激素为正常妇女的阴毛、腋毛、肌肉和全身发育所需。若雄激素过多，可抑制下丘脑分泌GnRH，并对抗雌激素，使卵巢功能受抑制而出现闭经，甚至出现男性化表现。多囊卵巢综合征的病因之一就是肾上腺来源的雄激素过多。先天性肾上腺皮质增生是由于21-羟化酶缺陷，导致皮质激素合成不足，引起促肾上腺皮质激素代偿性增加，促使肾上腺皮质网状带雄激素分泌过多，临床可导致女性假两性畸形或女性男性化的表现。

三、胰腺

胰岛分泌的胰岛素不仅参与糖代谢，而且对维持正常的卵巢功能有重要影响。1型糖尿病DM1患者常伴有卵巢功能低下。在胰岛素拮抗的高胰岛素血症患者中，过多的胰岛素将促进卵巢产生过多雄激素，从而发生高雄激素血症，导致月经失调，甚至闭经。

第三章 妊娠生理

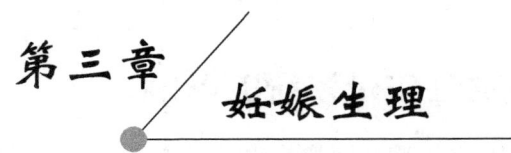

第一节 胚胎形成与胎儿发育

一、胚胎形成

受精卵形成及着床是胚胎形成过程中重要的部分。

（一）受精卵形成

受精是指精子与卵子结合形成受精卵的过程。成熟精子在精液中没有使卵子受精的能力，精子在子宫腔和输卵管游动中，精子顶体表面糖蛋白被女性生殖道分泌物中的 α、β 淀粉酶降解，顶体膜结构中胆固醇/磷脂比率以及膜电位发生改变，使膜稳定性降低，此过程为获能。获能的主要场所是子宫和输卵管。卵子从卵巢排出后，经输卵管伞部数分钟后进入输卵管，到达壶腹部与峡部连接处时，由于该处肌肉收缩，停留 2～3 天，等待受精。通常认为卵子受精必须发生在排卵后几分钟或不超过几小时，因此排卵时精子必须存在于输卵管。获能的精子与卵子的放射冠接触后，精子头部外膜和顶体前膜融合、破裂，释放一系列顶体酶，即所谓顶体反应，借助顶体酶，精子穿过放射冠、透明带，精子头部与卵子表面相结合。受精后，次级卵母细胞完成第二次成熟分裂，与精原核融合，形成二倍体受精卵。

（二）受精卵着床

在受精后 30 h，受精卵在输卵管内缓慢向子宫方向移动，同时进行有丝分裂（又称卵裂），大约在受精后 3 天，形成含有 16 细胞的细胞团，称为桑葚胚，进入子宫腔。桑葚胚中卵裂球之间的液体逐渐积聚形成早期囊胚。早期囊胚进入子宫腔并继续分裂发育成晚期囊胚。在受精后第 6～7 天，晚期囊胚植入子宫内膜的过程，称受精卵着床。

着床必须具备的条件有：①透明带消失；②囊胚细胞滋养细胞分化出合体滋养细胞；③囊胚和子宫内膜同步发育并相互配合；④孕妇体内必须有足够数量的黄体酮，子宫有一个极短的敏感期允许受精卵着床。受精卵着床经过定位、黏着和穿透三个阶段。

二、胚胎和胎儿的发育及生理特点

（一）胚胎、胎儿发育特征

以 4 周为一个孕龄（gestational age）单位。妊娠开始 8 周称为胚胎（embryo），是其主要器官结构完成分化的时期。自妊娠 9 周起称为胎儿（fetus），是其各器官进一步发育渐趋成熟时期。胚胎、胎儿发育特征如下。

1. 4 周末

胚囊直径 2～3 cm，胚胎长 4～5 mm，可以辨认胚盘与体蒂。

2. 8周末

胚胎初具人形，头大占整个胎体一半。能分辨出眼、耳、鼻、口。四肢已具雏形。B型超声可见早期心脏形成并有搏动。

3. 12周末

胎儿顶臀长6~7 cm，体重约14 g。外生殖器已发育，部分可辨出性别。多数胎儿骨内出现骨化中心，指（趾）开始分化，皮肤和指甲出现，胎儿四肢可活动。

4. 16周末

胎儿顶臀长12 cm，体重约110 g。从外生殖器可确定胎儿性别。头皮已长出毛发，胎儿已开始出现呼吸运动。皮肤菲薄呈深红色，无皮下脂肪。部分经产妇已能自觉胎动。

5. 20周末

胎儿身长约25 cm，体重约300 g，开始呈线性增长。皮肤暗红，出现胎脂，全身覆盖毳毛，并可见一些头发。开始出现吞咽、排尿功能。检查孕妇时可听到胎心音。

6. 24周末

胎儿身长约30 cm，体重约630 g，各脏器均已发育，皮肤出现特征性皱褶，皮下脂肪开始沉积，出现眉毛和睫毛。此期，支气管和细支气管扩大，肺泡导管出现，但是气体交换所需要的终末囊还未形成。

7. 28周末

胎儿身长约35 cm，体重约1 100 g。皮下脂肪不多。皮肤粉红，有时有胎脂。眼睛半张开，有呼吸运动。此胎龄的正常婴儿有90%的生存概率。

8. 32周末

胎儿身长约40 cm，体重约1 800 g。皮肤深红，面部毳毛已脱落，出现脚趾甲，睾丸下降，生活力尚可。除外其他并发症，此期出生婴儿通常可存活。

9. 36周末

胎儿身长约45 cm，体重约2 500 g。皮下脂肪较多，毳毛明显减少，面部皱褶消失。胸部、乳房突出，睾丸位于阴囊。指（趾）甲已超出指（趾）端。出生后能啼哭及吸吮，生活力良好。此时出生基本可以存活。

10. 40周末

胎儿身长约50 cm，体重约3 400 g。发育成熟，胎头双顶径值大于9 cm。皮肤粉红色，皮下脂肪多，头发粗，长度大于2 cm。外观体形丰满，肩、背部有时尚有毳毛。足底皮肤有纹理。男性睾丸已降至阴囊内，女性大小阴唇发育良好。出生后哭声响亮，吸吮能力强，能很好存活。

（二）胎儿生理特点

1. 循环系统

胎儿的营养供给和代谢产物排出均需由脐血管经胎盘、母体来完成。胎儿血循环与母体血循环有根本不同。

（1）解剖学特点：①脐静脉一条，生后闭锁为肝圆韧带，脐静脉的末支静脉导管生后闭锁为静脉韧带；②脐动脉两条，生后闭锁，与相连的闭锁的腹下动脉成为腹下韧带；③动脉导管位于肺动脉及主动脉弓之间，生后闭锁为动脉韧带，④卵圆孔于生后数分钟开始关闭，多在生后6~8周完全闭锁。

（2）血循环特点：胎儿血循环约于受精后3周末建立，脐静脉将氧合血带给胎儿，经脐环入胎儿腹壁，到达胎儿肝脏后，脐静脉分为静脉导管和门静脉窦。静脉导管是脐静脉主支，穿过肝脏直接进入下腔静脉。门静脉窦与肝脏左侧的肝静脉汇合，然后流入下腔静脉。因此，下腔静脉流入右心房的是流经静脉导管的动脉样血和来自横膈以下多数静脉的氧含量较低血的混合血。

下腔静脉中含氧量高的血流倾向于在血管中央流动，含氧量低的血流沿侧壁流动，这样血流流向心脏的相反两侧。房间隔卵圆孔正对着下腔静脉入口，来自下腔静脉的氧合血优先流入卵圆孔到达左心房，然后到左心室和大脑。沿侧壁流动的低氧含量血进入右心房，经三尖瓣到达右心室。

上腔静脉血流入右心房，保证从大脑和上半身返回的低氧含量血直接流入右心室。由于肺循环阻力较高，动脉导管阻力低，右心室流到肺动脉的血液绝大部分经动脉导管流入主动脉，仅约13%血液经肺静脉入左心房。左心房血液进入左心室，继而进入主动脉直至全身后，经腹下动脉再经脐动脉进入胎盘，与母血进行交换。因此胎儿体内无纯动脉血，而是动静脉混合血。进入肝、心、头部及上肢的血液含氧量较高及营养较丰富以适应需要，注入肺及身体下半部的血液含氧量及营养较少。

2. 血液系统

（1）红细胞生成：胚胎早期红细胞生成主要来自卵黄囊，于妊娠10周以后肝是主要生成器官，最后是在骨髓完成造血功能。妊娠足月时骨髓产生90%红细胞。

胎儿红细胞生成主要由胎儿制造的红细胞生成素调节，母体红细胞生成素不能通过胎盘，胎儿红细胞生成素不受母体影响，由胎儿控制。红细胞生成素受睾酮、雌激素、前列腺素、甲状腺素和脂蛋白的影响，随着胎儿成熟，红细胞生成素水平逐渐增加。红细胞生成素的生成部位尚有争议，在肾脏生成前，胎儿肝脏是重要的生成场所。妊娠32周红细胞生成素大量产生，故妊娠32周以后的早产儿及妊娠足月儿的红细胞数均增多，约为$6\times10^{12}/L$。胎儿红细胞的生命周期短，仅为成人120天的2/3，故需不断生成红细胞。

（2）血红蛋白生成：血红蛋白在原红细胞、幼红细胞和网织红细胞内合成，外周血依次出现胚胎、胎儿及成人型血红蛋白。在妊娠前半期均为胎儿血红蛋白，至妊娠最后4～6周，成人血红蛋白增多，至临产时胎儿血红蛋白仅占25%。在生后6～12月内，胎儿血红蛋白比例持续下降，最终降至正常成人血红蛋白的低水平。糖皮质激素调控血红蛋白由胎儿型向成人转化。

（3）白细胞生成：妊娠8周以后，胎儿血循环出现粒细胞。于妊娠12周胸腺、脾产生淋巴细胞，成为体内抗体的主要来源，构成防止病原菌感染及对抗外来抗原的又一道防线。妊娠足月时白细胞计数可高达$20\times10^9/L$。

3. 呼吸系统

胎肺发育沿一定的时间表进行，5～17周之间节段性支气管树生长，显微镜下肺像一个腺体，16～25周呼吸性细支气管逐渐形成，继续分成多个囊性导管，最后原始肺泡形成，同时肺泡细胞外基质出现，毛细血管网和淋巴系统形成，Ⅱ型细胞开始产生表面活性物质。出生时仅有大约15%的成人肺泡数，出生后继续增长直至8岁为止。胎儿出生前需具备呼吸道（包括气管直至肺泡）、肺循环及呼吸肌的发育。B型超声于妊娠11周可见胎儿胸壁运动，妊娠16周时出现能使羊水进出呼吸道的呼吸运动，具有使肺泡扩张及生长的作用，每分钟30～70次，时快时慢，有时也很平稳。若出现胎儿窘迫时，出现大喘息样呼吸运动。

4. 消化系统

（1）胃肠道：妊娠10～12周时开始吞咽，小肠有蠕动，至妊娠16周胃肠功能基本建立，胎儿能吞咽羊水，吸收水分、氨基酸、葡萄糖及其他可溶性营养物质，同时能排出尿液控制羊水量。胎儿吞咽在妊娠早期对羊水量影响很小，因为所吞咽量与羊水量相比很少。但在妊娠晚期，羊水总量会受到胎儿吞咽羊水量的较大调节，如吞咽活动被抑制，常发生羊水过多。胎粪中包含所吞咽羊水中未消化碎屑，以及大量分泌物如来自肺的甘油磷脂，脱落的胎儿细胞、毛发和胎脂。胎粪排出可能是成熟胎儿正常肠蠕动的结果，或者脐带受压迷走神经兴奋的结果，或者缺氧使垂体释放血管升压素使大肠平滑肌收缩，胎粪排入羊水。

（2）肝：胎儿红细胞寿命比成人短，因此产生较多胆红素，但胎儿肝内缺乏许多酶，只有少部分胆红素在肝内变成结合胆红素经胆管排入小肠氧化成胆绿素，胆绿素的降解产物导致胎粪呈黑绿色，大量游离胆红素通过胎盘转运到母体循环。同时胎儿体内的大部分胆固醇是在肝脏合成。

5. 泌尿系统

妊娠11～14周时胎儿肾已有排尿功能，于妊娠14周胎儿膀胱内已有尿液。妊娠中期起，羊水的重要来源是胎儿尿液。肾脏对于胎儿宫内生存并非必需，但对于控制羊水量和成分非常重要。尿道、输尿管和肾盂梗阻时，肾实质受损并破坏解剖结构，导致无尿或尿量减少时常合并羊水过少和肺发育不全。

6. 内分泌系统

甲状腺于妊娠第 6 周开始发育，是胎儿最早发育的内分泌腺。妊娠 12 周已能合成甲状腺激素。胎儿甲状腺激素对所有胎儿组织的正常发育起作用，先天性甲状腺功能减退引起一系列新生儿问题，包括神经系统异常、呼吸困难和肌张力减退等。

胎儿肾上腺发育良好，其重量与胎儿体重之比明显超过成人，其增大部分主要由胎儿带组成，约占肾上腺的 85% 以上，在生后很快退化，能产生大量甾体激素，与胎儿肝、胎盘、母体共同完成雌三醇的合成。

7. 生殖系统及性腺分化发育

男性胎儿睾丸开始发育较早，约在妊娠第 6 周分化发育，Y 染色体断臂的 IAIA 区的 Y 基因性决定区（sex determining region Y gene，SRY）编码一种蛋白，促使性索细胞分化成曲细精管的支持细胞，至妊娠 14～18 周形成细精管，同时促使间胚叶细胞分化成间质细胞。睾丸形成后间质细胞分泌睾酮，促使中肾管发育，支持细胞产生副中肾管抑制物质，副中肾管退化。外阴部 5α-还原酶使睾酮衍化为二氢睾酮，外生殖器向男性分化发育。睾丸于临产前降至阴囊内。

女性胎儿卵巢开始发育较晚，在妊娠 11～12 周分化发育，原始生殖细胞分化成初级卵母细胞，性索皮质细胞围绕卵母细胞，卵巢形成。缺乏副中肾管抑制物质使副中肾管系统发育，形成阴道、子宫、输卵管。

第二节　胎儿附属物的形成及其功能

胎儿的附属结构包括胎盘、胎膜、脐带等，在妊娠早期由胚胎组织分化而来，为胚胎和胎儿的生长发育服务，但不是胎儿的组成部分。

一、胎盘

（一）胎盘的解剖

1. 足月胎盘的大体结构

正常胎盘呈圆形或椭圆形。在胚胎的第 9～25 天，作为胎盘的主要结构绒毛形成。于妊娠 14 周末胎盘的直径达 6 cm。足月妊娠时胎盘的直径达 15～20 cm，厚度为 1～2.5 cm，中央厚边缘薄；胎盘重量多为 500～600 g，约为胎儿的 1/6。胎盘分为胎儿面和母体面。胎儿面覆盖有光滑的、半透明的羊膜，脐带动静脉从附着处分支向四周呈放射性分布，直达胎盘边缘。脐带动静脉分支穿过绒毛膜板，进入绒毛干及其分支。胎盘母面的表面呈暗红色，胎盘隔形成若干浅沟分为 10～20 个胎盘母体叶。

2. 胎盘的组织学结构

自胎儿面到母面依次为羊膜、绒毛膜板、胎盘实质部分及蜕膜板四部分。

（1）羊膜：构成胎盘的胎儿部分，是胎盘胎儿面的最表层组织。是附着于绒毛膜板表面的半透明膜，表面光滑，无血管、神经和淋巴管，具有一定的弹性。正常羊膜厚 0.5 mm，由上皮和间质构成。羊膜上皮为一层立方或扁平上皮，并可出现鳞状上皮化生。间质富有水分，非常疏松，与绒毛膜结合，很容易把两层分离。显微镜下具体可分为上皮细胞层、基底膜、致密层、成纤维细胞层和海绵层 5 层组成，电镜可见上皮细胞表面有微绒毛，随着妊娠的进展而增多，以增加细胞的活动能力。

（2）绒毛膜板：主要为结缔组织，胎儿血管在其内行走，下方有滋养细胞。

（3）胎盘实质：为绒毛干及其分支的大量游离绒毛，绒毛间隔是从蜕膜板向绒毛板行走，形成蜕膜隔。该层占胎盘厚度的 2/3。

（4）蜕膜板：底蜕膜是构成胎盘的母体部分，占足月妊娠胎盘很少部分。蜕膜板主要由蜕膜致密层构成，固定绒毛的滋养细胞附着在基底板上，共同构成绒毛间隙的底。从蜕膜板向绒毛膜方向伸出蜕膜间隔，将胎盘分成 20 个左右的母体叶。

3. 叶状绒毛

绒毛起源于胚胎组织，是胎盘最小的功能单位。在胎盘发育过程中绒毛不断分级，形成绒毛树。不同级别的绒毛分别称为初级绒毛、次级绒毛和三级绒毛。在绒毛内完成母胎之间的血气和物质的交换功能。

绒毛组织结构：妊娠足月胎盘的绒毛表面积达 12～14 m^2，相当于成人肠道总面积。绒毛的直径随着妊娠的进展变小，绒毛内的胎儿毛细血管所占的空间增加，绒毛滋养层主要由合体细胞组成。细胞滋养细胞仅散在可见，数目极少。滋养层的内层为基底膜，有胎盘屏障（placental barrier）作用。

晚期囊胚着床后，滋养细胞迅速分裂增生。内层为细胞滋养细胞，是分裂生长细胞；外层为合体滋养细胞，是执行功能细胞，由细胞滋养细胞分化而来。在滋养细胞内有一层细胞，称为胚外中胚层，与滋养细胞共同构成绒毛膜。胚胎发育至 13～21 天时，为绒毛膜发育分化最旺盛的时期，此时胎盘的主要结构绒毛逐渐形成。绒毛的形成经历3个阶段：①一级绒毛，指绒毛周围长出不规则突起的合体滋养细胞小梁，绒毛膜深部增生活跃的细胞滋养细胞也伸入其中，形成合体滋养细胞小梁的细胞中心索，此时称为初级绒毛。②二级绒毛，指初级绒毛继续生长，其细胞中心索伸长至合体滋养细胞的内层，且胚外中胚层也长入细胞中心索，形成间质中心索。③三级绒毛，指胚胎血管长入间质中心索。约在受精后3周末，绒毛内血管形成，建立起胎儿胎盘循环。

与底蜕膜接触的绒毛因营养丰富发育良好，称之为叶状绒毛。从绒毛膜板伸出的绒毛干，逐渐分支形成初级绒毛、二级绒毛和三级绒毛，向绒毛间隙生长，形成终末绒毛网。绒毛末端悬浮于充满母血的绒毛间隙中，称之为游离绒毛（free villus），长入底蜕膜中的称之为固定绒毛（anchoring villus）。一个初级绒毛干及其分支形成一个胎儿叶（fetal lobe），一个次级绒毛干及其分支形成一个绒毛小叶（fetal lobule）。一个胎儿叶包括几个胎儿小叶，每个胎盘有 60～80 个胎儿叶，200 个左右的胎儿小叶。由胎盘蜕膜板长出的隔把胎儿叶不完全地分隔为母体叶，每个母体叶包含有数个胎儿叶，每个胎盘母叶有其独特的螺旋动脉供应血液。

4. 滋养细胞

胎盘中滋养细胞的结构最复杂、功能最多、细胞增生最活跃。滋养细胞是与子宫蜕膜组织直接接触的胎儿来源的组织，具有营养胚胎、内分泌等功能，对适应母体的环境、维持妊娠等方面均有十分重要的意义。

根据细胞的形态，滋养细胞可分为细胞滋养细胞（cytotrophoblast）和合体滋养细胞（syncytiotrophoblast）。细胞滋养细胞是发生细胞，是合体滋养细胞的前体。它具有完整的细胞膜，单个、清楚的细胞核，细胞增生活跃，有分裂象。这些特点在合体滋养细胞中不存在，细胞间连接紧密，细胞之间分界不清，细胞形态不规则，细胞边界不清，多个细胞核，且大小和形态不一，极少见到有丝分裂。

在胚胎早期，胚胎着床时，细胞团周围的细胞滋养细胞具有黏附、侵入子宫内膜的作用，使胚胎着床。之后滋养细胞相互融合，形成合体滋养细胞。合体滋养细胞具有分泌、屏障等功能。

5. 胎盘血液循环

在胎盘的胎儿面，脐带动静脉在附着处分支后，在羊膜下呈放射性分布，再发出垂直分支进入绒毛主干内。每个绒毛主干中均有脐动脉和脐静脉，随着绒毛干的一再分支，脐血管越来越细，最终成为毛细血管进入绒毛终端。胎儿的血液以每分钟 500 mL 流量的速度流经胎盘。

孕妇的子宫胎盘动脉（螺旋动脉）穿过蜕膜板进入胎盘母叶，血液压力为 60～80 mmHg，母体血液靠母体压力差，以每分钟 500 mL 的流速进入绒毛间隙，绒毛间隙的血液压力为 10～50 mmHg，再经蜕膜板流入蜕膜板上的静脉网，此时的压力不足 8 mmHg。母儿之间的物质交换均在胎儿小叶的绒毛处进行。胎儿血液经脐动脉，直至绒毛毛细血管，经与绒毛间隙中的母血进行物质交换，两者之间不直接相通，而是隔着毛细血管壁、绒毛间质和绒毛表面细胞层，依靠渗透、扩散和细胞的主动转运等方式进行有选择的交换。胎儿血液经绒毛静脉、脐静脉返回胎儿体内。母血经底蜕膜上的螺旋静脉返回孕妇循环。

（二）胎盘生理功能

胎盘具有十分复杂的生理功能，除了母胎交换功能外，还有分泌功能、免疫功能等。

1. 交换功能

胎盘可供给胎儿所需的氧气和营养物质，排泄胎儿的代谢产物及二氧化碳。胎儿和母体的血液循环是两个各自相对独立的循环系统，只有极少量的胎儿细胞可以通过胎盘进入母体循环。母血和胎血均流经胎盘，并在此通过胎盘屏障结构将母血和胎血隔开，使其不相互混合又能相互进行选择性物质交换。母血中的水分、电解质、氧及各种营养物质均能通过胎盘提供胎儿的生理需要，同时排除二氧化碳和代谢物质。免疫球蛋白中IgG能通过胎盘进入胎儿循环系统，以增加胎儿的免疫抗病能力，以至于出生后一段时间内新生儿仍有一定的免疫能力，其他免疫球蛋白（如IgM、IgA等）不能通过胎盘。由于胎盘的屏障功能，很多有害的病原体不能通过胎盘进入胎儿的循环系统，但这种屏障作用十分有限，如多种细菌、病毒、原虫等能通过胎盘进入胎儿体内，危害胎儿的健康。另外，尚有部分病原体可在胎盘部位形成病灶，影响胎盘的功能，间接危害胎儿，如结核双球菌、梅毒螺旋体、疟原虫等可在胎盘形成结节。大多数药物能通过胎盘屏障，尤其是磺胺类、抗生素类更易通过胎盘，对胎儿造成不良预后。

2. 免疫功能

胎盘是重要的免疫器官。胎儿的遗传物质中一半来自母亲，一半来自父亲，因此，母体和胎儿是半同源的两个个体。胎儿能在母体的宫腔内平安地生长发育，不发生排异反应，与胎盘的免疫功能是分不开的。

胎盘在母胎免疫中的作用主要表现为以下几个方面：①滋养层外层的合体滋养细胞无组织相容性抗原，孕妇对此不发生排异反应；②滋养层细胞介质可阻止胎儿抗原进入母胎循环；③滋养层表面覆盖有硅酸粘糖蛋白类，掩盖了胎盘的抗原性；④胎盘可吸附抗父系组织相容性抗原复合物的抗体。

滋养细胞是直接与母体细胞接触的细胞，其免疫特异性是母儿相互耐受的主要原因，滋养细胞的组织相容性抗原（major histocompatibility complex，MHC）的表达是有关研究的焦点。人类白细胞抗原（human leukocyte antigens，HLA）是主要的MHC。HLA基因存于第六条染色体的短臂上，共有17个HLA-1型基因，分三类：HLA-1a、HLA-1b和HLA-1c。其中有生物学活性的基因包括：1a类的HLA-A、HLA-B和HLA-C基因，1b有HLA-E、HLA-F和HLA-G基因。在细胞滋养细胞中可以检测到HLA-G基因的表达。HLA-G基因是一种单形态基因，HLA-G抗原被认为是"自身抗原"，母体的免疫细胞对起源胎儿的滋养细胞表达的HLA-G抗原不发生应答。

3. 分泌功能

胎盘具有合成多种激素和酶的功能，主要可分为三类。①蛋白类激素：如绒毛膜促性腺激素（human chorionic gonadotropin，hCG）、人胎盘泌乳素（human placental lactogen，hPL）、促肾上腺皮质激素释放激素（corticotropin releasing hormone，CRH）、胰岛素样生长因子（insulin-like growth factor，IGF）。②甾体激素：雌激素、孕激素等。③多种酶：如催产素酶、胰岛素酶、二胺氧化酶、耐热碱性磷酸酶等。胎盘分泌的激素和酶往往是妊娠或分娩过程中需要的物质，同时也会影响孕妇和胎儿的生理变化。譬如，胎盘分泌的激素使孕妇的胰岛素抵抗作用加强，妊娠期易发生糖尿病。又譬如，胎盘的分泌和免疫功能改变与子痫前期的发病有关。另外，通过检测胎盘分泌的激素或酶的水平，可以间接了解胎盘的功能状态，预测妊娠的结局。

二、胎膜

胎膜（fetal membrane）由羊膜（amnion）和绒毛膜（chorion）组成，是维持羊膜的完整，储存羊水的外周屏障。绒毛膜为胎膜的外层，与壁蜕膜相接触，在发育过程中由于营养缺乏而逐渐退化，形成平滑绒毛膜。羊膜为胎膜的内层，是一层半透明膜，覆盖在子宫壁的绒毛膜的表面、胎盘的胎儿面及脐带表面。

绒毛膜由滋养细胞层和胚外中胚层组成。在胚胎植入后，滋养细胞迅速分化为内层的细胞滋养细胞和外层的合体滋养细胞层，两层在胚泡表面形成大量的绒毛，突入蜕膜中，形成早期的初级绒毛干。在胚胎早期，绒毛均匀分布于整个绒毛膜表面。随着胚胎的长大，与底蜕膜接触的绒毛因营养丰富、血供充足而干支茂盛，形成绒毛膜板，是胎盘的主要组成部分；与包蜕膜接触的绒毛因营养不良血供不足而逐渐退化，称为平滑绒毛膜。随着胎儿的长大及羊膜腔不断扩大，羊膜、平滑绒毛膜和包蜕膜进一步突向子宫壁，最终与壁蜕膜融合，胚外体腔和子宫腔消失。

羊膜内无血管生长，是胎盘最内侧的组织，直接与羊水接触。在妊娠过程中具有独特的作用。胎膜早破是产科最常见的早产原因。羊膜是维持胎膜张力的主要支持组织。羊膜的成分变化对于防治胎膜早破，继续维持妊娠均有十分重要的意义。

羊膜的结构可分成5层：①上皮细胞层，由单层无纤毛的立方上皮细胞组成，②基底层，位于上皮细胞下的网状组织；③致密层，由致密结缔组织组成；④纤维母细胞层；⑤海绵层。

在妊娠早期，胚胎种植时，在胚胎与滋养细胞之间存在由小细胞组成的细胞团，是以后羊膜上皮细胞的前体。人类大约在妊娠7～8天时出现羊膜上皮。以后逐渐包绕羊膜囊，并且附着于绒毛膜的内层。绒毛膜与羊膜互相接触，且有一定的黏附性；但两者的来源不一致，绒毛膜来源于胚外中胚层，羊膜来源于胚胎的外胚层，即使在足月仍能被轻易分离。

由于羊膜有不同于绒毛膜的组织来源，两者的生物特性也不同。例如羊膜上皮的HLA-Ⅰ抗原的特性不同于滋养细胞，更接近于胚胎细胞。另外羊膜中的间质细胞（interstitial cell），主要为成纤维细胞（fibroblast-like cell），也来源于胚胎的中胚层。上皮细胞层间质细胞层是羊膜的主要组成部分，完成羊膜的大部分功能。

胎膜具有防御功能，可阻止细菌通过子宫壁直接进入羊膜腔；同时，胎膜具有活跃的交换功能，可允许小分子物质，如尿素、葡萄糖、氯化钠等通过；母体血浆亦可通过胎膜进入羊水，对羊水交换起重要的调节作用。

胎膜中含有较多的酶参与激素的代谢。如花生四烯酸酯酶及催化磷脂质生成游离花生四烯酸的溶酶体。花生四烯酸为合成前列腺素的前身物质，因此，认为胎膜在分娩发动的过程中有十分重要的作用。

正常胎膜多在临产后宫口开大3 cm以上自然破裂。若胎膜在临产前破裂，称之为胎膜早破。宫口开全后胎膜仍未破裂者称为迟发破膜。胎膜早破往往与宫内感染有关，反之，胎膜早破后亦可导致继发性感染，诱导临产。这可能与胎膜的炎症导致前列腺素分泌增加有关。

三、羊水

（一）羊水的来源

妊娠期充满羊膜腔内的液体称为羊水。羊水的主要来源是母体的血浆、胎儿的尿液。在不同的孕周，羊水的来源不同。妊娠早期的羊水主要来自母体的血浆，母体血浆通过胎膜渗透入羊膜腔。少量胎儿的体液可通过脐带表面的羊膜及华通胶渗透入羊膜腔，亦可发生在胎儿呼吸道黏膜及皮肤表面。因此，妊娠早期的羊水的成分与母体的血浆及组织间液的成分相似，渗透压亦相近。妊娠12～14周时发现胎儿膀胱内有尿液残留。妊娠18周时，胎儿24 h的尿量为7～17 mL。足月胎儿每小时的尿量平均为43 mL，每日尿量为600～800 mL。因此，妊娠中期以后，胎尿是羊水的主要来源，由于胎儿尿液的混入，羊水逐渐变为低渗（钠离子浓度降低），渗透压从孕早期的280 mmol/L降为255～260 mmol/L；但尿酸、肌酐、尿酸的浓度比母体血浆中的浓度高。

羊水量在妊娠38周前随孕周的增加不断增加，在妊娠38周以后却不断减少；但个体差异较大。妊娠8周时羊水量为5～10 mL，12周约为50 mL，20周为200 mL，36～38周达高峰，为1 000～1 500 mL，以后逐渐减少。

妊娠早期的羊水为澄清液体，足月妊娠羊水乳白色，混浊、半透明，可见胎脂、上皮细胞及毳毛等有形物质。pH为8～9，比重为1.006～1.020。当羊水中混有胎粪时，羊水混浊，羊水的颜色可从淡黄色变到草绿色或深绿色。

（二）羊水的代谢

羊膜在羊水的产生和吸收上起了十分重要的作用，约50%的羊水交换由羊膜完成。胎儿的消化道也是羊水交换的重要途径，足月胎儿每24小时可吞咽羊水540～500 mL，或更多。因此，胎儿吞咽可调节羊水量。临床常见有消化道梗阻的胎儿，往往合并羊水过多。

其次，胎儿的呼吸道在羊水量的调节中也有十分重要的作用。足月妊娠胎儿肺的呼吸样运动，每天使600～800 mL的羊水通过肺泡的巨大毛细血管床回吸收，若胎儿肺部畸形、发育不全或肿瘤等可影响羊水的重吸收导致羊水过多。另外，脐带的华通胶亦参与羊水的代谢，每小时可吸收羊水40～50 mL。

在正常情况下，母体-羊水和胎儿-羊水之间的交换率是相等的。母体-胎儿之间的液体交换主要通过胎盘进行，交换量约每小时3 500 mL；母体-羊水之间的液体交换主要通过胎膜，交换量约每小时400 mL；羊水-胎儿之间的液体交换主要通过消化道、呼吸道、脐带和皮肤，总交换量与母体-羊水的交换量动态平衡。通过上述交换，母体、胎儿及羊水之间液体不等交换，保持动态平衡，羊水每3小时更新一次。在正常情况下，羊水量保持稳定。

（三）羊水的成分

在妊娠14周前，羊水的成分和渗透压等与血浆基本一致，前清蛋白的含量低，甲胎蛋白的浓度高。随着孕周的增加，出现胎儿吞咽、呼吸样运动及排尿功能的建立，使羊水的成分发生很大的变化。到妊娠晚期，羊水的渗透压明显低于血浆，水分占98%～99%，其余有形成分中有一半为有机物，另一半为无机物。

羊水中尿酸、肌酐、尿素等胎儿代谢产物随着妊娠的增加而增加。尿素由妊娠早期的3.48 mmol/L增加到足月妊娠的5.01 mmol/L。肌酐含量由28周88.4 μmol/L上升到足月妊娠的176.8 μmol/L，若羊水中肌酐浓度到达194.48 μmol/L，尿酸浓度达到595 μmol/L，提示胎儿肾脏发育成熟，但不意味着其他脏器发育成熟。

羊水中含有两种细胞：一种是来自胎膜，核大，胞浆深染，核/浆比例为1∶3；另一种为胎儿皮肤脱落细胞，核小或无核，核/质比例为1∶8。用0.1%尼罗兰染色，部分细胞可染成橘黄色。妊娠34周前，橘黄色细胞出现率小于1%；足月妊娠达10%～15%；妊娠40周后超过50%。应用羊水细胞学检查，中期妊娠可诊断胎儿性别及染色体疾病，晚期妊娠可判别胎儿成熟度。

羊水中含有各种激素，包括皮质醇、雌三醇、黄体酮、睾酮、催乳素、绒毛膜促性腺激素以及前列腺素等。它们来源于胎盘和胎儿，其含量反映了胎儿-胎盘单位的功能状态，可以间接了解胎儿宫内的安危。另外，羊水中含有促肾上腺皮质激素（ACTH）、促卵泡生成素（FSH）、促黄体生成素（LH）以及促甲状腺激素（TSH）等，这些激素与分娩的发动有关。

羊水中有许多酶，已知的有25种之多，各种酶的浓度变化亦可间接反映胎儿的状态。严重溶血症的胎儿的羊水中，乳酸脱氢酶及α-羟丁酸脱氢酶的浓度升高。胎儿死亡前，脂酶突然下降；当羊水被胎粪污染时，碱性磷酸酶浓度升高。溶菌酶（lysozyme）可抑制大肠杆菌、金黄色葡萄球菌、类链球菌、变形杆菌、白色念珠菌等。在妊娠25周至足月妊娠期间，溶菌酶的作用最强，足月后下降。羊水中的溶菌酶浓度约为4.2 μg/L，较母血中高1～2倍。

（四）羊水的功能

1. 保护胎儿

羊水可保持羊膜腔内恒温、恒压、相对较稳定的内环境，免受外力的损伤。胎儿在羊水中可以自由活动。在胎儿发育过程中，不致受到挤压或阻碍导致胎儿畸形。在长期的羊水过少的患者中，由于无羊水的保护作用，胎儿的发育受限，发生各种畸形。保持胎儿体内生化方面的相对稳定。羊水中有一定量的水分和电解质，不仅是胎儿代谢产物排泄的通道，而且是胎儿水分调节的重要机制。羊水使羊膜腔保持一定的张力，从而支持胎盘附着于子宫壁，这样可以防止胎盘过早剥离。

2. 保护母体

减少妊娠期因胎动引起的母体不适。临产后，前羊膜囊可扩张软产道，防止胎头长期压迫软产道导致组织缺血损伤。破膜后，羊水可以润滑、冲洗产道，并有抑制细菌作用。

四、脐带

脐带一端连着胎儿腹壁的脐轮，另一端附着于胎盘的子体面。胎儿通过脐带、胎盘，与母体相连，进行血气、营养以及代谢物质的交换。

脐带长度的正常范围是 35～70 cm，平均横切面积 1.5～2 cm²，脐带外面为一层羊膜，中间有一条管壁较薄、管腔较大的脐静脉，静脉两侧各有一条管壁较厚、管腔较细的脐动脉。脐带间质为华通胶（Wharton's jelly），有保护和支持脐血管的作用，胶质内有神经纤维存在，可控制脐带血管收缩及扩张。

脐动脉壁有 4 层平滑肌组织：内层为很薄的环纹肌，为调节血流之用；在其外有一层较厚的纵直平滑肌，为关闭脐动脉之用；在外表有一组较细的螺旋平滑肌，只有 8～10 根肌纤维，螺旋较短，收缩时可将脐动脉收缩为节段。

第三节　妊娠期母体适应性变化

一、生殖系统的变化

（一）子宫

1. 宫体

子宫由非孕时（7～8）cm×（4～5）cm×（2～3）cm 增大至妊娠足月时 35 cm×25 cm×22 cm。宫腔容量非孕时约 10 mL 或更少，至妊娠足月子宫内容物约 5 000 mL 或更多，故妊娠末期子宫的容积是非孕期的 500～1 000 倍。子宫重量非孕时约 70 g，至妊娠足月约 1 100 g，增加近 20 倍，主要是子宫肌细胞肥大，而新生的肌细胞并不多。子宫肌细胞由非孕时长 20 μm、宽 2 μm，至妊娠足月长 500 μm、宽 10 μm，胞浆内充满有收缩性能的肌动蛋白（actin）和肌浆球蛋白（myosin），为临产后子宫阵缩提供物质基础。子宫肌壁厚度非孕时约 1 cm，至妊娠中期逐渐增厚达 2.0～2.5 cm，至妊娠末期又逐渐变薄，妊娠足月厚度为 1.0～1.5 cm 或更薄。在妊娠最初几个月，子宫增大主要受内分泌激素如雌孕激素的影响，而不是由胚胎造成的机械扩张所致，比如在异位妊娠的也可观察到类似的子宫增大。孕 12 周以后的子宫增大则主要因宫腔内压力增加。

妊娠最初几周子宫维持原先的梨形，随孕周增加逐渐呈球形，以后子宫长度比宽度增加更快显出卵圆形。妊娠 12 周后增大子宫逐渐超出盆腔，在耻骨联合上方可触及。妊娠晚期的子宫右旋，与乙状结肠在盆腔左侧占据有关。

自妊娠 12～14 周起，子宫出现不规则无痛性的收缩，特点为稀发、无规律和不对称，可由腹部检查时触知，孕妇有时也能感觉到，其幅度及频率随妊娠进展而逐渐增加，可以直到妊娠晚期，但宫缩时宫腔内压力通常在 5～25 mmHg，持续时间不足 30 秒，这种无痛性宫缩称为 Braxton Hicks 收缩。

妊娠期胎儿生长营养物质的供应和代谢产物的排出依靠胎盘绒毛间隙的足够灌注。妊娠期子宫胎盘血流进行性加重，妊娠足月时子宫血流量为 450～650 mL/min，比非孕时增加 4～6 倍，其中 5% 供肌层，10%～15% 供子宫蜕膜层，80%～85% 供胎盘。宫缩时子宫血流量明显减少，当子宫收缩压力为 50 mmHg 时，速度下降 60%，子宫收缩对胎儿循环影响非常小。

2. 子宫峡部

子宫峡部位于子宫颈管内解剖学内口与组织学内口之间的最狭窄部位，非孕时长约 1 cm，妊娠后变软，妊娠 12 周后，子宫峡部逐渐伸展拉长变薄，形成子宫下段，临产后伸展至 7～10 cm，成为产道一部分，有梗阻性难产发生时易在该处发生子宫破裂。

3. 宫颈

妊娠早期宫颈黏膜充血及组织水肿，致使肥大、紫蓝色及变软。宫颈管内腺体肥大，宫颈黏液增多，形成黏稠黏液栓，有保护宫腔免受外来感染侵袭的作用。接近临产时，宫颈管变短并出现轻度扩张。妊娠期宫颈管柱状上皮腺体增生、外翻，此时宫颈组织很脆弱、易出血。

（二）卵巢与输卵管

妊娠期略增大，排卵和新卵泡成熟功能均停止。在孕妇卵巢中一般仅发现一个妊娠黄体，于妊娠6～7周前产生孕激素以维持妊娠继续，之后对孕激素的产生几乎无作用。妊娠期输卵管伸长，但肌层并不增厚。黏膜层上皮细胞稍扁平，在基层中可见蜕膜细胞，但不形成连续蜕膜层。

（三）阴道与会阴

妊娠期阴道黏膜水肿充血呈紫蓝色（Chadwick 征），阴道脱落细胞及分泌物增多，黏膜皱襞增多、结缔组织松弛以及平滑肌细胞肥大，导致阴道伸展性增加为分娩扩张做好准备。阴道上皮细胞含糖原增加，使阴道 pH 降低，不利于致病菌生长，有利于防止感染。外阴部充血，皮肤增厚，大阴唇内血管增多及结缔组织松软，故伸展性增加。

二、乳房的变化

乳房于妊娠早期开始增大，充血明显。孕妇自觉乳房发胀或偶有触痛及麻刺感，随着乳腺增大，皮肤下的浅静脉明显可见。乳头增大变黑，更易勃起，乳晕颜色加深，其外围的皮脂腺肥大形成散在的结节状隆起，称为蒙氏结节（Montgomery's tubercles）。妊娠前乳房大小、体积与产后乳汁产生无关。

乳腺细胞膜有垂体催乳激素受体，细胞质内有雌激素受体和孕激素受体。妊娠期胎盘分泌雌激素刺激乳腺腺管发育，分泌孕激素刺激乳腺腺泡发育。此外，乳腺发育完善还需垂体催乳激素、人胎盘生乳素以及胰岛素、皮质醇、甲状腺激素等的参与。妊娠期间虽有多种激素参与乳腺发育，做好泌乳准备，但妊娠期间并无乳汁分泌，可能与大量雌、孕激素抑制乳汁生成有关。

三、循环系统的变化

（一）心脏

妊娠期静息时心率增加约 10 次/min。妊娠后期因膈肌升高，心脏向左、向前移位更贴近胸壁，心尖冲动左移 1～2 cm。心浊音界稍扩大。心脏移位使大血管轻度扭曲，加之血流量增加及血流速度加快，90% 孕妇有收缩期杂音，分娩后迅速消失。心电图因心脏左移出现电轴轻微左偏，无其他特异性改变。

（二）心排血量

心排血量增加对维持胎儿生长发育极为重要。心排出量自妊娠 10 周逐渐增加，至妊娠 32 周达高峰。由于仰卧位时增大的子宫阻碍心脏静脉回流，孕妇侧卧位比仰卧位心排血量高很多，妊娠晚期孕妇从仰卧位转至左侧卧位时，心排血量增加 1 100 mL（20%）。临产后在第二产程心排血量明显增加。

（三）血压

妊娠中期动脉血压降到最低点，以后再升高，舒张压的降低大于收缩压的降低，使脉压稍增大。孕妇动脉血压受体位影响，坐位稍高于仰卧位。妊娠对上肢静脉压无影响。妊娠 20 周开始下肢股静脉压在仰卧位时升高，从妊娠前 0.098 kPa（10 mmH$_2$O）增至 0.196～0.294 kPa（20～30 mmH$_2$O），由于妊娠后增大子宫压迫下腔静脉使血液回流受阻，侧卧位能解除子宫压迫、改善静脉回流。妊娠晚期孕妇长时间仰卧位姿势，增大子宫相对固定压迫静脉系统，引起下半身回心血量减少、心脏充血量减少、心排血量随之减少使血压下降，称为仰卧位低血压综合征。由于下肢、外阴及直肠静脉压增高，孕妇易发生下肢、外阴静脉曲张和痔。

四、血液系统的变化

（一）血容量

循环血容量于妊娠 6～8 周开始增加，至妊娠 32～34 周达高峰，增加 40%～45%，平均增加 1 450 mL，维持此水平直至分娩。血容量增加为血浆容量和红细胞容量增加总和，血浆增加多于红细胞增加，血浆平均增加 1 000 mL，红细胞平均增加 450 mL，故出现血液稀释。

(二)血液成分

1. 红细胞

妊娠期骨髓造血功能增强、网织红细胞轻度增多、红细胞生成增加，但由于血液稀释，血红蛋白、红细胞浓度及血细胞比容稍有下降，红细胞计数约为 $3.6\times10^{12}/L$（非孕妇女约为 $4.2\times10^{12}/L$），血红蛋白平均浓度为 12.5 g/L（非孕妇女约为 13.0 g/L）。妊娠晚期如果血红蛋白低于 11.0 g/L，应认为是缺铁引起，而不是妊娠期高血容量反应。

正常妊娠对铁需求的重量是 1 g，300 mg 铁主动向胎儿运输，200 mg 铁通过正常排泄途径丢失，另外 500 mg 铁可以使红细胞总容量增加 450 mL。增加的这部分红细胞所需要的铁无法从机体储备中获得，因此，妊娠中晚期如果外源性铁补充不够，血红蛋白含量和血细胞比容将随着母体血容量的增加而明显降低，出现贫血。因此应在妊娠中、晚期开始补充铁剂，以防血红蛋白值过分降低。

2. 白细胞

从妊娠 7~8 周开始轻度增加，至妊娠 30 周达高峰，为 $(5\sim12)\times10^9/L$，有时可达 $15\times10^9/L$，主要为中性粒细胞增多，而单核细胞和嗜酸粒细胞几乎无改变。分娩期和产褥早期可显著上升 $25\times10^9/L$ 或更多，平均为 $14\times10^9/L$。

3. 凝血因子

妊娠期血液处于高凝状态。因子 Ⅱ、Ⅴ、Ⅶ、Ⅷ、Ⅸ、Ⅹ 增加，仅因子 Ⅺ、ⅩⅢ 降低。血小板数无明显改变。血浆纤维蛋白原含量比非孕妇女约增加 50%，于妊娠末期平均达 4.5 g/L（非孕妇女平均为 3 g/L）。妊娠晚期凝血酶原时间（prothrombin time，PT）及活化部分凝血活酶时间（activated partial thromboplastin time，APTT）轻度缩短，凝血时间无明显改变。妊娠期纤溶酶原（plasminogen）显著增加，优球蛋白溶解时间（euglobulin lysis time）明显延长，表明妊娠期间纤溶活性降低，是正常妊娠的特点。

五、泌尿系统的变化

妊娠期肾脏略增大，肾血浆流量（renal plasma flow，RPF）及肾小球滤过率（glomerular filtration rate，GFR）于妊娠早期均增加，整个妊娠期间维持高水平，RPF 比非孕时约增加 35%，GFR 约增加 50%，但肾小球滤过率的增加持续至足月，肾血浆流量在妊娠晚期降低。RPF 与 GFR 均受体位影响，仰卧位肾脏清除率下降很多，故仰卧位容易发生水钠潴留。由于 GFR 增加，肾小管对葡萄糖再吸收能力不能相应增加，约 15% 孕妇饭后出现糖尿，如果糖尿反复出现，糖尿病的可能性就不容忽视了。

受孕激素影响，泌尿系统平滑肌张力降低，同时增大子宫对输尿管产生压迫，自妊娠中期肾盂及输尿管轻度扩张，输尿管增粗及蠕动减弱，尿流缓慢，可致肾盂积水，由于子宫右旋，故 86% 的孕妇右侧输尿管扩张更明显，孕妇易患急性肾盂肾炎，也以右侧多见。

六、呼吸系统的变化

妊娠期横膈抬高约 4 cm，胸廓横径增加约 2 cm，肋膈角显著增宽，肋骨向外扩展，胸廓周径约增加 6 cm。孕期耗氧量妊娠中期增加 10%~20%，肺活量和呼吸次数无明显改变，但呼吸较深，通气量每分钟约增加 40%，有过度通气现象，肺泡换气量约增加 65%，使动脉血 PO_2 增高达 92 mmHg，PCO_2 降至 32 mmHg，有利于供给孕妇及胎儿所需的氧。上呼吸道黏膜增厚，轻度充血、水肿，易发生上呼吸道感染。妊娠晚期子宫增大，膈肌活动幅度减少，胸廓活动加大，以胸式呼吸为主，气体交换保持不减。

七、消化系统的变化

妊娠期胃肠平滑肌张力降低，贲门括约肌松弛，胃内酸性内容物逆流至食管下部产生胃烧灼感。胃液中游离盐酸及胃蛋白酶分泌减少。胃排空时间延长，易出现上腹部饱满感，孕妇应防止饱餐。肠蠕动减弱，粪便在大肠停留时间延长出现便秘，以及子宫水平以下静脉压升高，常引起痔疮或使原有痔疮加重。妊娠期齿龈受大量雌激素影响肥厚，齿龈容易充血、水肿，易致齿龈出血、牙齿松动及龋齿。

肝脏未见明显增大，肝功能无明显改变。孕激素抑制胆囊平滑肌收缩，使胆囊排空时间延长，胆管平滑肌松弛，胆汁黏稠、淤积，妊娠期间容易诱发胆石症。

八、皮肤的变化

孕妇腺垂体分泌促黑素细胞激素（melanocyte stimulating hormone，MSH）增加，增多的雌、孕激素有黑色素细胞刺激效应，使黑色素增加，导致孕妇乳头、乳晕、腹白线、外阴等处出现色素沉着。面颊部出现蝶状褐色斑，习称妊娠黄褐斑（chloasma gravidarum），于产后逐渐消退。随妊娠子宫的逐渐增大和肾上腺皮质于妊娠期间分泌糖皮质激素增多，该激素分解弹力纤维蛋白，使弹力纤维变性，加之孕妇腹壁皮肤张力加大，使皮肤的弹力纤维断裂，呈多量紫色或淡红色不规律平行略凹陷的条纹，称为妊娠纹，见于初产妇。

九、内分泌系统的变化

（一）垂体

妊娠期垂体稍增大，尤其在妊娠末期，腺垂体增生肥大明显。垂体对于维持妊娠不是必需的，垂体切除的妇女可以成功妊娠，并接受糖皮质激素、甲状腺素及血管升压素治疗后自然分娩。催乳素（prolactin，PRL）从妊娠7周开始增多，随妊娠进展逐渐增量，妊娠足月分娩前达高峰约150 μg/L，为非孕妇女15 μg/L的10倍。催乳激素有促进乳腺发育的作用，为产后泌乳做准备。分娩后不哺乳于产后3周内降至非孕时水平，哺乳者多在产后80～100天或更长时间才降至非孕时水平。

（二）肾上腺皮质

1. 皮质醇

孕期肾上腺皮质醇分泌未增加，但其代谢清除率降低，故孕妇循环中皮质醇浓度显著增加，但75%与皮质类固醇结合球蛋白（CBG）结合，15%与清蛋白结合，起活性作用的游离皮质醇仅为10%，故孕妇无肾上腺皮质功能亢进表现。

2. 醛固酮

在妊娠后半期，肾素和血管紧张素水平增加，使外层球状带分泌醛固酮于妊娠期增多4倍，但起活性作用的游离醛固酮仅为30%～40%，不致引起水钠潴留。

（三）甲状腺

妊娠期由于腺组织增生和血管增多，甲状腺呈中等度增大，约比非孕时增大65%。大量雌激素使肝脏产生甲状腺素结合球蛋白（TBG）增加2～3倍，血中甲状腺激素虽增多，但游离甲状腺激素并未增多，孕妇无甲状腺功能亢进表现。妊娠前3个月胎儿依靠母亲的甲状腺素，妊娠10周胎儿甲状腺成为自主器官，孕妇与胎儿体内促甲状腺激素（TSH）均不能通过胎盘，各自负责自身甲状腺功能的调节。

（四）甲状旁腺

妊娠早期孕妇血浆甲状旁腺素水平降低，随妊娠进展，血容量和肾小球滤过率的增加以及钙的胎儿运输，导致孕妇钙浓度的缓慢降低，造成甲状旁腺素在妊娠中晚期逐渐升高。

十、新陈代谢的变化

（一）体重

妊娠12周前体重无明显变化。妊娠13周起体重平均每周增加350 g，直至妊娠足月时体重平均增加12.5 kg，包括胎儿（3 400 g）、胎盘（650 g）、羊水（800 g）、子宫（970 g）、乳房（405 g）、血液（1 450 g）、组织间液（1 480 g）及脂肪沉积（3 345 g）等。

（二）碳水化合物代谢

妊娠期胰岛功能旺盛，分泌胰岛素增多，使血中胰岛素增加，故孕妇空腹血糖值低于非孕妇女，糖耐量试验血糖增高幅度大且恢复延迟。妊娠期间注射胰岛素降血糖效果不如非孕妇女，提示靶细胞有拮抗胰岛素功能或因胎盘产生胰岛素酶破坏胰岛素，故妊娠期间胰岛素需要量增多。

（三）脂肪代谢

妊娠期血浆脂类、脂蛋白和载脂蛋白浓度均增加，血脂浓度与雌二醇、黄体酮和胎盘催乳素之间呈正相关。妊娠期糖原储备减少，当能量消耗过多时，体内动用大量脂肪使血中酮体增加发生酮血症。孕妇尿中出现酮体多见于妊娠剧吐时，或产妇因产程过长、能量过度消耗使糖原储备量相对减少时。分娩后血脂、脂蛋白和载脂蛋白浓度明显降低，哺乳会促进这些浓度降低的速度。

（四）蛋白质代谢

妊娠晚期母体和胎儿共储备蛋白质约 1 000 g，其中 500 g 供给胎儿和胎盘，其余 500 g 作为子宫中收缩蛋白、乳腺中腺体以及母体血液中血浆蛋白和血红蛋白。故孕妇对蛋白质的需要量增加，呈正氮平衡状态。

（五）水代谢

妊娠期机体水分平均增加 7 L，水钠潴留与排泄形成适当比例而不引起水肿，但至妊娠末期组织间液可增加 1~2 L。大多数孕妇在妊娠晚期会出现双下肢凹陷性水肿，由于增大子宫压迫，使子宫水平以下静脉压升高，体液渗出潴留在组织间隙，妊娠期血浆胶体渗透压降低，以及雌激素的水钠潴留作用。

（六）矿物质代谢

胎儿生长发育需要大量钙、磷、铁。胎儿骨骼及胎盘的形成，需要较多的钙，孕期需要储存钙 40 g，妊娠末期胎儿需要储钙约 30 g，主要在妊娠末 3 个月由母体供给，故早产儿容易发生低血钙。至少应于妊娠最后 3 个月补充维生素 D 及钙，以提高血钙值。

孕期需要增加铁约 1 000 mg，母体红细胞增加需要 500 mg，胎儿需要 290 mg，胎盘约需要 250 mg，孕期如不能及时补充外源性铁剂，会因血清铁值下降发生缺铁性贫血。

十一、骨骼、关节及韧带的变化

骨质在妊娠期间通常无改变，仅在妊娠次数过多、过密又不注意补充维生素 D 及钙时，能引起骨质疏松症。部分孕妇自觉腰骶部及肢体疼痛不适，可能与松弛素（relaxin）使骨盆韧带及椎骨间的关节、韧带松弛有关。妊娠晚期孕妇重心向前移，为保持身体平衡，孕妇头部与肩部应向后仰，腰部向前挺，形成典型孕妇姿势。

第四章 妊娠诊断

第一节 早期妊娠诊断

一、症状与体征

对病史的询问和详细的体格检查是妊娠诊断的基础。在采集病史时，必须详细询问患者的月经史，包括月经周期、经期、末次月经来潮日期、经量和持续时间等。应注意某些因素会影响对早期妊娠的诊断，如月经不规律、避孕、末次月经不典型、不规则阴道出血等。根据在早孕妇女的观察，高达25%妇女在早孕期会出现阴道出血，影响对早期妊娠的诊断。

早孕期典型的临床表现包括以下几方面。

（一）停经（missed menstruation）

育龄妇女，平时月经规则，如月经过期10天以上，应考虑妊娠可能，进行常规尿妊娠试验。应当注意的是，对于围绝经期妇女，如出现月经过期情况，也应当考虑到妊娠的可能。另外，某些情况下（如内分泌疾病、哺乳期、服用口服避孕药等药物）妇女可能在月经本来就不规则、稀发甚至无月经来潮的情况下发生妊娠，均应首先进行妊娠试验，明确是否妊娠后进行后续检查和治疗。

（二）早孕反应（morning sickness）

约有半数以上妇女在妊娠6周左右开始出现食欲缺乏、偏食、恶心、晨起呕吐、头晕、乏力、嗜睡等症状，此为早孕反应。可能与血清hCG水平增高，胃肠道功能紊乱，胃酸分泌减少等有关。症状严重程度和持续时间各异，多在孕12周后逐渐消失。严重者可持续数月，出现严重水、电解质紊乱和酮症酸中毒。在末次月经不详的病例，早孕反应出现的时间可协助判断怀孕时间。

（三）尿频

早期妊娠增大的子宫可能压迫膀胱或造成盆腔充血，产生尿频的症状，但不伴尿急、尿痛等尿路刺激症状，应与尿路感染相鉴别。随着妊娠子宫逐渐增大，一般妊娠12周后子宫上升进入腹腔，不再压迫膀胱，尿频症状消失。直到临产前先露入盆压迫膀胱，尿频症状再次出现。

（四）乳腺胀痛

妊娠后由于雌孕激素、垂体泌乳素等妊娠相关激素的共同作用，乳腺管和腺泡增生，脂肪沉积，使乳腺增大。孕妇自觉乳房胀痛、麻刺感，检查可见乳头、乳晕着色变深，乳头增大、易勃起。乳晕上皮脂腺肥大形成散在结节状小隆起即蒙氏结节。

（五）妇科检查

双合诊可及子宫增大、变软。随着妊娠进展，子宫体积逐渐增大，孕8周时子宫增大至未孕时的2倍；孕12周时为未孕时的3倍，超出盆腔，可在耻骨联合上方触及。大约孕6周左右由于宫颈峡部极软，双合诊时感觉宫颈与宫体似乎不相连，称为黑加征（Hegar sign）。孕 8～10 周时由于子宫充血，阴道窥视可见宫颈充血、变软，呈紫蓝色，此为 Chadwick 征。

二、辅助检查

目前，随着许多实验室检查和超声检查的广泛应用，医生常可在上述症状与体征出现前就做出妊娠诊断。

（一）实验室检查

许多激素可用于妊娠的诊断和检测，最常用的是人绒毛膜促性腺激素 β 亚单位（β-hCG）。其他还包括黄体酮和早孕因子（early pregnancy factor）。另外，妊娠期间，滋养细胞还分泌许多激素，包括促皮质激素释放激素、促性腺激素释放激素、促甲状腺激素释放激素、生长激素、促肾上腺皮质激素、人绒毛膜促甲状腺激素、人胎盘泌乳素、抑制素、激活素、转化生长因子-β、胰岛素样生长因子-Ⅰ和Ⅱ、表皮生长因子、妊娠特异性 β-1 糖蛋白、胎盘蛋白-5、妊娠相关血浆蛋白-A 等。但是至今仍无临床上检测上述因子的商业性试剂盒。

1. β-hCG

由于 hCG 分子的 α 链与 LH 的 α 链结构相同，为避免与 LH 发生交叉反应，通常测定特异性的 hCG-β 链（β-hCG）。hCG 由卵裂球合体层分泌。受精第 2 天细胞的卵裂球中即可检测到 hCG mRNA，但直到受精后第 8～10 天胚胎种植、与子宫建立血管交通后才能在孕妇血清和尿中检测到 hCG。此后每 1.7～2.0 天上升 1 倍，至妊娠 8～10 周达到峰值，以后迅速下降，在妊娠中晚期降至峰值的 10%。目前最为常用的检测方法是放射免疫法，敏感度为 5 mIU/mL，受孕后 10～18 天即可检测阳性。

2. 黄体酮

血清黄体酮水平测定对判断异常早期妊娠有一定帮助。黄体酮由卵巢黄体产生分泌，正常妊娠刺激黄体黄体酮的分泌。故检查血清黄体酮水平可用于判断妊娠的结局。当血清黄体酮含量超过 15 ng/mL 时，异位妊娠可能性较小。当血清黄体酮水平高于 25 ng/mL（大于 79.5 nmol/L）时，宫内妊娠活胎可能性极大（敏感度 97.5%）。相反，如果血清黄体酮水平低于 5 ng/mL（小于 15.9 nmol/L）可诊断胚胎无存活可能（敏感度 100%）。此时应对患者进行进一步检查，明确是宫内妊娠难免流产或异位妊娠。如果血清黄体酮在 5～25 ng/mL 之间，应采用其他辅助检查方法，包括超声、其他妊娠相关激素、连续激素测定等，判断妊娠情况。

3. 早孕因子（early pregnancy factor, EPF）

EPF 是自受孕后早期即可从母体血清分离出来的免疫抑制蛋白，是受精后最早能够检测到的标志物。受精后 36～48 h 即可从母体血清中检测出，在早孕早期达到峰值，足月时几乎检测不出。成功的体外受精胚胎移植后 48 h 也可检测出 EPF。分娩、终止宫内妊娠或异位妊娠 24 h 后 EPF 检测阴性。由于 EPF 分子分离尚较困难，检测方法还不成熟，目前临床使用还存在限制，但其能够在胚胎受精后、种植之前即可检测出，因此可能是将来精确早期妊娠诊断的有效方法。

（二）超声检查

超声是诊断早孕和判断孕龄最快速准确的方法。经腹壁超声最早能在末次月经后 6 周观察到妊娠囊。阴道超声可较腹壁超声提早 10 天左右，末次月经后 4 周 2 天即能观察到 1～2 mm 妊娠囊。正常早期妊娠超声表现包括。

（1）正常早期妊娠的超声检查：首先能观察到的是妊娠囊，为宫内圆形或椭圆形回声减低结构，双环征为早期妊娠囊的重要特征。双环征的成因有作者认为是迅速增长的内层细胞滋养层细胞和外层合体滋养层，也有作者认为为环绝大多数由强回声的球形绒毛组成，包绕妊娠囊外层的低回声环则可能为周围的蜕膜组织。随着妊娠的进展，妊娠囊逐渐增大，内层强回声环逐渐厚薄不均，底蜕膜处逐渐增厚，形成胎盘。强回声环其余部分逐渐变薄，形成胎膜的一部分。

（2）末次月经后 5～6 周：阴道超声可见卵黄囊，为亮回声环状结构，中间为无回声区，位于妊娠囊内。卵黄囊是宫内妊娠的标志，它的出现可排除宫外妊娠时的宫内的假妊娠囊。卵黄囊大小3～8mm，停经10周时开始消失，12周后完全消失。妊娠囊大于20mm却未见卵黄囊或胎儿时，可能为孕卵枯萎。

（3）停经5周时：阴道超声可观察到胚芽，胚芽径线超过2mm时常能见到原始心血管搏动。6.5周时胚芽头臀长（crown-rump length，CRL）约与卵黄囊径线相等。7周多能分出头尾，8周时肢芽冒出。孕5～8周期间，可根据妊娠囊径线推断孕龄（表4-1）。孕6～18周期间根据头臀长推断孕龄。妊娠11～14周时可准确测量颈部透明带。颈部透明带的厚度联合血清标志物检查是筛查胎儿染色体非整倍体的重要方法。

表4-1 平均妊娠囊径线与妊娠龄的关系

平均妊娠囊经线	预测妊娠周数（95%CI）	平均妊娠囊经线	预测妊娠周数（95%CI）
2	5.0（4.5～5.5）	14	6.5（6.0～7.0）
3	5.1（4.6～5.6）	15	6.6（6.2～7.1）
4	5.2（4.8～5.7）	16	6.7（6.3～7.2）
5	5.4（4.9～5.8）	17	6.9（6.4～7.3）
6	5.5（5.0～6.0）	18	7.0（6.5～7.5）
7	5.6（5.1～6.1）	19	7.1（6.6～7.6）
8	5.7（5.3～6.2）	20	7.3（6.8～7.7）
9	5.9（5.4～6.3）	21	7.4（6.9～7.8）
10	6.0（5.5～6.5）	22	7.5（7.0～8.0）
11	6.1（5.6～6.6）	23	7.6（7.2～8.1）
12	6.2（5.8～6.7）	24	7.8（7.3～8.2）
13	6.4（5.9～6.8）		

（4）在多胎妊娠中，早孕期超声检查对发现双胎或多胎妊娠，超声观察多胎妊娠绒毛膜囊、羊膜囊的个数对判断单卵双胎或双卵双胎有重要作用。

（三）其他检查方法

1. 基础体温（BBT）

为双相型，体温升高后持续18天不下降，早孕可能性大；持续3周不降者，应考虑早孕。

2. 宫颈黏液检查

由于孕激素影响，伴随基础体温上升不降，宫颈黏液水、盐成分减少，蛋白含量增加，使宫颈黏液减少黏稠，形成宫颈黏液栓。涂片镜检可见排列成行的椭圆体，无羊齿状结晶。

3. 超声多普勒检查

最早在孕7周时可通过超声多普勒检查听到脐带杂音，随着妊娠进展，在增大的子宫区域可听到有节律的单一高调胎心音，胎心率150～160bpm。

4. 黄体酮试验

对可疑早孕妇女给予每日黄体酮20mg肌内注射或地屈黄体酮片10mg口服，每日2次，连续3～5天。停药后2～7天内阴道出血者提示体内有一定雌激素作用，可排除妊娠。停药后无月经来潮者，妊娠可能性较大。

（四）居家妊娠检测

目前有多种市售居家妊娠检测试制。其原理多为免疫检测，对尿hCG检测敏感度从25～100mIU/mL不等。通常妇女会在月经过期后的头一个礼拜内进行居家妊娠检测。需注意的是在此期间尿hCG水平在不同个体差异极大，变化幅度从12mIU/mL到大于2 500mIU/mL。在月经过期后的第2周尿hCG水平也同样有极大个体差异，从13mIU/mL到大于6 000mIU/mL。因此，在月经过期的头两周内，限于居家妊娠检测敏感性的限制，可能有一部分妇女因检测假阴性而被漏诊。

第二节　中、晚期妊娠诊断

随着妊娠进展，子宫逐渐增大，可感知胎动，腹部检查可及胎体，听到胎心音。此时，除通过宫底高度、超声检查等方式推断胎龄、胎儿大小和预产期外，重要的是通过各项筛查排除胎儿畸形、妊娠并发症等异常，早期诊断、早期治疗，确保母儿安全。

一、症状与体征

（一）症状

孕妇经历早孕期各种症状，自觉腹部逐渐增大，孕16周后开始感知胎动。

（二）子宫增大

随妊娠进展，子宫逐渐增大，可根据宫底高度初步推断妊娠周数（表4-2）。晚期妊娠期间可根据宫底高度和腹围推算胎儿体重，目前各种算法不下10种，准确率也相差甚远。在此仅列举较简便的一种算法，准确率约88%。①胎头已衔接：宫高 × 腹围 + 200（g）。②胎头浮动或臀位：宫高 × 腹围（g）。③胎膜已破，胎头衔接：宫高 × 腹围 + 300（g）。

表4-2　不同妊娠周数的宫底高度及子宫长度

妊娠周数	手测宫底高度	尺测耻上子宫长度（cm）
12周末	耻骨联合上2~3横指	
16周末	脐耻之间	
20周末	脐下一横指	18（15.3~21.4）
24周末	脐上一横指	24（22.0~25.1）
28周末	脐上三横指	26（22.4~29.0）
32周末	脐与剑突之间	29（25.3~32.0）
36周末	剑突下两横指	32（29.8~34.5）
40周末	脐与剑突之间或略高	33（30.0~35.3）

（三）胎动

胎儿在子宫内的活动即为胎动（fetal movement，FM），是活胎诊断依据之一，也是评估胎儿宫内安危的重要指标之一。一般孕16周起部分孕妇即可感知胎动。随着孕周增加，胎动逐渐增多，孕32~34周达峰值，孕38周后逐渐减少。母体感知的胎动与通过仪器记录下来的胎动有很好的相关性。Rayburn等报道母体能够感知到80%超声发现的胎动。相反，Johnson等发现孕36周以后母体仅能感知16%超声记录的胎动。通常母体对持续超过20秒以上的胎动感知能力更强。有许多计数胎动的方法，但至今仍没有一个最佳的胎动指标或理想的数胎动持续时间。例如，有学者建议2h内感知到10次胎动为正常。也有学者提出每天数1h胎动，如果胎动数大于或等于此前的基础水平则为正常。临床上通常碰到的问题有两种：①许多足月孕妇抱怨胎动减少。Harrington等研究显示，自述胎动减少孕妇胎儿的预后与无此主诉的孕妇没有明显差距。尽管如此，对主诉胎动减少的孕妇仍应进行胎儿宫内状况评估。②许多孕妇不会数胎动或没有足够的依从性坚持数胎动。Grant等研究提出母体每天对胎动频率的大概感觉和规则计数胎动对评估胎儿宫内状况一样有效。

（四）胎心音

孕10周起即可用多普勒听到胎心音，18~20周能通过听诊器经腹壁听到胎心音。胎心音呈双音，正常胎心频率120~160 bpm。胎心率低于或超过此范围均提示胎儿宫内异常可能。临床上胎心率检测是判断胎儿宫内安危的重要方法之一。胎心音应与子宫血管杂音、母体心率、脐血管杂音等相鉴别。

（五）胎体

孕20周后可于腹壁触及胎体，甚至可看到胎儿肢体顶在子宫前壁上造成的小隆起。胎头通常呈球状，质硬而圆，有浮球感；胎背宽而平坦；胎臀宽、软，形状略不规则；胎儿肢体小而有不规则活动，可通过腹部触诊判断胎产式和胎方位。

二、辅助检查

（一）超声检查

在中晚期妊娠中，超声检查能随访胎儿生长发育情况，估算胎儿体重，筛查胎儿畸形，评估胎儿宫内安危，及时发现和诊断产科异常，包括胎盘、羊水、脐带、宫颈等的异常，以便及时采取相应治疗措施。另外对于致死性或存活率低的胎儿畸形，如严重神经管缺陷、α-地中海贫血纯合子、致死性骨骼畸形、18-三体综合征、13-三体综合征等，以及严重影响出生后生活质量的畸形如严重解剖结构异常、21-三体综合征、珠蛋白生成障碍性贫血（β-地中海贫血）纯合子等可在孕28周前进行诊断，及时终止妊娠，降低围生儿死亡率和先天缺陷儿的出生，有效提高人口质量。另外，对于合并各种并发症的异常妊娠，超声检查可通过生物物理评分等方式密切监测胎儿宫内健康状况，以助选择最佳治疗方案和最佳分娩时机，降低围生儿死亡率和病率，提高产科质量。

（二）胎儿心电图（fetal electrocardiography，FECG）

FECG是通过将电极分别接在孕妇宫底、耻骨联合上方等体表部位，通过间接检测的方式描记出胎儿心电活动的非侵袭性检测方法。一般于妊娠12周以后即可检测出。根据第三届全国胎儿心电图学术会议制定的标准，正常FECG诊断标准：胎心率120~160次/min，FQRS时限0.02~0.05 s，FQRS综合波振幅10~30 μV，FST段上下移位不超5 μV。异常胎儿心电图诊断标准：

1. 期前收缩

提早出现的FQRS波群，分为频发性期前收缩和偶发性期前收缩。

2. ST段改变

上下移位大于5 μV。

3. 心动过速、过缓

胎心率大于160次/min或小于120次/min。

4. 心律不齐

胎心率在正常范围内（120~160次/min）时胎心率变化大于30次/min或心率超出正常范围时，胎心率变化大于25次/min。

5. FQRS时限增宽

FQRS时限大于0.05 s。

6. FQRS综合波振幅增高

FQRS综合波振幅大于30 μV。FECG显示严重的节律或速度异常、QRS波群增宽、传导阻滞，应考虑先天性心脏病的可能。FECG显示ST段偏高提示胎儿宫内急慢性缺氧可能。

第三节 胎儿姿势、胎产式、胎先露及胎方位

一、胎儿姿势

在妊娠晚期，胎儿身体在宫内形成特定的姿势，称为胎儿姿势（fetal attitude）。通常为适应胎儿生长和宫腔形态，胎儿身体弯曲成与宫腔形态大致相似的椭圆形。胎儿整个身体弯曲，胎背向外突出，头部深度屈曲，下巴贴近前胸，大腿屈曲至腹部，膝部屈曲使足弓位于大腿前方。所有头位胎儿的上肢交叉或平行置于胸前。脐带位于上下肢之间的空隙内。

某些情况下，胎儿头部仰伸导致胎儿姿势由屈曲形态改变为仰伸形态，导致异常胎儿姿势的出现。胎儿姿势与是否能够正常分娩以及一些产科并发症，如脐带脱垂等密切相关。

二、胎产式

胎体纵轴与母体纵轴的关系成为胎产式（fetal lie）。两纵轴平行者为纵产式（longitudinal lie），占妊娠足月分娩总数的99.75%；两纵轴垂直者称为横产式（transverse lie），占妊娠足月分娩总数的0.25%。横产式无法自然分娩，临产后如不能及时转为纵产式或剖宫产终止妊娠，会导致子宫破裂、胎死宫内等严重后果。两纵轴交叉成角度者称为斜产式，为暂时性，在分娩过程中多转为纵产式，偶转为横产式（图4-1）。

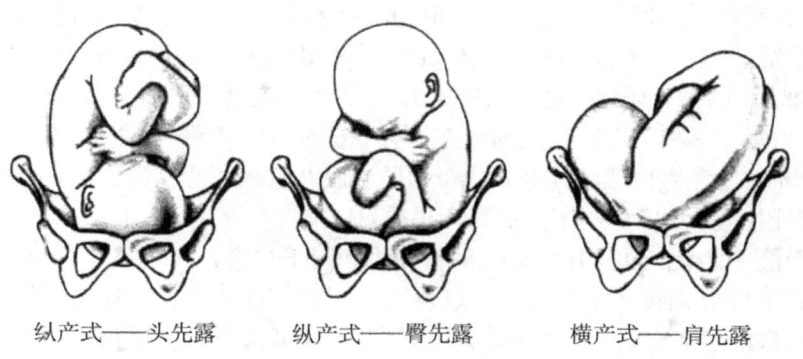

纵产式——头先露　　纵产式——臀先露　　横产式——肩先露

图4-1 胎产式及胎先露

三、胎先露

最先进入骨盆入口的胎儿部分称为胎先露（fetal presentation）。纵产式有头先露（cephalic presentation）和臀先露（breech presentation）。横产式有肩先露（shoulder presentation）。头先露时因胎头屈伸程度不同又分为枕先露（occiput presentation 或 vertex presentation）、前囟先露（sinciput presentation），额先露（brow presentation）及面先露（face presentation）（图4-2）。前囟先露和额先露多为暂时性的，在分娩过程中通过胎儿颈部屈曲或仰伸转变为枕先露或面先露分娩。如始终保持前囟先露和额先露可导致难产发生。臀先露因下肢屈伸程度不同分为混合臀先露（complete breech presentation）、单臀先露（frank breech presentation）、足先露（footling presentation）（包括单足先露和双足先露）（图4-3）。偶尔头先露或臀先露与胎手或胎足同时入盆，称复合先露（compound presentation）。正常阴道分娩胎儿多为枕先露。其他胎先露方式如不能及时纠正可能造成难产或意外。

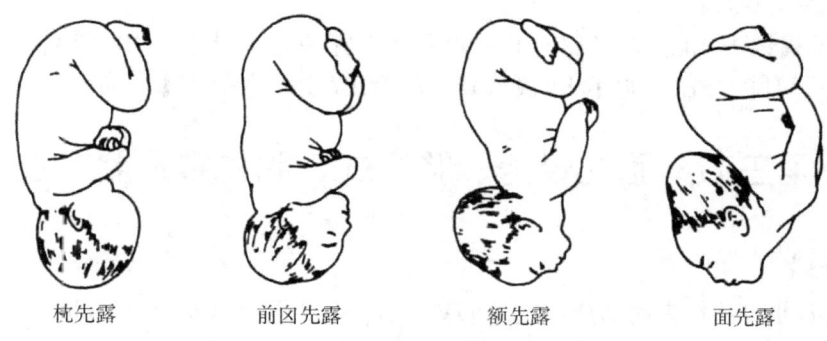

枕先露　　前囟先露　　额先露　　面先露

图4-2 头先露的种类

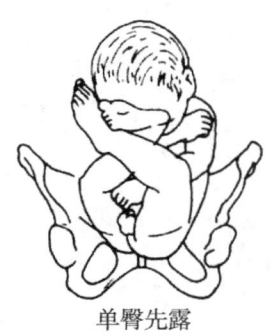 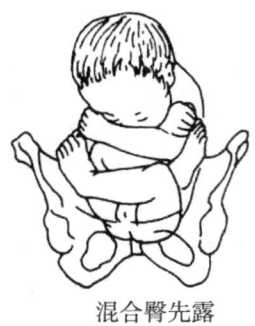 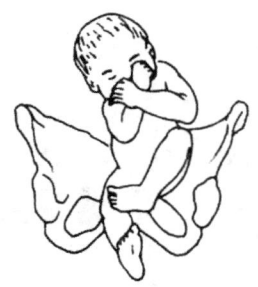

单臀先露　　　　　　混合臀先露　　　　　　单足先露

图 4-3　臀先露的种类

四、胎方位

胎儿先露部的指示点与母体骨盆的关系称为胎方位（fetal position），简称胎位。枕先露以枕骨、面先露以颏骨、臀先露以骶骨、肩先露以肩胛骨为指示点，根据指示点与母体骨盆前后左右的关系描述胎方位（表 4-3）。

表 4-3　胎产式、胎先露和胎方位的关系及种类

纵产式 （99.75%）	头先露 （95.75%~97.75%）	枕先露 （95.55%~97.55%）	枕左前（LOA）	枕左横（LOT）	枕左后（LOP）
			枕右前（ROA）	枕右横（ROT）	枕右后（ROP）
		面先露 （0.2%）	颏左前（LMA）	颏左横（LMT）	颏左后（LMP）
			颏右前（RMA）	颏右横（RMT）	颏右后（RMP）
	臀先露 （2%~4%）		骶左前（LSA）	骶左横（LST）	骶左后（LEP）
			骶右前（RSA）	骶右横（RST）	骶右后（RSP）
横产式 （0.25%）	肩先露		肩左前（LSc-A）	肩左后（LSc-P）	
			肩右前（RSc-A）	肩右后（RSc-P）	

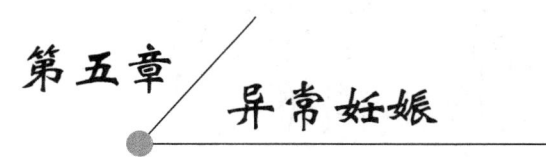
第五章 异常妊娠

正常妊娠时，胚胎必须着床在子宫腔的适当部位，并在宫腔内继续生长发育，至足月时临产并分娩。着床部位不在宫腔内或在宫内生长发育的时间过短或过长，即为异常妊娠，对母胎可造成一定的影响。如果胚胎或胎儿在宫内生长发育的时间过短，即为自然流产或早产；如果胎儿在宫内生长的时间过长，即为过期妊娠；如果胚胎种植于宫腔以外部位即为异位妊娠。

第一节 自然流产

妊娠不足 28 周、胎儿体重不足 1 000 g 而终止者，称为流产（abortion）。发生在妊娠 12 周前者，称为早期流产，而发生在妊娠 12 周或之后者，称为晚期流产。流产分为自然流产（spontaneous abortion）和人工流产（artificial abortion）。胚胎着床后 31% 发生自然流产，其中 80% 为早期流产。在早期流产中，约 2/3 为隐性流产（clinically silent miscarriages），即发生在月经期前的流产，也称生化妊娠（chemical pregnancy）。

一、病因

病因包括胚胎因素、母体因素、父亲因素和环境因素。

1. 胚胎因素

胚胎或胎儿染色体异常是早期流产最常见的原因，占 50%～60%，而中期妊娠流产中约占 1/3，晚期妊娠胎儿丢失中仅占 5%。染色体异常包括数目异常和结构异常。其中数目异常以三体居首，常见的有 13、16、18、21 和 22-三体，其次为 X 单体。三倍体及四倍体少见。结构异常引起流产并不常见，主要有平衡易位、倒置、缺失和重叠及嵌合体等。除遗传因素外，感染、药物等因素也可引起胚胎染色体异常。若发生流产，多为空孕囊或已退化的胚胎。少数至妊娠足月可能娩出畸形儿，或有代谢及功能缺陷。

2. 母体因素

（1）全身性疾病：孕妇患全身性疾病，如严重感染、高热疾病、严重贫血或心力衰竭、血栓性疾病、慢性消耗性疾病、慢性肝肾疾病或高血压等，有可能导致流产。TORCH 感染虽对孕妇影响不大，但可感染胎儿导致流产。

（2）生殖器官异常：子宫畸形（如子宫发育不良、双子宫、双角子宫、单角子宫、子宫中隔等）、子宫肌瘤（如黏膜下肌瘤及某些壁间肌瘤）、子宫腺肌瘤、宫腔粘连等，均可影响胚胎着床发育而导致流产。宫颈重度裂伤、宫颈部分或全部切除术后、宫颈内口松弛等所致的宫颈功能不全，可引发胎膜早破而发生晚期自然流产。

（3）内分泌异常：女性内分泌功能异常（如黄体功能不全、高催乳素血症、多囊卵巢综合征等）、甲状腺功能减退、糖尿病血糖控制不良等，均可导致流产。

（4）强烈应激与不良习惯：妊娠期无论严重的躯体（如手术、直接撞击腹部、性交过频）或心理（过度紧张、焦虑、恐惧、忧伤等精神创伤）的不良刺激均可导致流产。孕妇过量吸烟、酗酒、过量饮咖啡、二醋吗啡（海洛因）等毒品，均有导致流产的报道。

（5）免疫功能异常：包括自身免疫功能异常和同种免疫功能异常。前者主要发生在抗磷脂抗体、抗 β_2 糖蛋白抗体、狼疮抗凝血因子阳性的患者，临床上可仅表现为自然流产，甚至复发性流产，也可同时存在有风湿免疫性疾病（如系统性红斑狼疮等）；少数发生在抗核抗体阳性、抗甲状腺抗体阳性的孕妇。后者是基于妊娠属于同种异体移植的理论，母胎的免疫耐受是胎儿在母体内得以生存的基础。母胎免疫耐受有赖于孕妇在妊娠期间能够产生足够的针对父系人白细胞抗原（human leukocyte antigen，HLA）的封闭性因子（blocking factors）。如夫妇的 HLA 相容性过大，可以造成封闭性因子缺乏，或自然杀伤细胞（NK cell）的数量或活性异常，均有可能是不明原因复发性流产的原因。

3. 父亲因素

有研究证实精子的染色体异常可以导致自然流产。但临床上精子畸形率异常增高者是否与自然流产有关，尚无明确的依据。

4. 环境因素

过多接触放射线和砷、铅、甲醛、苯、氯丁二烯、氧化乙烯等化学物质，均可能引起流产。

二、病理

孕 8 周前的早期流产，胚胎多先死亡，随后发生底蜕膜出血并与胚胎绒毛分离，已分离的胚胎组织如有异物，可引起子宫收缩，妊娠物多能完全排出。因此时胎盘绒毛发育不成熟，与子宫蜕膜联系尚不牢固，胚胎绒毛易与底蜕膜分离，出血不多。早期流产时胚胎发育异常，一类是全胚发育异常，即生长结构障碍，包括无胚胎、结节状胚、圆柱状胚和发育阻滞胚；另一类是特殊发育缺陷，以神经管畸形、肢体发育缺陷等最常见。

妊娠 8～12 周时胎盘绒毛发育茂盛，与底蜕膜联系较牢固，流产的妊娠物往往不易完整排出，部分妊娠物滞留在宫腔内，影响子宫收缩，导致出血量较多。

妊娠 12 周以后的晚期流产，胎盘已完全形成，流产时先出现腹痛，然后排出胎儿、胎盘。胎儿在宫腔内死亡过久，被血块包围，形成血样胎块而引起出血不止。也可因血红蛋白被吸收而形成肉样胎块或胎儿钙化后形成石胎（lithopedion）。其他还可见压缩胎儿、纸样胎儿、浸软胎儿、脐带异常等病理表现。

三、临床表现

主要为停经后阴道流血和腹痛。

（1）早期流产时，妊娠物排出前胚胎多已死亡。开始时绒毛与蜕膜剥离，血窦开放，出现阴道流血，剥离的胚胎和血液刺激子宫收缩，排出胚胎及其他妊娠物，产生阵发性下腹部疼痛。胚胎及其附属物完全排出后，子宫收缩，血窦闭合，出血停止。

（2）晚期流产时，胚胎或胎儿排出前后往往还有生机，其原因多为子宫解剖异常，其临床过程与早产相似，胎儿娩出后胎盘娩出，出血不多；也有少数流产前胚胎或胎儿已死亡，其原因多非解剖因素所致，如严重胎儿发育异常、自身免疫异常、血栓前状态、宫内感染等。

早期流产的临床过程表现为先出现阴道流血，后出现腹痛。晚期流产的临床过程表现为先出现腹痛（阵发性子宫收缩），后出现阴道流血。

四、临床类型

按自然流产发展的不同阶段，分为以下临床类型。

1. 先兆流产（threatened abortion）

先兆流产指妊娠 28 周前先出现少量阴道流血，常为暗红色或血性白带，无妊娠物排出，随后出现阵发性下腹痛或腰背痛。妇科检查宫颈口未开，胎膜未破，子宫大小与停经周数相符。经休息及治疗后症状消失，可继续妊娠；若阴道流血量增多或下腹痛加剧，可发展为难免流产。

2. 难免流产（inevitable abortion）

难免流产指流产不可避免。在先兆流产基础上，阴道流血量增多，阵发性下腹痛加剧，或者出现阴道流液（胎膜破裂）。妇科检查宫颈口已扩张，有时可见胚胎组织或胎囊堵塞于宫颈口内，子宫大小与停经周数基本相符或略小。

3. 不全流产（incomplete abortion）

难免流产继续发展，部分妊娠物排出宫腔，还有部分残留于宫腔内或嵌顿于宫颈口处，或者胎儿排出后胎盘滞留宫腔或嵌顿于宫颈口，影响子宫收缩，导致大量出血，甚至发生休克。妇科检查见宫颈口已扩张，宫颈口有妊娠物堵塞及持续性血液流出，子宫小于停经周数。

4. 完全流产（complete abortion）

完全流产指妊娠物已全部排出，阴道流血逐渐停止，腹痛逐渐消失。妇科检查宫颈口已关闭，子宫接近正常大小。

自然流产的临床过程简示如下：

$$\text{先兆流产} \begin{cases} \text{继续妊娠} \\ \text{难免流产} \begin{cases} \text{不完全流产} \\ \text{完全流产} \end{cases} \end{cases}$$

此外，流产有3种特殊情况。

1. 稽留流产（missed abortion）

稽留流产又称过期流产。指胚胎或胎儿已死亡滞留宫腔内未能及时自然排出者。表现为早孕反应消失，有先兆流产症状或无任何症状，子宫不再增大反而缩小。若已到中期妊娠，孕妇腹部不见增大，胎动消失。妇科检查宫颈口未开，子宫较停经周数小，质地不软，未闻及胎心。

2. 复发性流产（recurrent spontaneous abortion，RSA）

复发性流产指同一性伴侣连续发生3次及3次以上的自然流产。复发性流产大多数为早期流产，少数为晚期流产。虽然复发性流产的定义为连续3次或3次以上，但大多数专家认为连续发生2次流产即应重视并予评估，因为其再次流产的风险与3次者相近。复发性流产的原因与偶发性流产（sporadic abortion）基本一致，但各种原因所占的比例有所不同，如胚胎染色体异常的发生率随着流产次数的增加而下降。早期复发性流产常见原因为胚胎染色体异常、免疫功能异常、黄体功能不全、甲状腺功能低下等；晚期复发性流产常见原因为子宫解剖异常、自身免疫异常、血栓前状态等。

3. 流产合并感染（septic abortion）

流产过程中，若阴道流血时间长，有组织残留于宫腔内或非法堕胎，有可能引起宫腔感染，常为厌氧菌及需氧菌混合感染，严重感染可扩展至盆腔、腹腔甚至全身，并发盆腔炎、腹膜炎、败血症及感染性休克。

五、诊断

诊断自然流产一般并不困难，根据病史及临床表现多能确诊，仅少数需行辅助检查。确诊自然流产后，还需确定其临床类型，决定相应的处理方法。

1. 病史

应询问患者有无停经史和反复流产史，有无早孕反应、阴道流血，应询问阴道流血量及持续时间，有无阴道排液及妊娠物排出。询问有无腹痛，腹痛部位、性质、程度。了解有无发热、阴道分泌物性状及有无臭味可协助诊断流产合并感染。

2. 体格检查

测量体温、脉搏、呼吸、血压。有无贫血及感染征象。消毒外阴后行妇科检查，注意宫颈口是否扩张，羊膜囊是否膨出，有无妊娠物堵塞于宫颈口内；子宫大小与停经周数是否相符，有无压痛；双侧附件有无压痛、增厚或包块。疑为先兆流产者，操作应轻柔。

3. 辅助检查

（1）B型超声检查：对疑为先兆流产者，根据妊娠囊的形态，有无胎心搏动，确定胚胎或胎儿是否存活，以指导正确的治疗方法。若妊娠囊形态异常或位置下移，预后不良。不全流产及稽留流产均可借助B型超声检查协助确诊。

（2）妊娠试验：临床多采用尿早早孕诊断试纸条法，对诊断妊娠有价值。为进一步了解流产的预后，多选用各种敏感方法连续测定血hCG的水平，正常妊娠6～8周时，其值每日应以66%的速度增长，若48 h增长速度小于66%，提示妊娠预后不良。

（3）孕激素测定：测定血黄体酮水平，能协助判断先兆流产的预后。

4. 宫颈功能不全的诊断

（1）有不明原因晚期流产、早产或未足月胎膜早破史，且分娩前或破膜前无明显宫缩，胎儿存活，应怀疑宫颈功能不全。

（2）非孕期，妇科检查发现宫颈外口松弛明显，宫颈扩张器探查宫颈管时，宫颈内口可顺利通过8号扩张器。

（3）妊娠期，无明显腹痛而宫颈内口开大2 cm以上，宫颈管缩短并软化，此外B型超声测量宫颈内口宽度大于15 mm均有助于诊断。

六、鉴别诊断

首先，应鉴别流产的类型，鉴别诊断要点见表5-1。早期自然流产应与异位妊娠、葡萄胎、功能失调性子宫出血及子宫肌瘤等相鉴别。

表5-1　各型流产的鉴别诊断

类型	病史			妇科检查	
	出血量	下腹痛	组织排出	宫颈口	子宫大小
先兆流产	少	无或轻	无	闭	与妊娠周数相符
难免流产	中—多	加剧	无	扩张	相符或略小
不全流产	少—多	减轻	部分排出	扩张或有组织物堵塞	小于妊娠周数
完全流产	少—无	无	全部排出	闭	正常或略大

七、处理

应根据自然流产的不同类型进行相应处理。

1. 先兆流产

卧床休息，禁性生活，必要时给予对胎儿危害小的镇静剂。黄体功能不全者可肌内注射黄体酮注射液10～20 mg，每日或隔日1次，口服维生素E保胎治疗；甲状腺功能减退者可口服小剂量甲状腺片。经治疗2周，若阴道流血停止，B型超声检查提示胚胎存活，可继续妊娠。若临床症状加重，B型超声检查发现胚胎发育不良，hCG持续不升或下降，表明流产不可避免，应终止妊娠。此外，应重视心理治疗，使其情绪安定，增强信心。

2. 难免流产

一旦确诊，应尽早使胚胎及胎盘组织完全排出。早期流产应及时行清宫术，对妊娠物应仔细检查，并送病理检查；如有可能争取做绒毛染色体核型分析，对明确流产原因有帮助。晚期流产时，子宫较大，出血较多，可用缩宫素10～20 U加于5%葡萄糖注射液500 mL中静脉滴注，促进子宫收缩。当胎儿及胎盘排出后检查是否完全，必要时刮宫以清除宫腔内残留的妊娠物。应给予抗生素预防感染。

3. 不全流产

一经确诊，应尽快行刮宫术或钳刮术，清除宫腔内残留组织。阴道大量出血伴休克者，应同时输血输液，并给予抗生素预防感染。

4. 完全流产

流产症状消失，B型超声检查证实宫腔内无残留物，若无感染征象，不需特殊处理。

5. 稽留流产

处理较困难。胎盘组织机化，与子宫壁紧密粘连，致使刮宫困难。晚期流产稽留时间过长可能发生凝血功能障碍，导致弥散性血管内凝血（disseminated intravascular coagulation，DIC），造成严重出血。处理前应查血常规、血小板计数及凝血功能，并做好输血准备。若凝血功能正常，先口服炔雌醇 1 mg，每日 2 次，连用 5 日，或苯甲酸雌二醇 2 mg 肌内注射，每日 2 次，连用 3 日，可提高子宫肌对缩宫素的敏感性。子宫小于 12 孕周者，可行刮宫术，术中肌内注射缩宫素，手术应特别小心，避免子宫穿孔，一次不能刮净，于 5～7 日后再次刮宫。子宫大于 12 孕周者，可使用米非司酮（RU486）加米索前列醇，或静脉滴注缩宫素，促使胎儿、胎盘排出。若出现凝血功能障碍，应尽早使用肝素、纤维蛋白原及输新鲜血、新鲜冰冻血浆等，待凝血功能好转后，再行刮宫。

6. 复发性流产

染色体异常夫妇，应于孕前进行遗传咨询，确定是否可以妊娠。夫妇一方或双方有染色体结构异常，仍有可能分娩健康婴儿，但其胎儿有可能遗传异常的染色体，必须在孕中期行产前诊断。黏膜下肌瘤应在宫腔镜下行摘除术，影响妊娠的肌壁间肌瘤可考虑行剔除术。子宫中隔、宫腔粘连应在宫腔镜下行中隔切除、粘连松解术。宫颈功能不全应在孕 14～18 周行宫颈环扎术，术后定期随诊，提前住院，待分娩发动前拆除缝线。若环扎术后有流产征象，治疗失败，应及时拆除缝线，以免造成宫颈撕裂。抗磷脂抗体阳性患者可在确定妊娠以后使用小剂量阿司匹林 50～75 mg/d 和（或）低分子肝素（5 000 IU，1～2 次/d，皮下注射）。黄体功能不全者，应肌内注射黄体酮 20～40 mg/d，也可考虑口服黄体酮，或使用黄体酮阴道制剂，用药至孕 12 周时即可停药。甲状腺功能低下者应在孕前及整个孕期补充甲状腺素。原因不明的复发性流产妇女，尤其是怀疑同种免疫性流产者，可行淋巴细胞主动免疫或静脉免疫球蛋白治疗，取得一定成效，但仍有争议。

7. 流产合并感染

治疗原则为控制感染的同时尽快清除宫内残留物。若阴道流血不多，先选用广谱抗生素 2～3 日，待感染控制后再行刮宫。若阴道流血量多，静脉滴注抗生素及输血的同时，先用卵圆钳将宫腔内残留大块组织夹出，使出血减少，切不可用刮匙全面搔刮宫腔，以免造成感染扩散。术后应继续用广谱抗生素，待感染控制后再行彻底刮宫。若已合并感染性休克者，应积极进行抗休克治疗，病情稳定后再行彻底刮宫。若感染严重或盆腔脓肿形成，应行手术引流，必要时切除子宫。

第二节　异位妊娠

受精卵在子宫体腔以外着床称为异位妊娠（ectopic pregnancy），习称宫外孕（extrauterine pregnancy）。异位妊娠依受精卵在子宫体腔外种植部位不同而分为：输卵管妊娠、卵巢妊娠、腹腔妊娠、阔韧带妊娠、宫颈妊娠（图 5-1）。此外，剖宫产瘢痕妊娠近年在国内明显增多；子宫残角妊娠因其临床表现与异位妊娠类似，故也附于本章内简述。

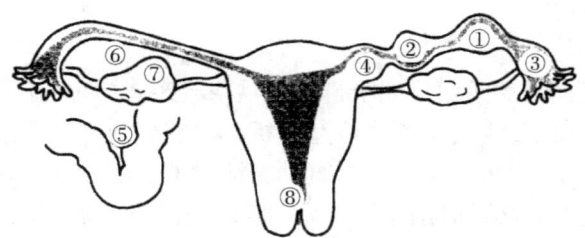

①输卵管壶腹部妊娠；②输卵管峡部妊娠；③输卵管伞部妊娠；④输卵管间质部妊娠；
⑤腹腔妊娠；⑥阔韧带妊娠；⑦卵巢妊娠；⑧宫颈妊娠

图 5-1　异位妊娠的发生部位

异位妊娠是妇产科常见的急腹症，发病率约2%，是孕产妇死亡原因之一。近年来，由于对异位妊娠的更早诊断和处理，使患者的存活率和生育保留能力明显提高。

一、输卵管妊娠

输卵管妊娠（tubal pregnancy）占异位妊娠95%左右，其中壶腹部妊娠最多见，约占78%，其次为峡部、伞部，间质部妊娠较少见。另外，在偶然情况下，可见输卵管同侧或双侧多胎妊娠，或宫内与宫外同时妊娠，尤其多见于辅助生殖技术和促排卵受孕者。

（一）病因

1. 输卵管炎症

输卵管炎症是输卵管妊娠的主要病因。可分为输卵管黏膜炎和输卵管周围炎。输卵管黏膜炎轻者可使黏膜皱褶粘连，管腔变窄，或使纤毛功能受损，从而导致受精卵在输卵管内运行受阻而于该处着床；输卵管周围炎病变主要在输卵管浆膜层或浆肌层，常造成输卵管周围粘连，输卵管扭曲，管腔狭窄，蠕动减弱，影响受精卵运行。淋病奈瑟菌及沙眼衣原体所致的输卵管炎常累及黏膜，而流产和分娩后感染往往引起输卵管周围炎。

结节性输卵管峡部炎是一种特殊类型的输卵管炎，多由结核杆菌感染生殖道引起，该病变的输卵管黏膜上皮呈憩室样向肌壁内伸展，肌壁发生结节性增生，使输卵管近端肌层肥厚，影响其蠕动功能，导致受精卵运行受阻，容易发生输卵管妊娠。

2. 输卵管妊娠史或手术史

曾有输卵管妊娠史，不管是经过保守治疗后自然吸收，还是接受输卵管保守性手术，再次妊娠复发的概率达10%。输卵管绝育史及手术史者，输卵管妊娠的发生率为10%~20%。尤其是腹腔镜下电凝输卵管及硅胶环套术绝育，可因输卵管瘘或再通而导致输卵管妊娠。曾因不孕接受输卵管粘连分离术、输卵管成形术（输卵管吻合术或输卵管造口术）者，再妊娠时输卵管妊娠的可能性亦增加。

3. 输卵管发育不良或功能异常

输卵管过长、肌层发育差、黏膜纤毛缺乏、双输卵管、输卵管憩室或有输卵管副伞等，均可造成输卵管妊娠。输卵管功能（包括蠕动、纤毛活动以及上皮细胞分泌）受雌、孕激素调节。若调节失败，可影响受精卵正常运行。此外，精神因素可引起输卵管痉挛和蠕动异常，干扰受精卵运送。

4. 辅助生殖技术

近年由于辅助生殖技术的应用，使输卵管妊娠发生率增加，既往少见的异位妊娠，如卵巢妊娠、宫颈妊娠、腹腔妊娠的发生率增加。美国因助孕技术应用所致输卵管妊娠的发生率为2.8%。

5. 避孕失败

包括宫内节育器避孕失败、口服紧急避孕药失败，发生异位妊娠的机会较大。

6. 其他

子宫肌瘤或卵巢肿瘤压迫输卵管，影响输卵管管腔通畅，使受精卵运行受阻。输卵管子宫内膜异位可增加受精卵着床于输卵管的可能性。

（二）病理

1. 输卵管的特点

输卵管管腔狭小，管壁薄且缺乏黏膜下组织，其肌层远不如子宫肌壁厚与坚韧，妊娠时不能形成完好的蜕膜，不利于胚胎的生长发育，常发生以下结局：

（1）输卵管妊娠流产（tubal abortion）：多见于妊娠8~12周输卵管壶腹部妊娠。受精卵种植在输卵管黏膜皱襞内，由于蜕膜形成不完整，发育中的胚泡常向管腔突出，最终突破包膜而出血，胚泡与管壁分离，若整个胚泡剥离落入管腔，刺激输卵管逆蠕动经伞端排出到腹腔，形成输卵管妊娠完全流产，出血一般不多（图5-2）。若胚泡剥离不完整，妊娠产物部分排出到腹腔，部分尚附着于输卵管壁，形成输卵管妊娠不全流产，滋养细胞继续侵蚀输卵管壁，导致反复出血。出血的量和持续时间与残存在输卵管壁上的滋养细胞多少有关。如果伞端堵塞血液不能流入盆腔，积聚在输卵管内，形成输卵管血肿或输卵管周围血肿。如果血液不断流出并积聚在直肠子宫陷窝，造成盆腔积血和血肿，量多时甚至流入腹腔。

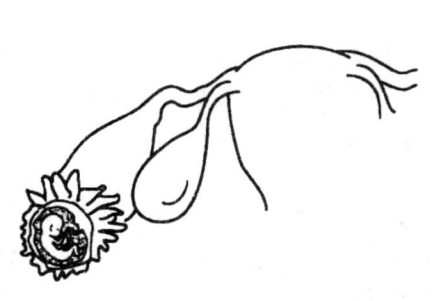

图 5-2 输卵管妊娠流产示意图

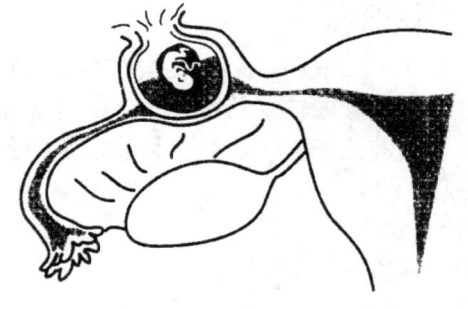

图 5-3 输卵管妊娠破裂示意图

（2）输卵管妊娠破裂（rupture of tubal pregnancy）：多见于妊娠6周左右输卵管峡部妊娠。受精卵着床于输卵管黏膜皱襞间，胚泡生长发育时绒毛向管壁方向侵蚀肌层及浆膜，最终穿破浆膜，形成输卵管妊娠破裂（图 5-3），输卵管肌层血管丰富，短期内可发生大量腹腔内出血，使患者出现休克，出血量远较输卵管妊娠流产多，腹痛剧烈，也可反复出血，在盆腔与腹腔内形成积血和血肿，孕囊可自破裂口排入盆腔。输卵管妊娠破裂绝大多数为自发性，也可发生于性交或盆腔双合诊后。

输卵管间质部妊娠（interstitial pregnancy）常与宫角妊娠（cornual pregnancy）混用，但严格地讲，间质部妊娠更靠近输卵管黏膜，而宫角妊娠则位于宫腔的侧上方。间质部妊娠虽不多见，但由于输卵管间质部管腔周围肌层较厚，血运丰富，因此破裂常发生于孕 12～16 周。一旦破裂，犹如子宫破裂，症状极严重，往往在短时间内出现低血容量休克症状，后果严重。

（3）陈旧性宫外孕：输卵管妊娠流产或破裂，若长期反复内出血形成的盆腔血肿不消散，血肿机化变硬并与周围组织粘连，临床上称为陈旧性宫外孕。机化性包块可存在多年，甚至钙化形成石胎。

（4）继发性腹腔妊娠：无论输卵管妊娠流产或破裂，胚胎从输卵管排入腹腔内或阔韧带内，多数死亡，偶尔也有存活者。若存活胚胎的绒毛组织附着于原位或排至腹腔后重新种植而获得营养，可继续生长发育，形成继发性腹腔妊娠。

2. 子宫的变化

输卵管妊娠和正常妊娠一样，合体滋养细胞产生 hCG 维持黄体生长，使甾体激素分泌增加，致使月经停止来潮，子宫增大变软，子宫内膜出现蜕膜反应。

若胚胎受损或死亡，滋养细胞活力消失，蜕膜自宫壁剥离而发生阴道流血。有时蜕膜可完整剥离，随阴道流血排出三角形蜕膜管型（decidual cast）；有时呈碎片排出。排出的组织见不到绒毛，组织学检查无滋养细胞，此时血 hCG 下降。子宫内膜形态学改变呈多样性，若胚胎死亡已久，内膜可呈增生期改变，有时可见 Arias-Stella（A-S）反应，镜检见内膜腺体上皮细胞增生、增大，细胞边界不清，腺细胞排列成团突入腺腔，细胞极性消失，细胞核肥大、深染，细胞质有空泡。这种子宫内膜过度增生和分泌反应，可能为甾体激素过度刺激所引起；若胚胎死亡后部分深入肌层的绒毛仍存活，黄体退化迟缓，内膜仍可呈分泌反应。

（三）临床表现

输卵管妊娠的临床表现与受精卵着床部位、有无流产或破裂以及出血量多少和时间长短等有关。在输卵管妊娠早期，若尚未发生流产或破裂，常无特殊的临床表现，其过程与早孕或先兆流产相似。

1. 症状

典型症状为停经后腹痛与阴道流血。

（1）停经：多有 6～8 周停经史，但输卵管间质部妊娠停经时间较长。还有 20%～30% 患者无停经史，把异位妊娠的不规则阴道流血误认为月经，或由于月经过期仅数日而不认为是停经。

（2）腹痛：是输卵管妊娠患者的主要症状，占 95%。输卵管妊娠发生流产或破裂之前，由于胚胎在输卵管内逐渐增大，常表现为一侧下腹部隐痛或酸胀感。当发生输卵管妊娠流产或破裂时，突感一侧下腹部撕裂样疼痛，常伴有恶心、呕吐。若血液局限于病变区，主要表现为下腹部疼痛，当血液积聚于直肠子宫陷凹时，可出现肛门坠胀感。随着血液由下腹部流向全腹，疼痛可由下腹部向全腹扩散，血液刺激膈肌，可引起肩胛部放射性疼痛及胸部疼痛。

（3）阴道流血：占 60% ~ 80%。胚胎死亡后，常有不规则阴道流血，色暗红或深褐，量少呈点滴状，一般不超过月经量，少数患者阴道流血量较多，类似月经。阴道流血可伴有蜕膜管型或蜕膜碎片排出，是子宫蜕膜剥离所致。阴道流血常常在病灶去除后方能停止。

（4）晕厥与休克：由于腹腔内出血及剧烈腹痛，轻者出现晕厥，严重者出现失血性休克。出血量越多越快，症状出现越迅速越严重，但与阴道流血量不成正比。

（5）腹部包块：输卵管妊娠流产或破裂时所形成的血肿时间较久者，由于血液凝固并与周围组织或器官（如子宫、输卵管、卵巢、肠管或大网膜等）发生粘连形成包块，包块较大或位置较高者，腹部可扪及。

2. 体征

（1）一般情况：当腹腔出血不多时，血压可代偿性轻度升高；当腹腔出血较多时，可出现面色苍白、脉搏快而细弱、心率增快和血压下降等休克表现。通常体温正常，休克时体温略低，腹腔内血液吸收时体温略升高，但不超过 38℃。

（2）腹部检查：下腹有明显压痛及反跳痛，尤以患侧为著，但腹肌紧张轻微。出血较多时，叩诊有移动性浊音。有些患者下腹可触及包块，若反复出血并积聚，包块可不断增大变硬。

（3）盆腔检查：阴道内常有来自宫腔的少许血液。输卵管妊娠未发生流产或破裂者，除子宫略大较软外，仔细检查可触及胀大的输卵管及轻度压痛。输卵管妊娠流产或破裂者，阴道后穹隆饱满，有触痛。将宫颈轻轻上抬或向左右摆动时引起剧烈疼痛，称为宫颈举痛或摇摆痛，此为输卵管妊娠的主要体征之一，是因加重对腹膜的刺激所致。内出血多时，检查子宫有漂浮感。

子宫一侧或其后方可触及肿块，其大小、形状、质地常有变化，边界多不清楚，触痛明显。病变持续较久时，肿块机化变硬，边界亦渐清楚。输卵管间质部妊娠时，子宫大小与停经月份基本符合，但子宫不对称，一侧角部突出，破裂所致的征象与子宫破裂极相似。

（四）诊断

输卵管妊娠未发生流产或破裂时，临床表现不明显，诊断较困难，需采用辅助检查方能确诊。

输卵管妊娠流产或破裂后，诊断多无困难。如有困难应严密观察病情变化，若阴道流血淋漓不断，腹痛加剧，盆腔包块增大以及血红蛋白呈下降趋势等，有助于确诊。必要时可采用下列检查方法协助诊断。

1. hCG 测定

尿或血 hCG 测定对早期诊断异位妊娠至关重要。异位妊娠时，患者体内 hCG 水平较宫内妊娠低。连续测定血 hCG，若倍增时间大于 7 日，异位妊娠可能性极大；倍增时间小于 1.4 日，异位妊娠可能性极小。

2. 黄体酮测定

血清黄体酮的测定对判断正常妊娠胚胎的发育情况有帮助。输卵管妊娠时，血清黄体酮水平偏低，多数在 10 ~ 25 ng/mL 之间。如果血清黄体酮值大于 25 ng/mL，异位妊娠概率小于 1.5%；如果其值小于 5 ng/mL，应考虑宫内妊娠流产或异位妊娠。

3. B 型超声诊断

B 型超声检查对异位妊娠诊断必不可少，还有助于明确异位妊娠部位和大小。阴道超声检查较腹部超声检查准确性高。异位妊娠的声像特点：宫腔内未探及妊娠囊，若宫旁探及异常低回声区，且见胚芽及原始心管搏动，可确诊异位妊娠；若宫旁探及混合回声区，子宫直肠窝有游离暗区，虽未见胚芽及胎心搏动，也应高度怀疑异位妊娠。由于子宫内有时可见到假妊娠囊（蜕膜管型与血液形成），应注意鉴别,以免误诊为宫内妊娠。

将血 hCG 测定与超声检查相配合,对异位妊娠的诊断帮助很大。当血 hCG 大于 2 000 IU/L、阴道超声未见宫内妊娠囊时,异位妊娠诊断基本成立。

4. 腹腔镜检查

腹腔镜检查是异位妊娠诊断的金标准,而且可以在确诊的同时行镜下手术治疗。但有 3%~4% 的患者因妊娠囊过小而被漏诊,也可能因输卵管扩张和颜色改变而误诊为异位妊娠,应予注意。

5. 阴道后穹隆穿刺

阴道后穹隆穿刺是一种简单可靠的诊断方法,适用于疑有腹腔内出血的患者。腹腔内出血,最易积聚于直肠子宫陷凹,即使血量不多,也能经阴道后穹隆穿刺抽出血液。抽出暗红色不凝血液,说明有血腹症存在。陈旧性宫外孕时,可抽出小块或不凝固的陈旧血液。若穿刺针头误入静脉,则血液较红,将标本放置 10 min 左右即可凝结。当无内出血、内出血量很少、血肿位置较高或直肠子宫陷凹有粘连时,可能抽不出血液,因此阴道后穹隆穿刺阴性不能排除输卵管妊娠。

6. 诊断性刮宫

很少应用,适用于不能存活宫内妊娠的鉴别诊断和超声检查不能确定妊娠部位者。将宫腔排出物或刮出物做病理检查,切片中见到绒毛,可诊断为宫内妊娠;仅见蜕膜未见绒毛,有助于诊断异位妊娠。

(五)鉴别诊断

输卵管妊娠应与流产、急性输卵管炎、急性阑尾炎、黄体破裂及卵巢囊肿蒂扭转鉴别,见表 5-2。

表 5-2 异位妊娠的鉴别诊断

	输卵管妊娠	流产	急性输卵管炎	急性阑尾炎	黄体破裂	卵巢囊肿蒂扭转
停经	多有	有	无	无	多无	无
腹痛	突然撕裂样剧痛,自下腹一侧开始向全腹扩散	下腹中央阵发性坠痛	两下腹持续性疼痛	持续性疼痛,从上腹开始经脐周转至右下腹	下腹一侧突发性疼痛	下腹一侧突发性疼痛
阴道流血	量少,暗红色,可有蜕膜管型排出	开始量少,后增多,鲜红色,有小血块或绒毛排出	无	无	无或有如月经量	无
休克	程度与外出血不成正比	程度与外出血成正比	无	无	无或有轻度休克	无
体温	正常,有时低热	正常	升高	升高	正常	稍高
盆腔检查	宫颈举痛,直肠子宫陷凹有肿块	无宫颈举痛,宫口稍开,子宫增大变软	举宫颈时两侧下腹疼痛	无肿块触及,直肠指检右侧高位压痛	无肿块触及,一侧附件压痛	宫颈举痛,卵巢肿块边缘清晰,蒂部触痛明显
白细胞计数	正常或稍高	正常	升高	升高	正常或稍高	稍高
血红蛋白	下降	正常或稍低	正常	正常	下降	正常
阴道后穹隆穿刺	可抽出不凝血液	阴性	可抽出渗出液或脓液	阴性	可抽出血液	阴性
hCG 检测	多为阳性	多为阳性	阴性	阴性	阴性	阴性
B 型超声	一侧附件低回声区,其内有妊娠囊	宫内可见妊娠囊	两侧附件低回声区	子宫附件区无异常回声	一侧附件低回声区	一侧附件低回声区,边缘清晰,有条索状蒂

（六）治疗

异位妊娠的治疗包括药物治疗和手术治疗。

1. 药物治疗

采用化学药物治疗，主要适用于早期输卵管妊娠、要求保存生育能力的年轻患者。符合下列条件可采用此法：①无药物治疗的禁忌证；②输卵管妊娠未发生破裂；③妊娠囊直径小于或等于 4 cm；④血 hCG 小于 2 000 IU/L；⑤无明显内出血。主要的禁忌证为：①生命体征不稳定；②异位妊娠破裂；③妊娠囊直径大于或等于 4 cm 或大于或等于 3.5 cm 伴胎心搏动。化疗一般采用全身用药，亦可采用局部用药。全身用药常用甲氨蝶呤（MTX），治疗机制是抑制滋养细胞增生，破坏绒毛，使胚胎组织坏死、脱落、吸收。治疗方案很多，常用剂量为 0.4 mg/（kg·d），肌内注射，5 日为一疗程；若单次剂量肌内注射常用 50 mg/m^2 体表面积计算，在治疗第 4 日和第 7 日测血清 hCG，若治疗后 4～7 日血 hCG 下降小于 15%，应重复剂量治疗，然后每周重复测血清 hCG，直至 hCG 降至 5 IU/L，一般需 3～4 周。应用化学药物治疗，未必每例均获成功，故应在 MTX 治疗期间，应用 B 型超声和血 hCG 进行严密监护，并注意患者的病情变化及药物毒副反应。若用药后 14 日血 hCG 下降并连续 3 次阴性，腹痛缓解或消失，阴道流血减少或停止者为显效。若病情无改善，甚至发生急性腹痛或输卵管破裂症状，则应立即进行手术治疗。局部用药可采用在超声引导下穿刺或在腹腔镜下将甲氨蝶呤直接注入输卵管的妊娠囊内。

2. 手术治疗

手术治疗分为保守手术和根治手术。保守手术为保留患侧输卵管，根治手术为切除患侧输卵管。手术治疗适用于：①生命体征不稳定或有腹腔内出血征象者；②诊断不明确者；③异位妊娠有进展者（如血 hCG 大于 3 000 IU/L 或持续升高、有胎心搏动、附件区大包块等）；④随诊不可靠者；⑤药物治疗禁忌证或无效者。

（1）保守手术：适用于有生育要求的年轻妇女，特别是对侧输卵管已切除或有明显病变者。近年异位妊娠早期诊断率明显提高，输卵管妊娠在流产或破裂前确诊者增多，采用保守手术明显增多。根据受精卵着床部位及输卵管病变情况选择术式，若为伞部妊娠可行挤压将妊娠产物挤出；壶腹部妊娠行输卵管切开术，取出胚胎再缝合；峡部妊娠行病变节段切除及断端吻合。手术若采用显微外科技术可提高以后的妊娠率。输卵管妊娠行保守手术后，残余滋养细胞有可能继续生长，再次发生出血，引起腹痛等，称为持续性异位妊娠（persistent ectopic pregnancy）。术后应密切监测血 hCG 水平，若术后血 hCG 升高、术后 1 日血 hCG 下降小于 50% 或术后 12 日血 hCG 未下降至术前值的 10% 以下，均可诊断为持续性异位妊娠，及时给予甲氨蝶呤治疗，必要时需再手术。

（2）根治手术：适用于无生育要求的输卵管妊娠、内出血并发休克的急症患者。应在积极纠正休克同时，迅速打开腹腔，提出病变输卵管，用卵圆钳钳夹出血部位，暂时控制出血，并加快输血、输液，待血压上升后继续手术切除输卵管，并酌情处理对侧输卵管。

输卵管间质部妊娠，应争取在破裂前手术，避免可能威胁生命的大量出血。手术应作子宫角部楔形切除及患侧输卵管切除，必要时切除子宫。

输卵管妊娠手术可经腹或经腹腔镜完成，其中腹腔镜手术是治疗异位妊娠的主要方法。除非生命体征不稳定，需要快速进腹止血并完成手术，其余情况均可经腹腔镜手术。与经腹手术相比，腹腔镜手术的手术时间、住院日更短，术后康复更快，术后输卵管通畅性、宫内妊娠率及再次异位妊娠率也均无明显的差异。

二、其他部位妊娠

（一）卵巢妊娠

卵巢妊娠（ovarian pregnancy）指受精卵在卵巢着床和发育，发病率为 1/50 000～1/7 000。卵巢妊娠的诊断标准为：①双侧输卵管正常；②胚泡位于卵巢组织内；③卵巢及胚泡以卵巢固有韧带与子宫相连；④胚泡壁上有卵巢组织。

卵巢妊娠的临床表现与输卵管妊娠极相似，主要症状为停经、腹痛及阴道流血。卵巢妊娠绝大多数在早期破裂，有报道极少数可妊娠至足月，甚至胎儿存活。破裂后可引起腹腔内大量出血，甚至休克。因此，术前往往诊断为输卵管妊娠或误诊为卵巢黄体破裂。术中经仔细探查方能明确诊断，因此切除组织必须常规进行病理检查。

治疗方法为手术治疗，手术应根据病灶范围作卵巢部分切除、卵巢楔形切除、卵巢切除术或患侧附件切除术，手术亦可在腹腔镜下进行。

（二）腹腔妊娠

腹腔妊娠（abdominal pregnancy）指胚胎或胎儿位于输卵管、卵巢及阔韧带以外的腹腔内，发病率约为1/15 000，母体死亡率约为5%，胎儿存活率仅为1‰。

腹腔妊娠分为原发性和继发性两类。原发性腹腔妊娠指受精卵直接种植于腹膜、肠系膜、大网膜等处，极少见。原发性腹腔妊娠的诊断标准为：①两侧输卵管和卵巢正常，无近期妊娠的证据；②无子宫腹膜瘘形成；③妊娠只存在于腹腔内，无输卵管妊娠等的可能性。促使受精卵原发着床于腹膜的因素可能为腹膜有子宫内膜异位灶。继发性腹腔妊娠往往发生于输卵管妊娠流产或破裂后，偶可继发于卵巢妊娠或子宫内妊娠而子宫存在缺陷（如瘢痕子宫裂开或子宫腹膜瘘）破裂后。胚胎落入腹腔，部分绒毛组织仍附着于原着床部位，并继续向外生长，附着于盆腔腹膜及邻近脏器表面。腹腔妊娠胎盘附着异常，血液供应不足，胎儿不易存活至足月。

患者有停经及早孕反应，且病史中多有输卵管妊娠流产或破裂症状，或孕早期出现不明原因的短期贫血症状，伴有腹痛及阴道流血，以后逐渐缓解。随后阴道流血停止，腹部逐渐增大，胎动时，孕妇常感腹部疼痛，随着胎儿长大，症状逐渐加重。腹部检查发现子宫轮廓不清，但胎儿肢体极易触及，胎位异常，肩先露或臀先露，先露高浮，胎心异常清晰，胎盘杂音响亮。盆腔检查发现宫颈位置上移，子宫比妊娠月份小并偏于一侧，但有时不易触及，胎儿位于子宫另一侧。近预产期时可有阵缩样假分娩发动，但宫口不扩张，经宫颈不易触及胎先露部。若胎儿死亡，妊娠征象消失，月经恢复来潮，粘连的脏器和大网膜包裹死胎，胎儿逐渐缩小，日久者干尸化或成为石胎。若继发感染，形成脓肿，可向母体肠管、阴道、膀胱或腹壁穿通，排出胎儿骨骼。B型超声检查发现宫腔内空虚，胎儿与子宫分离；在胎儿与膀胱间未见子宫肌壁层；胎儿与子宫关系异常或胎位异常；子宫外可见胎盘组织。MRI、CT对诊断也有一定帮助。

腹腔妊娠确诊后，应即行剖腹取出胎儿。术前评估和准备非常重要，包括术前血管造影栓塞术、子宫动脉插管、输尿管插管、肠道准备、充分备血及多专科抢救团队等。胎盘的处理要特别慎重，任意剥离将引起大量出血。胎盘的处理应根据其附着部位、胎儿存活及死亡时间决定。胎盘附着于子宫、输卵管或阔韧带者，可将胎盘连同附着器官一并切除。胎盘附着于腹膜或肠系膜等处，胎儿存活或死亡不久（不足4周），则不能触动胎盘，在紧靠胎盘处结扎脐带，将胎盘留在腹腔内，约需半年逐渐吸收，若未吸收而发生感染者，应再度剖腹酌情切除或引流；若胎儿死亡已久，则可试行剥离胎盘，有困难时仍宜将胎盘留于腹腔内，一般不作胎盘部分切除。术后需用抗生素预防感染。将胎盘留于腹腔内者，应定期通过超声检查及血hCG测定了解胎盘退化吸收程度。

（三）宫颈妊娠

受精卵着床和发育位于宫颈管内者为宫颈妊娠（cervical pregnancy），极罕见。发病率约为1/18 000，近年辅助生殖技术的大量应用，宫颈妊娠的发病率有所增高。多见于经产妇，有停经及早孕反应，由于受精卵着床于以纤维组织为主的宫颈部，故妊娠一般很少维持至20周。主要症状为无痛性阴道流血或血性分泌物，流血量一般由少到多，也可为间歇性阴道大量流血。检查发现宫颈显著膨大呈桶状，变软变蓝，宫颈外口扩张边缘很薄，内口紧闭，子宫体大小正常或稍大。宫颈妊娠的诊断标准：①妇科检查发现在膨大的宫颈下方为正常大小的子宫；②妊娠产物完全在宫颈管内；③分段刮宫，宫腔内未发现任何妊娠产物。

本病易误诊为难免流产，若能提高警惕，发现宫颈特异改变，有可能明确诊断。B型超声检查对诊断有帮助，显示宫腔空虚，妊娠产物位于膨大的宫颈管内。彩色多普勒超声可明确胎盘种植范围。

确诊后可行搔刮宫颈管术或行吸刮宫颈管术，术前应做好输血准备或于术前行子宫动脉栓塞术以减少术中出血；术后用纱布条填塞宫颈管创面，或应用小水囊压迫止血，若流血不止，可行双侧髂内动脉结扎。若效果不佳，应及时行全子宫切除术，以挽救生命。

为减少刮宫时出血并避免切除子宫，近年采用术前给予 MTX 治疗。MTX 每日肌内注射 20 mg，共 5 日，或者 MTX 单次肌内注射 50 mg/m^2，或者将 MTX 50 mg 直接注入妊娠囊内。如已有胎心搏动，也可先注入 10% KCl 2 mL 到孕囊内。经 MTX 治疗后，胚胎死亡，其周围绒毛组织坏死，刮宫时出血量明显减少。

第三节　早产

早产（preterm birth）指妊娠满 28 周至不足 37 周（196 ~ 258 日）间分娩者。此时娩出的新生儿称为早产儿（preterm neonates），体重为 1 000 ~ 2 499 g。早产儿各器官发育尚不够健全，出生孕周越小，体重越轻，其预后越差。国内早产占分娩总数的 5% ~ 15%，出生 1 岁以内死亡的婴儿约 2/3 为早产儿。随着早产儿的治疗及监护手段不断进步，其生存率明显提高，伤残率下降，有些国家已将早产时间的下限定义为妊娠 24 周或 20 周等。

一、早产的分类及原因

早产按原因可分为 3 类：自发性早产（spontaneous preterm labor）、未足月胎膜早破早产（preterm prematurely ruptured membranes，PPROM）和治疗性早产（preterm birth for medical andobstetrical indications）。

1. 自发性早产

最常见的类型，约占 45%。发生的机制主要为：①黄体酮撤退；②缩宫素作用；③蜕膜活化。

自发性早产的高危因素包括：早产史、妊娠间隔短于 18 个月或大于 5 年、早孕期有先兆流产（阴道流血）、宫内感染（主要为解脲支原体和人型支原体）、细菌性阴道病、牙周病、不良生活习惯（每日吸烟大于或等于 10 支，酗酒）、贫困和低教育人群、孕期高强度劳动、子宫过度膨胀（如羊水过多、多胎妊娠）及胎盘因素（前置胎盘、胎盘早剥、胎盘功能减退等），近年发现某些免疫调节基因异常可能与自发性早产有关。

2. 未足月胎膜早破早产

病因及高危因素包括：PPROM 史、体重指数（BMI）小于 19.8 kg/m^2、营养不良、吸烟、宫颈功能不全、子宫畸形（如中隔子宫、单角子宫、双角子宫等）、宫内感染、细菌性阴道病、子宫过度膨胀、辅助生殖技术受孕等。

3. 治疗性早产

由于母体或胎儿的健康原因不允许继续妊娠，在未足 37 周时采取引产或剖宫产终止妊娠，即为治疗性早产。终止妊娠的常见指征有：子痫前期、胎儿窘迫、胎儿生长受限、羊水过少或过多、胎盘早剥、妊娠合并症（如慢性高血压、糖尿病、心脏病、肝病、急性阑尾炎、肾脏疾病等）、前置胎盘出血、其他不明原因产前出血、血型不合溶血以及胎儿先天缺陷等。

二、预测

早产的预测有重要意义：对有自发性早产高危因素的孕妇在 24 周以后定期预测，有助于评估早产的风险，及时处理；对 20 周以后宫缩异常频繁的孕妇，通过预测可以判断是否需要使用宫缩抑制剂，避免过度用药。

预测早产的方法有：①阴道超声检查：宫颈长度小于 25 mm，或宫颈内口漏斗形成伴有宫颈缩短，提示早产风险增大（图 5-4，图 5-5）。②阴道后穹隆分泌物胎儿纤连蛋白（fetal fibronectin，fFN）检测：一般以 fFN 大于 50 ng/mL 为阳性，提示早产风险增加；若 fFN 阴性，则 1 周内不分娩的阴性预测值达 97%，2 周内不分娩的阴性预测值达 95%。可以看出，fFN 的意义在于其阴性预测价值。

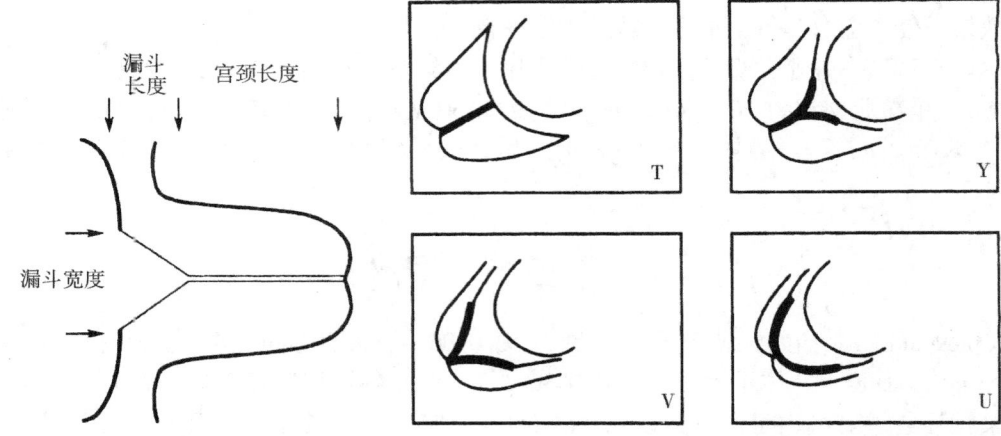

图 5-4 超声检查宫颈管剖面示意图　　图 5-5 宫颈长度及宫颈内口扩张形状之间的关系示意图

三、临床表现及诊断

早产的主要临床表现是子宫收缩，最初为不规则宫缩，常伴有少许阴道流血或血性分泌物，以后可发展为规则宫缩，其过程与足月临产相似，胎膜早破较足月临产多。宫颈管先逐渐消退，然后扩张。临床上，早产可分为先兆早产和早产临产两个阶段。先兆早产（threatened preterm labor）指有规则或不规则宫缩，伴有宫颈管的进行性缩短。早产临产（preterm labor）需符合下列条件：①出现规则宫缩（20 min 大于或等于 4 次或 60 min 大于或等于 8 次），伴有宫颈的进行性改变；②宫颈扩张 1 cm 以上；③宫颈展平大于或等于 80%。诊断早产一般并不困难，但应与妊娠晚期出现的生理性子宫收缩（Braxton Hicks contractions）相区别。生理性子宫收缩一般不规则、无痛感，且不伴有宫颈管缩短和宫口扩张等改变。

四、预防

积极预防早产是降低围产儿死亡率的重要措施之一。

（1）定期产前检查，指导孕期卫生，积极治疗泌尿道、生殖道感染，孕晚期节制性生活，以免胎膜早破。对早产高危孕妇，应定期行风险评估，及时处理。

（2）加强对高危妊娠的管理，积极治疗妊娠合并症及预防并发症的发生，减少治疗性早产率，提高治疗性早产的新生儿生存率。

（3）已明确宫颈功能不全者，应于妊娠 14~18 周行宫颈环扎术。

（4）对怀疑宫颈功能不全，尤其是孕中、晚期宫颈缩短者，可选用：①黄体酮阴道制剂，100~200 mg 每晚置阴道内，从妊娠 20 周用至 34 周，可明显减少 34 周前的早产率。②宫颈环扎术，曾有 2 次或 2 次以上晚期流产或早产史患者。可在孕 14~18 周行预防性宫颈环扎术。如孕中期以后超声检查提示宫颈短于 25 mm 者，也可行应激性宫颈环扎术。如宫颈功能不全在孕中期后宫口已开张，甚至宫颈外口已见羊膜囊脱出，可采用紧急宫颈环扎术作为补救，仍有部分患者可延长孕周。③子宫托：近年有报道，用子宫托可代替环扎术处理孕中期以后宫颈缩短的宫颈功能不全患者。

各种预防措施主要针对单胎妊娠，对多胎妊娠尚缺乏充足的循证医学依据。

五、治疗

治疗原则：若胎膜完整，在母胎情况允许时尽量保胎至 34 周。

1. 卧床休息

宫缩较频繁，但宫颈无改变，阴道分泌物 fFN 阴性，不必卧床和住院，只需适当减少活动的强度和避免长时间站立即可；宫颈已有改变的先兆早产者，需住院并相对卧床休息；已早产临产，应绝对卧床休息。

2. 促胎肺成熟治疗

妊娠小于34周，1周内有可能分娩的孕妇，应使用糖皮质激素促胎儿肺成熟。方法：地塞米松注射液6 mg肌内注射，每12 h 1次，共4次。妊娠32周后选用单疗程治疗。

3. 抑制宫缩治疗

先兆早产患者，通过适当控制宫缩，能明显延长孕周；早产临产患者，宫缩抑制剂虽不能阻止早产分娩，但可能延长孕龄3～7日，为促胎肺成熟治疗和宫内转运赢得时机。

（1）肾上腺素能受体激动剂（β-adrenergic receptor agonists）：为子宫平滑肌细胞膜上的β_2受体兴奋剂，可激活细胞内腺苷酸环化酶，促使三磷腺苷合成环磷腺苷（cAMP），降低细胞内钙离子浓度，阻止子宫肌收缩蛋白活性，抑制子宫平滑肌收缩。此类药物抑制宫缩的效果肯定，但在兴奋β_2受体的同时也兴奋β_1受体，其副作用较明显，主要有母胎心率增快、心肌耗氧量增加、血糖升高、水钠潴留、血钾降低等，严重时可出现肺水肿、心衰，危急母亲生命。故对合并心脏病、高血压、未控制的糖尿病和并发重度子痫前期、明显产前出血等孕妇慎用或禁用。用药期间需密切监测生命体征和血糖情况。常用药物有利托君（ritodrine），方法：100 mg加于5%葡萄糖液500 mL静脉滴注，初始剂量为5滴/min，根据宫缩情况进行调节，每10 min增加5滴，最大量至35滴/min，待宫缩抑制后持续滴注12 h，停止静脉滴注前30 min改为口服10 mg，每4～6 h 1次。用药期间需密切观察孕妇主诉及心率、血压、宫缩变化，并限制输液量（每日不超过2 000 mL），以防肺水肿。如患者心率大于120次/min，应减滴数；如心率大于140次/min，应停药；如出现胸痛，应立即停药并行心电监护。长期用药者应监测血钾、血糖、肝功能和超声心动图。

（2）硫酸镁（magnesium sulfate）：高浓度的镁离子直接作用于子宫平滑肌细胞，拮抗钙离子对子宫收缩活性，有较好抑制子宫收缩的作用。常用方法为：25%硫酸镁16 mL加于5%葡萄糖液100 mL中，在30～60 min内静脉滴注完，后以1～2 g/h的剂量维持，每日总量不超过30 g。用药过程中必须监测镁离子浓度，密切注意呼吸、膝反射及尿量。如呼吸小于16次/min、尿量小于17 mL/h、膝反射消失，应立即停药，并给予钙剂拮抗。因抑制宫缩所需的血镁浓度与中毒浓度接近，肾功能不良、肌无力、心肌病患者禁用。

有学者对硫酸镁的抗早产作用提出质疑，但发现早产临产前治疗至少12 h对胎儿脑神经损伤有保护作用，可减少早产儿脑瘫的发生率。

（3）阿托西班（atosiban）：是一种缩宫素的类似物，通过竞争子宫平滑肌细胞膜上的缩宫素受体，抑制由缩宫素所诱发的子宫收缩，其抗早产的效果与利托君相似。但其副作用少，在欧洲国家广泛使用。

（4）钙通道阻滞剂（calcium-channel blockers）：是一类可选择性减少慢通道Ca^{2+}内流、干扰细胞内Ca^{2+}浓度、抑制子宫收缩的药物。常用药物为硝苯地平（nifedipine），其抗早产的作用比利托君更安全、更有效。用法：10 mg口服，每6～8 h 1次，应密切注意孕妇心率及血压变化。已用硫酸镁者慎用，以防血压急剧下降。

（5）前列腺素合成酶抑制剂（prostaglandin inhibitors）：能抑制前列腺素合成酶，减少前列腺素合成或抑制前列腺素释放，从而抑制宫缩。因其可通过胎盘，大剂量长期使用可使胎儿动脉导管提前关闭，导致肺动脉高压；且有使肾血管收缩，抑制胎尿形成，使肾功能受损，羊水减少的严重副作用，故此类药物仅在孕32周前短期（1周内）选用。常用药物为吲哚美辛（indomethacin），初始剂量50 mg，每8 h口服1次，24 h后改为25 mg，每6 h 1次。用药过程中需密切监测羊水量及胎儿动脉导管血流。

4. 控制感染

感染是早产的重要原因之一，应对未足月胎膜早破、先兆早产和早产临产孕妇做阴道分泌物细菌学检查，尤其是B族链球菌的培养。有条件时，可做羊水感染指标相关检查。阳性者应根据药敏试验选用对胎儿安全的抗生素，对未足月胎膜早破者，必须预防性使用抗生素。

5. 终止早产的指征

下列情况，需终止早产治疗：①宫缩进行性增强，经过治疗无法控制者；②有宫内感染者；③衡量母胎利弊，继续妊娠对母胎的危害大于胎肺成熟对胎儿的好处；④孕周已达34周，如无母胎并发症，应停用抗早产药，顺其自然，不必干预，只需密切监测胎儿情况即可。

6. 分娩期处理

大部分早产儿可经阴道分娩，临产后慎用吗啡、哌替啶等抑制新生儿呼吸中枢的药物；产程中应给孕妇吸氧，密切观察胎心变化，可持续胎心监护；第二产程可作会阴后侧切开，预防早产儿颅内出血等。对于早产胎位异常者，在权衡新生儿存活利弊基础上，可考虑剖宫产。

第四节　过期妊娠

平时月经周期规则，妊娠达到或超过42周（大于或等于294日）尚未分娩者，称为过期妊娠（postterm pregnan-cy）。其发生率占妊娠总数的3%~15%。过期妊娠使胎儿窘迫、胎粪吸入综合征、过熟综合征、新生儿窒息、围产儿死亡、巨大儿以及难产等不良结局发生率增高，并随妊娠期延长而增加。

一、病理

1. 胎盘

过期妊娠的胎盘病理有两种类型。一种是胎盘功能正常，除重量略有增加外，胎盘外观和镜检均与足月妊娠胎盘相似。另一种是胎盘功能减退。

2. 羊水

正常妊娠38周后，羊水量随妊娠推延逐渐减少，妊娠42周后羊水迅速减少，约30%减至300 mL以下；羊水粪染率明显增高，是足月妊娠的2~3倍，若同时伴有羊水过少，羊水粪染率达71%。

3. 胎儿

过期妊娠胎儿生长模式与胎盘功能有关，可分以下3种：

（1）正常生长及巨大儿：胎盘功能正常者，能维持胎儿继续生长，约25%成为巨大儿，其中5.4%胎儿出生体重大于4 500 g。

（2）胎儿过熟综合征（postmaturity syndrome）：过熟儿表现出过熟综合征的特征性外貌，与胎盘功能减退、胎盘血流灌注不足、胎儿缺氧及营养缺乏等有关。典型表现为：皮肤干燥、松弛、起皱、脱皮，脱皮尤以手心和脚心明显；身体瘦长、胎脂消失、皮下脂肪减少，表现为消耗状；头发浓密，指（趾）甲长；新生儿睁眼、异常警觉和焦虑，容貌似"小老人"。因为羊水减少和胎粪排出，胎儿皮肤黄染，羊膜和脐带呈黄绿色。

（3）胎儿生长受限：小样儿可与过期妊娠共存，后者更增加胎儿的危险性，约1/3过期妊娠死产儿为生长受限小样儿。

二、对母儿影响

1. 对围产儿影响

除上述胎儿过熟综合征外，胎儿窘迫、胎粪吸入综合征、新生儿窒息及巨大儿等围产儿发病率及死亡率均明显增高。

2. 对母体影响

产程延长和难产率增高，使手术产率及母体产伤明显增加。

三、诊断

准确核实孕周，确定胎盘功能是否正常是关键。

1. 核实孕周

（1）病史：①以末次月经第1日计算：平时月经规则、周期为28～30日的孕妇停经大于或等于42周尚未分娩，可诊断为过期妊娠。若月经周期超过30日，应酌情顺延。②根据排卵日推算：月经不规则、哺乳期受孕或末次月经记不清的孕妇，可根据基础体温提示的排卵期推算预产期，若排卵后大于或等于280日仍未分娩者可诊断为过期妊娠。③根据性交日期推算预产期。④根据辅助生殖技术（如人工授精、体外受精-胚胎移植术）的日期推算预产期。

（2）临床表现：早孕反应开始出现时间、胎动开始出现时间以及早孕期妇科检查发现的子宫大小，均有助于推算孕周。

（3）实验室检查：①根据B型超声检查确定孕周，妊娠20周内，B型超声检查对确定孕周有重要意义。妊娠5～12周内以胎儿顶臀径推算孕周较准确，妊娠12～20周以内以胎儿双顶径、股骨长度推算预产期较好。②根据妊娠初期血、尿hCG增高的时间推算孕周。

2. 判断胎儿安危状况

（1）胎动情况：通过胎动自我监测，如胎动明显减少提示胎儿宫内缺氧。

（2）电子胎儿监护：如无应激试验（NST）为无反应型需进一步做缩宫素激惹试验（OCT），若多次反复出现胎心晚期减速，提示胎盘功能减退，胎儿明显缺氧。

（3）B型超声检查：观察胎动、胎儿肌张力、胎儿呼吸运动及羊水量。另外，脐血流仪检查胎儿脐动脉血流S/D比值，有助于判断胎儿安危状况。

（4）羊膜镜检查：观察羊水颜色，若已破膜，可直接观察到流出的羊水有无粪染。

四、处理

妊娠40周以后胎盘功能逐渐下降，42周以后明显下降，因此，在妊娠41周以后，即应考虑终止妊娠，尽量避免过期妊娠。应根据胎儿安危状况、胎儿大小、宫颈成熟度综合分析，选择恰当的分娩方式。

1. 促宫颈成熟（cervical ripening）

在宫颈不成熟情况下直接引产，阴道分娩失败率较高，反而增加剖宫产率。评价宫颈成熟度的主要方法是Bishop评分。一般认为，Bishop评分大于7分者，可直接引产；Bishop评分小于7分，引产前先促宫颈成熟。目前，常用的促宫颈成熟的方法主要有PGE_2阴道制剂和宫颈扩张球囊。

2. 引产术（labor induction）

宫颈已成熟即可行引产术，常用静脉滴注缩宫素，诱发宫缩直至临产。胎头已衔接者，通常先人工破膜，1h后开始滴注缩宫素引产。人工破膜既可诱发内源性前列腺素的释放，增加引产效果，又可观察羊水性状，排除胎儿窘迫。

3. 产程处理

进入产程后，应鼓励产妇左侧卧位、吸氧。产程中最好连续监测胎心，注意羊水性状，必要时取胎儿头皮血测pH，及早发现胎儿窘迫，并及时处理。过期妊娠时，常伴有胎儿窘迫、羊水粪染，分娩时应做相应准备。胎儿娩出后立即在直接喉镜指引下行气管插管吸出气管内容物，以减少胎粪吸入综合征的发生。

4. 剖宫产术

过期妊娠时，胎盘功能减退，胎儿储备能力下降，需适当放宽剖宫产指征。

第六章 妊娠期高血压疾病

一、病因及发病机制

确切的病因及发病机制尚未定论，主要有以下几种学说。

（一）血管内皮细胞损伤学说

支持证据有：①血管内皮细胞完整性受损，可致使血管通透性增加，导致组织水肿、血液浓缩等。②病理上可有肾小球内皮细胞增生症，表现为肾小球内毛细血管内皮细胞增大，胞浆内高电子密度包涵物阻塞毛细血管，螺旋形小动脉纤维素样坏死以及患者可出现广泛的微血管病理损害，表现为溶血、肝酶升高及血小板减少（HELLP）综合征。③血管内皮损伤可造成血管收缩因子与血管舒张因子以及促凝血因子与抗凝血因子之间平衡失调。生化指标可见到有丝分裂原、内皮素、血栓素 B_2（TXB_2）和 β‑血栓素增加、一氧化氮（NO）等减少。

（二）子宫‑胎盘或滋养细胞缺血学说

目前，比较公认的看法是：子宫缺血实质是胎盘或滋养细胞缺血，其原因是螺旋小动脉的重铸过程发生障碍，表现为"胎盘浅着床"。由于重铸过程是滋养细胞生理性浸润的结果，所以重铸障碍的实质应该是滋养细胞浸润能力的下降。研究证实，滋养细胞对螺旋小动脉浸润能力的下降程度与子痫前期‑子痫严重程度呈正相关。

（三）免疫学说

胚胎是半同种异物，妊娠是一种成功的半同种移植现象，其成功有赖于胎儿母体间的免疫平衡，这种平衡一旦失调，即可导致发生排斥反应，从而可引起一系列的血管内皮细胞病变，导致病理妊娠。

（四）氧化应激学说

氧化应激就是指体内氧化与抗氧化作用失衡，倾向于氧化，进而激活或损伤内皮细胞。正常妊娠时氧自由基活性增强，血浆脂质过氧化增加，但对内皮细胞无损害，原因是抗氧化的超氧化物歧化酶（SOD）相应增加，氧化和抗氧化作用保持相对平衡，以致不会产生氧化应激。妊娠期高血压疾病时超氧化物歧化酶低于正常妊娠，脂质过氧化作用（LPO）高于正常妊娠，显示氧化和抗氧化的不平衡，即氧化应激，过氧化脂质的形成，改变细胞的流动性、通透性和抗原性，使细胞丧失正常的生理功能。内皮细胞功能异常引起花生四烯酸的变化，使血栓素环氧化酶增加，前列环素氧化酶减少，PGI_2/TXA_2 比例失调不仅引起血管收缩，还可使血管对肾素、血管紧张素的敏感性增强，导致妊娠期高血压疾病的发生。

（五）遗传学说

子痫前期‑子痫有家族遗传倾向，主要表现为母系遗传。

二、对母婴的影响

（一）对母体的影响

本病孕妇死亡原因以脑血管病和心力衰竭为最主要。两者共占66.67%。该病是否可致产后血压持续不能恢复正常或肾脏有持久性损害，至今尚无统一意见。有人认为子痫前期-子痫可引起机体持久的不可逆的病理过程，导致产后高血压、蛋白尿。另亦有人认为子痫前期-子痫患者在产后仍有高血压可能与原有隐性高血压或家庭高血压史有关，他们认为子痫前期-子痫之病变是完全可逆的，产后并无高血压或肾脏损害等问题。值得重视的另一问题是如果子痫前期-子痫患者，特别是重症患者并发胎盘早期剥离时，则易发生弥散性血管内凝血，对母体安全影响很大，因为并发弥散性血管内凝血后，可迅速发展致肾衰竭，造成死亡。

（二）对胎儿的影响

可引起早产、胎儿宫内死亡、死产、新生儿窒息死亡等。

三、妊娠期高血压疾病的分类标准

目前，国内外统一将妊娠期高血压疾病分为妊娠期高血压、子痫前期、子痫、慢性高血压合并子痫前期、妊娠合并慢性高血压5类（表6-1）。其中子痫前期-子痫的范畴与以往的妊娠高血压综合征相同。

表6-1 妊娠期高血压疾病的分类

分类	临床表现
妊娠期高血压	血压不低于18.7/12.0 kPa（140/90 mmHg），并于妊娠期首次出现，产后12周内恢复正常；尿蛋白阴性；患者可伴有上腹部不适或血小板减少，产后方可确诊
子痫前期轻度	血压不低于18.7/12.0 kPa（140/90 mmHg），妊娠20周以后出现；尿蛋白（+）或超过300 mg/24 h。可伴有上腹部不适、头痛等症状
子痫前期重度	血压不低于21.3/14.7 kPa（160/110 mmHg），尿蛋白（++）或超过2.0 g/24 h，血肌酐大于106 μmol/L；血小板小于100×10^9/L；微血管病性溶血（血乳酸脱氢酶升高）；血清丙氨酸氨基转移酶或天冬氨酸氨基转移酶升高；持续头痛及脑神经功能或视觉障碍；持续上腹部不适
子痫	子痫前期孕妇抽搐，不能用其他原因解释
慢性高血压合并子痫前期	高血压孕妇妊娠20周以前无蛋白尿，若尿蛋白突然出现达到300 mg/24 h，血压进一步升高或血小板小于100×10^9/L
妊娠合并慢性高血压	妊娠前或妊娠20周前已诊断高血压，但妊娠期无明显加重；或妊娠20周后首次诊断高血压并持续到产后12周以后

注：妊娠期高血压对以后发生高血压有预报价值。血压小于18.7/12.0 kPa（140/90 mmHg），虽然较基础压升高不低于4.0/2.0 kPa（30/15 mmHg）或舒张压升高不低于2.0 kPa（15 mmHg），已不作为诊断标准。高血压标准为妊娠期血压不低于18.7/12.0 kPa（140/90 mmHg）或舒张压不低于12.0 kPa（90 mmHg），水肿不作为诊断标准。

四、诊断及鉴别诊断

根据病史及临床表现，对于妊娠期高血压疾病的诊断并不困难，但对重症患者病情严重程度的估计较为复杂，除根据病史及实验室检验数据进行鉴别诊断及决定处理外，还需注意到有关妊娠期高血压疾病的好发因素等方面。

（一）好发因素

年龄大于35岁的高龄初产妇及年轻初产妇；体型矮胖者，即体重指数大于0.24者；营养不良，特别伴有中、重度贫血者；精神紧张、运动过度者；有原发性高血压、慢性肾炎、糖尿病者其发病率较高，且病情多较复杂；双胎、羊水过多、葡萄胎时发病率明显升高；气候变化与其发病关系密切，冬季及初春寒冷季节和气候升高情况下易于发病；有家族史者，如孕妇之母亲曾有重度子痫前期者，则此孕妇发病的可能性较大。

（二）临床诊断

见表6-1中妊娠期高血压疾病的分类。

（三）辅助检查

1. 血液检查

（1）血浆黏度、全血黏度及血细胞比容测定：以了解有无血液浓缩。正常妊娠后期，血浆黏度应在1.6以下，全血黏度在3.6以下，血细胞比容应小于35%。如高于或等于上述数字，提示有不同程度的血黏稠度增加。

（2）尿酸：由于肝脏破坏及肾脏排泄尿酸的功能降低，所以血浆尿酸可有不同程度的升高。

（3）尿素氮的测定：对于了解肾功能情况有一定的参考价值。

（4）血清电解质 K^+、Na^+、Cl^-、Ca^{2+}、二氧化碳结合力的测定：重症患者，特别是应用了大剂量解痉、降压、镇静药后，常影响进食。另外，由于肾功能减退，易于发生酸中毒，测定二氧化碳结合力，有助于及早发现酸中毒。用硫酸镁治疗者查血 Mg^{2+} 浓度。

（5）肝功能测定：由于肝细胞缺氧，使肝细胞的线粒体释放出丙氨酸氨基转移酶（ALT），使血清丙氨酸氨基转移酶轻度升高（在60～120 U/L之间），总胆红素、碱性磷酸酶也可有轻度升高，但多无消化道症状，产后一周内即可恢复至正常。

（6）凝血功能测定：对重症患者需及时测定血小板计数，以了解有无降低。测定纤维蛋白原、凝血酶原时间、纤维蛋白降解产物（FDP）等了解凝血与纤溶之间有无平衡失调。

2. 尿液检查

镜检注意有无红细胞及管型，如有则表明肾脏损害严重。测尿比重不低于1.020表示尿液浓缩，反映血容量不足，血液浓缩。重点查尿蛋白，如定量大于0.5 g/24 h则应视为病理状态，如不低于5.0 g/24 h或定性在（++）以上，表明病情严重，应积极处理。

3. 眼底检查

眼底检查可作为了解全身小动脉痉挛程度的窗口，是反映妊娠期高血压疾病严重程度的一个重要参数，对估计病情和决定处理具有重要意义。重症患者均应进行常规急症检查。可发现小动脉痉挛，动静脉比例失常，视网膜水肿、渗出、出血等改变。严重者视网膜剥离。

4. 心电图检查

重症患者应做常规检查，以了解心肌损害程度，有无低血钾或高血钾改变等。

5. B型超声检查

一是了解胎儿发育情况；二是了解胎盘功能情况，对妊娠期高血压疾病患者的产科处理具有重要参考价值，为胎儿生长受限的诊断提供客观依据。B超检查的特征是胎盘提前成熟、老化，并发胎儿生长受限、羊水过多者多见。

6. 其他检查

通过胎动计数，胎心监护，胎儿成熟度及胎盘功能测定，了解对胎儿的影响和判断预后。有条件者，对重症患者可行超声心动图、脑血流图检查，疑有脑出血者可行CT或MIR检查。

（四）鉴别诊断

妊娠期高血压疾病应注意与慢性肾炎合并妊娠鉴别；子痫应与癫痫、脑炎、脑肿瘤、其他原因造成的脑出血、糖尿病高渗性昏迷、低血糖昏迷等鉴别。

五、预测

妊娠期高血压疾病的预测应在妊娠中期进行，阳性者应严密随访。常用方法有以下几种。

（一）平均动脉压（MAP）

平均动脉压=（收缩压+2×舒张压）÷3。若平均动脉压不低于11.3 kPa（85 mmHg），有发生子痫前期的倾向；若平均动脉压不低于 18.7 kPa（140 mmHg），易发生脑血管意外，导致孕妇昏迷或死亡。

（二）翻身试验

孕妇左侧卧位测血压直至血压稳定，翻身仰卧 5 min 再测血压，若后者舒张压较前者不低于 2.7 kPa（20 mmHg），提示有发生子痫前期的可能。

（三）血液流变学检查

当血细胞比容不低于 0.35，全血黏度大于 3.6，血浆黏度大于 1.6，提示有发生子痫前期倾向。

（四）尿钙测定

若尿 Ca/Cr 比值不高于 0.04，有预测子痫前期价值。

六、治疗

治疗目标是在对母体和胎儿损害最小的前提下结束妊娠，彻底恢复母亲健康，娩出能健康成长的胎儿。
治疗原则：镇静、解痉、降压、扩容或利尿，必要时抗凝，适时终止妊娠，防治子痫及严重并发症。

（一）妊娠期高血压

妊娠期高血压患者可住院或在家治疗。

1. 左侧卧位休息

保证充足的睡眠，每日休息不少于 10 h，取左侧卧位为佳。左侧卧位可纠正妊娠子宫右旋，减轻妊娠子宫对腹主动脉及髂动脉的压力，增加子宫胎盘供血量；减轻妊娠子宫对下腔静脉压力，增加回心血量，从而使肾血流增加，尿量增多，水肿减轻；改善子宫胎盘供血，纠正胎儿宫内缺氧。

2. 饮食

应注意摄入足够的蛋白质、蔬菜，补足铁和钙剂，不限制盐和液体摄入，因长期低盐饮食可引起低钠血症，甚至发生产后虚脱，并使食欲减退，减少蛋白质的摄入。在全身水肿时及重症患者应适当限制盐的摄入。

3. 药物

一般不需要药物治疗，对精神紧张、焦虑或睡眠欠佳者可给予地西泮 2.5～5 mg，每日 3 次，或睡前口服 5 mg。

4. 加强母胎状态监护

观察孕妇病情有无进展，注意有无头痛、视觉异常、精神状态改变、右上腹或上腹痛、恶心或呕吐、尿量减少等症状的出现。严格定期门诊检查。

5. 间断吸氧

可增加血氧含量，改善全身主要脏器和胎盘的氧供。

（二）子痫前期

应住院治疗，防止子痫及并发症的发生。治疗原则为休息、镇静、解痉、降压、合理扩容、必要时应用利尿药，适时终止妊娠，同时密切监护母胎情况。

1. 休息

同妊娠期高血压。

2. 镇静

主要目的是消除患者精神紧张与焦虑，以降低血压、缓解症状及预防子痫的发生。

（1）地西泮：具有较强的镇静、抗惊厥、肌肉松弛作用。用法为 2.5～5 mg，每日 3 次口服；或 10 mg 肌内注射或静脉缓慢推注（时间超过 2 min），必要时可以间隔 15 min 后重复给药，亦可加入葡萄糖液中静脉滴注，但抽搐过程中不可用药，以免导致心搏骤停。

（2）冬眠药物：可广泛抑制神经系统，有助于解痉降压，控制子痫抽搐。用法①哌替啶 50 mg、氯丙嗪 25 mg 肌内注射，间隔 12 h 可重复使用。②冬眠合剂 1 号（哌替啶 100 mg，氯丙嗪、异丙嗪各 50 mg）加入 10% 葡萄糖液 500 mL 中静脉滴注，紧急时可用 1/3 量加 25% 葡萄糖 20 mL 中缓慢静脉推注（时间超过 5 min），余 2/3 量加 10% 葡萄糖 250 mL 中静脉滴注，估计 6 h 内分娩者禁用。

（3）其他镇静药物：苯巴比妥、异戊巴比妥、吗啡等可用于子痫发作时控制抽搐，或产后预防和控制子痫发作，分娩前6h慎用。

3. 解痉

硫酸镁仍为目前解痉治疗的首选药物。

（1）作用机制：镁离子作用于神经、肌肉连接点，抑制运动神经纤维的冲动，减少乙酰胆碱释放，从而使肌肉松弛，痉挛解除，有效地预防和控制子痫发作。镁离子具有中枢抑制作用，可降低颅内压，改善氧代谢。镁离子还可调节细胞内离子代谢及钠泵运转，直接抑制子宫及血管平滑肌，解除血管痉挛，改善子宫胎盘血流。

（2）应用方法：可采用肌内注射和静脉给药。一般首次负荷剂量为4~5g，缓慢静脉注入或静脉滴注或臀肌深部注射，然后以每小时1~2g静脉滴注，以保持血浆内镁的浓度在2~3 mmol/L。硫酸镁的应用有以下几种方案。①方案Ⅰ：硫酸镁15g加入1000 mL液体内静脉滴注，每小时1~2g。停止滴注6h后，肌内注射硫酸镁5g。②方案Ⅱ：硫酸镁5g肌内注射+方案Ⅰ。③方案Ⅲ：硫酸镁2.5~5g缓慢静脉注射+方案Ⅰ。④方案Ⅳ：硫酸镁2.5~5g缓慢静脉注射，5g肌内注射+方案Ⅰ。

（3）毒性反应：正常妊娠期血清镁离子浓度为0.8~1.2 mmol/L，治疗浓度为2.0~3.0 mmol/L，当超过3.0 mmol/L时，会发生中毒症状。首先表现为膝反射消失；当血镁的浓度达5 mmol/L时，可出现全身肌张力减退和呼吸抑制；当血镁的浓度大于7.5 mmol/L时，可出现心搏骤停。因此，应监测血镁浓度，以助于调整硫酸镁滴速。一旦出现呼吸抑制，应立即给予10%葡萄糖酸钙10 mL缓慢静推，时间不少于3 min，以对抗镁的毒性。

（4）注意事项：硫酸镁治疗应持续至产后24~48 h，因为有人报道有27%的首次子痫发生在产后，其中一半的患者子痫发生在分娩48小时后。硫酸镁的治疗浓度与中毒剂量比较接近，为避免发生硫酸镁中毒，用药前及用药过程中一定要注意：①腱反射必须存在。②呼吸不得少于16次/min。③尿量每小时不少于25 mL，24 h不少于400 mL，以免蓄积中毒。④必须备有解毒钙剂。

4. 降压

当母体有严重持续的高血压，即收缩压高于21.3 kPa（160 mmHg），或舒张压高于14.7 kPa（110 mmHg），或平均动脉压高于18.7 kPa（140 mmHg），应给予降压药物；产后血压恢复正常48 h后，可停用降压药。选药原则为不影响子宫——胎盘灌注量，且短期及长期应用对胎儿无毒副作用。由于绒毛间血流主要依靠母体灌注压，因此对于分娩前子痫前期-子痫患者要使血压在（18.7~20.0）/（12.0~13.3）kPa[（140~150）/（90~100）mmHg]以避免由于子宫胎盘血流不足而导致胎儿缺氧。

（1）肼屈嗪：又名肼苯哒嗪，能扩张周围小血管，降低外周阻力，从而降低血压，同时有增加心排出量、肾血流及子宫胎盘血流量的作用。用法为20~40 mg加于5%葡萄糖500 mL中静脉滴注，注意根据病情决定滴速及疗程，舒张压不能低于12.0 kPa（90 mmHg）。不良反应有低血压休克、恶心、眩晕、心悸，此药不宜静脉推注或肌内注射，不宜快速、大剂量及长时间持续用。

（2）拉贝洛尔（柳胺苄心定）：属水杨酸胺衍生物，它是α、β受体阻滞剂，直接作用于血管，不影响子宫胎盘血流量。用法为100 mg加入5%葡萄糖液500 mL静脉滴注，20~40滴/min，根据血压调整滴速，5日为1个疗程，口服可100 mg，2次/日。24 h总量不得超过240 mg。

（3）硝苯地平：即心痛定，为钙离子通道阻滞剂。可阻止细胞外钙离子穿透细胞膜进入细胞内，并抑制细胞内肌浆网的钙离子释入细胞浆。肌原纤维的ATP酶存在于细胞浆内，阻止钙离子进入细胞浆，继之阻止ATP酶的激活及ATP的解裂，中断平滑肌收缩所需的能量来源。其药理作用的结果是全身血管扩张，血压下降。另由于平滑肌收缩受到抑制，所以对子痫前期伴有稀弱宫缩者，服用硝苯地平（心痛定）后，有助于防止先兆早产，剂量为10 mg舌下含服，每日3次或每6 h 1次，24 h总量不超过60 mg；7日为1个疗程，可连用3~5个疗程，不必间歇。

（4）倍他乐克：β_1受体阻滞剂，25 mg每日2次。Ⅱ、Ⅲ度房室传导阻滞、失代偿性心功能不全、心源性休克和显著心动过缓者禁用。

（5）甲基多巴：为中枢性肾上腺能阻滞剂，能阻断中枢神经系统的交感神经的传导，是最早被孕妇接受的降压药，经长期、大量的病例随访，至儿童10岁时，其智能及体格发育均正常。因此是一种对母体有效、对胎儿安全的降压药，个别患者有嗜睡的不良反应。常用0.25～0.5 g口服，每日3次，服药2 h血压开始下降，4～8 h达高峰，24 h作用消失。

（6）酚妥拉明（立其丁）：强效α受体阻滞剂，有解除血管痉挛和舒张血管的作用。一般用10～20 mg加入5%葡萄糖液250 mL静脉滴注，根据血压调整滴速。

（7）硝普钠：为速效血管扩张药，代谢物氰化物对胎儿有毒，孕期不宜使用，产后在其他降压药效果不佳时方考虑使用，用50 mg加5%葡萄糖1 000 mL缓慢静脉滴注，开始为6滴/min，以后每5 min测一次血压，按血压下降情况，每5 min加2滴，直至出现满意降压效果为止，一般控制血压在18.7/（12.0～13.3）kPa［140/（90～100）mmHg］即可，并继续维持此血压水平，随时调整滴速。24 h内不可超过100 mg。用药不宜超过72 h。对伴肝功能损害明显者，应慎用。硝普钠溶液必须避光，可用锡纸遮盖。

（8）硝酸甘油：为速效动脉扩张药，30～40 μg/min，即可使血管扩张；但其药物半衰期很短，硝酸甘油稀释液需用滴注泵静脉滴入，开始为5 μg/min，之后每3～5 min增加5 μg/min，一般在20 μg/min时，已可获得良效。动物实验有氰化物中毒反应，临床应用不多。

（9）卡托普利（巯甲丙脯酸）：亦名开博通，为血管紧张素转换酶（ACE）抑制剂，作用机制为抑制血管紧张素转换酶，使血管紧张素Ⅰ不能转换为血管紧张素Ⅱ，从而达到降压作用；并有抑制醛固酮作用。剂量为12.5～25 mg，每日2次口服。由于该药可通过胎盘到胎儿引起胎儿低血压而致肾血流减少、肾功能受损导致尿少、羊水过少，甚至胎儿畸形，故使用时需特别谨慎。

5. 扩容治疗

（1）扩容治疗的指征：凡血细胞比容大于35%，全血黏度比值大于3.6～3.7或血浆黏度大于1.6者，均应给予适量的扩容药。

（2）扩容治疗的禁忌证：有心血管负担过重，如有心衰或肺水肿表现或肾功能不全者均属禁忌。另外，在未了解血细胞比容及尿比重等之前，亦不可快速扩容治疗。

（3）扩容药：晶体扩容药主要为平衡盐液、复方氯化钠和5%的葡萄糖液等，胶体扩容药为右旋糖酐-40（低分子右旋糖酐）、血浆、人体白蛋白、全血或706代血浆等，渗透性扩容药为5%小苏打与甘露醇等。白蛋白适用于低蛋白血症及间质水肿的患者，全血适用于贫血患者，有弥散性血管内凝血倾向者最好使用新鲜冰冻血浆。平衡液、碳酸氢钠用于血细胞比容大于35%、低钠血症、尿比重正常或低于1.008、酸中毒存在者。扩容时要注意脉搏、血压、呼吸和尿量的改变，防止肺水肿和心力衰竭的发生。

6. 利尿

利尿药仅在必要时使用，不做常规使用。利尿的指征：①仅用于全身性水肿。②急性心力衰竭、肺水肿、脑水肿。③血容量过多伴潜在性肺水肿者。④慢性血管性疾病如慢性肾盂肾炎、慢性高血压等。常用呋塞米、甘露醇。呋塞米适用于肺水肿、心或肾功能衰竭者，一般用20～60 mg加25%～50%葡萄糖液20～40 mL静脉缓慢推注，以后按病情可重复使用。甘露醇仅使用于肾功能不全或颅内压升高者，心功能不全、肺水肿者禁用。25%甘露醇250 mL，静脉滴注，30 min滴完，每4～6 h可重复。

7. 终止妊娠

终止妊娠是治疗妊娠期高血压疾病的有效措施。

（1）终止妊娠时机：轻度子痫前期在妊娠37周左右，重度子痫前期在妊娠34周左右。妊娠34周前，若出现危急情况（严重症状持续存在）、多器官损害、严重胎儿生长受限（低于第5百分位数线）、胎盘早剥、胎儿窘迫等亦应及时终止妊娠。国外有学者主张在使用大剂量拉贝洛尔（220 mg）加硝苯地平（50 mg）血压不能控制，或用硫酸镁治疗下中枢神经系统症状持续存在，不考虑胎龄，在24～48 h内终止妊娠；此外，血小板减少，或肝酶升高伴上腹部疼痛、压痛，或血清肌酐高于177 μmol/L（2 mg/dL），在48 h内终止妊娠；妊娠33～34周者，予肾上腺皮质激素（激素）促胎肺成熟，在48 h后终止妊娠。妊娠少于23周前予以引产。妊娠23～32周者，进行个体化治疗，观察24 h

的临床疗效，若母儿病情好转，则在34周终止妊娠，期间每日评估母儿情况，必要时使用降压药物和激素；但若母儿病情不允许，则随时终止妊娠。

（2）终止妊娠的方式：①引产：适用于病情控制后宫颈条件成熟者，引产过程应加强母儿安危状况、血压监测，若出现头痛、眼花、恶心、呕吐等症状，病情加重者应立即行剖宫产终止妊娠。②剖宫产：应根据胎龄、胎儿情况，宫颈Bishop评分及分娩是否开始决定。适用于有产科指征，或宫颈条件不成熟，短时间内不能经阴道分娩，或引产失败，或胎盘功能明显减退，或有胎儿窘迫者。

（三）子痫

子痫是妊娠期高血压疾病之严重阶段，一旦发生抽搐，母儿死亡率均明显增高。故尤需注意。其处理基本同子痫前期，但必须注意下列情况。

1. 控制抽搐

首选硫酸镁4~5g缓慢静脉注入，或静脉点滴，或臀肌深部注射，然后以每小时1~2g静脉滴注。注意呼吸及腱反射，同时给予镇静药，地西泮（安定）10 mg缓慢静注（不少于2 min）或缓慢静注（5~10 min）冬眠1号1/3量加入25%葡萄糖20 mL中，余下2/3加入10%葡萄糖液250 mL中缓慢静脉滴注。

2. 防止受伤

子痫时患者多陷于神志不清，不能自主，故需专人护理。床沿置拦板，以防跌落，如有假牙应取出，并用缠以纱布的压舌板，置于上下白齿之间，以防咬伤舌头。

3. 减少刺激

声、光、触动等刺激都可诱发抽搐，故室内应置帘幔遮光，保持环境安静和室内空气流通，一切治疗操作尽量轻柔，相对集中，避免时时干扰。

4. 严密监护

密切监测血压、脉搏、呼吸、体温及尿量（留置导尿管），记录出入量，及时留尿作尿常规检查，作眼底、血液化验及心电图等检查，注意四肢运动及腱反射，听诊肺部，以便及时发现急性肾功能不全、肺水肿、脑出血、心力衰竭等，同时也要注意有无宫缩、胎心音、胎盘早剥等情况。

5. 终止妊娠

凡抽搐控制后6~12 h以终止妊娠为宜，分娩方式根据患者具体情况决定。产后24~72 h，仍必须监测血压变化，继续应用硫酸镁治疗，预防产后子痫发生。

七、并发症的处理

妊娠期高血压疾病患者一旦发生严重并发症，对母婴危害更大，早期发现，正确治疗并发症是处理重度子痫前期的重要方面。常见并发症如下。

（一）急性肾功能不全或肾功能衰竭

表现尿少或尿闭、非蛋白氮增高及电解质紊乱等。治疗原则：①积极治疗子痫前期-子痫，改善微循环。②控制液体量，记出入量，总入量不超过总排出量+500 mL。③纠正电解质紊乱及酸中毒。④严重少尿，无尿可用快速利尿药。⑤必要时透析。可快速静脉滴注20%甘露醇250 mL，或静脉滴注呋塞米（速尿）20~40 mg，日用量可达120 mg。近年有主张针对改善肾脏微循环而用小剂量肝素，尤其对有血尿者适用，疗效显著。在少尿期要注意防止高钾血症，如出现，应给50%葡萄糖+胰岛素（每4 g葡萄糖加1 U胰岛素）静脉推注，4~6 h重复一次，并给碳酸氢钠或乳酸钠。必要时人工透析，如腹膜、直肠、血液或人工肾透析。

透析疗法的指征一般为：①血尿素氮在32 mmol/L以上或每日上升32 mmol/L。②血清钾在6.5 mmol/L以上伴有血钾过高的心电图变化。③肌酐（Cr）在530 μmol/L以上。④严重尿毒症，酸中毒症状，经一般治疗难以纠正者。有高血压脑病、心力衰竭或肺水肿时更宜及早应用透析。在多尿期则应注意水与电解质平衡，酌情补液体及钾、钠。饮食应注意营养，给高热量、高糖、高维生素及低蛋白、低液量、低电解质饮食。应用广谱无肾毒性抗生素预防感染。

（二）心力衰竭

应积极治疗子痫前期-子痫，解除小动脉痉挛，纠正低排高阻。急性左心衰、肺水肿的处理基本同非孕妇女：①立即静脉推注速效洋地黄类制剂，常用毛花苷C（西地兰）0.4 mg加入50%葡萄糖20 mL中，缓慢静脉滴注（时间不少于5 min），以后每2~4 h用0.2~0.4 mg，总量不超过1.2 mg。②可选用以下一种或两种血管扩张药，酚妥拉明0.1~0.3 mg/min静脉滴注；硝普钠50 mg+5%葡萄糖500 mL静脉滴注；氨茶碱0.25 g加入20 mL液体中静脉滴注，可改善心肌收缩力，解除支气管痉挛，降低肺动脉高压。③呋塞米（速尿）20~40 mg，快速利尿减低前负荷。④镇静药用吗啡10 mg皮下注射或哌替啶（杜冷丁）50~100 mg肌内注射。⑤限制液体入量。⑥心衰控制后宜适时终止妊娠。

终止妊娠以剖宫产为宜。如已临产，宫口近开全，可行阴道助产。剖宫产以硬膜外麻醉为好。术中注意胎儿娩出时不宜过快，术后腹部加压沙袋。术时及术后补液速度要慢，限制液体入量，术后用广谱抗生素预防感染。

（三）脑出血

原则是改善脑缺氧，控制脑水肿，适当降低过高的血压，防止并发症及加强护理。①保持安静，头部置冰帽或冷敷，吸氧，适量应用冬眠药物。②快速脱水，快速静脉滴注20%甘露醇250 mL，2~4次/日，或者呋塞米（速尿）20~40 mg静脉推注，或者地塞米松10~20 mg静脉推注，降低毛细血管通透性，也可降低颅压。③请神经外科共同处理。大片灶性脑出血可在神经外科密切配合下行紧急剖宫产；结束妊娠后随即行开颅术，清除血肿，减压，引流，则有挽救生命的希望。④应用抗生素防止感染。⑤产前、产后禁用催产素，以防止血管收缩加重脑出血。另外加强支持疗法及严格执行昏迷患者的护理。

（四）产后血液循环衰竭

本病治疗中大量应用利尿药时及急性肾功能衰竭之多尿期，均应注意大量失钠（多于失水）而引起周围循环衰竭，亦即低钠综合征，应立即补充钠离子。3%氯化钠300 mL，缓慢静脉滴注，或快速静脉滴注生理盐水，常收效。必要时加用氢化可的松100 mg静脉滴注，每6 h 1次，可用2~3次。

（五）溶血、肝酶升高及血小板减少综合征处理

（1）积极治疗子痫前期、子痫：解痉、扩容（可用晶体及白蛋白）、降压、防止子痫发生。

（2）控制出血：补充凝血因子不足，输新鲜血、新鲜冷冻血浆、纤维蛋白原等。

（3）抗血栓：小剂量阿司匹林、少量肝素、双嘧达莫（潘生丁）、抗凝血酶Ⅲ。

（4）应用糖皮质激素：地塞米松10 mg/12 h静脉推注，产后继续用至血小板大于100×10^9/L，乳酸脱氢酶下降。

（5）补充血小板：术前血小板低于50×10^9/L应输血小板。

（6）必要时透析。

（7）尽早终止妊娠：多数学者主张一旦确认溶血、肝酶升高及血小板减少综合征，应立即终止妊娠，宜在全麻下行剖宫产术，术中放置引流条，产后注意肾衰及出血。亦有学者主张根据患者病情、胎儿成熟度，经短暂治疗无效再终止妊娠。经保守治疗有发生以下情况的危险：胎盘早剥、弥散性血管内凝血、急性肾衰、肝被膜下出血、肺水肿、胎儿及孕妇死亡。

八、预防与健康教育

（1）对高危孕妇加强重视，加强孕期保健和健康教育，提高孕妇自我保健意识，规范产前检查，加强产前保健监测及记录，充分利用一切预测方法及预防措施，早发现，并及时做出正确处理。

（2）妊娠期适当补钙能通过一定机制预防血压升高，钙的摄入与高血压发病呈反比，并有利于防止早产的发生。日常工作中要指导孕妇合理饮食与休息，孕妇应进食富含蛋白质、维生素、铁、钙、镁、硒、锌等微量元素的食物及新鲜蔬果，减少动物脂肪及过量盐的摄入，但不限制盐和液体摄入。

（3）预测方法有血管紧张肽Ⅱ注射试验、翻身试验、尿酸水平、钙代谢、尿激肽释放酶排泄量、氧化增强标志物、免疫因子、胎盘肽、子宫动脉多普勒超声血流速率、平均动脉压、血液流变学等可参考应用。

第七章 妊娠期肝内胆汁淤积症

一、定义

妊娠期肝内胆汁淤积是一种妊娠期常见的、严重的妊娠并发症,临床上以皮肤瘙痒、黄疸、产后症状消失及病理学显示胆汁淤积为特征。

二、病因与发病机制

1883年,Ahlfeld首次提出该病的存在,直到1970年以后人们才普遍接受ICP的概念:是一种严重的妊娠并发症,以妊娠中、晚期出现黄疸为特点,早产率及围生儿死亡率高。1976年,Reid明确指出,ICP的早产及胎儿窘迫是危及胎儿的重要因素。

目前,ICP确切的发病原因尚未阐明。大量基础研究、流行病学及临床资料表明,ICP的发病可能是有遗传易感性的妇女,在环境因素的作用下,妊娠时雌激素和孕激素的代谢异常,出现了肝内胆汁淤积。ICP的发病机制目前主要有以下5种学说。

(一)以雌、孕激素发病学说为主的内分泌学说

其原因可能是患者对雌、孕激素作用过度敏感,或肝脏缺乏处理后的儿茶酚胺氧化甲基转移酶。

在妊娠期,随着雌、孕激素的增加,雌激素可引起逆行的胆汁淤积,而孕激素水平的增高也可加强雌激素的作用,使胆管系统通透性发生改变,Na^+及K^+-ATP酶活性降低、细胞膜液态流动性降低、激素和胆汁酸代谢异常、肝脏蛋白质合成改变等引起胆汁淤积。胆汁在毛细血管的排泄发生障碍,血液中胆红素升高,皮肤出现黄疸。另外胆汁淤积后,胆汁黏稠度增加,胆酸排泄受阻形成胆栓,引起血液中胆酸浓度明显增高,胆酸积聚于皮下,刺激皮肤感觉神经末梢引起瘙痒。

研究发现,ICP患者血中雌、孕激素,胆汁酸的代谢产物与正常妊娠妇女对照有明显差异,但血清胆汁酸升高对于ICP为非特异性的。有些患者可较正常值升高10~100倍,尤其以胆汁酸浓度升高更为明显,且母血胆汁酸浓度与脐血胆汁酸浓度具有相关性。

(二)遗传因素

传统的遗传模式研究发现,ICP的亲代遗传可能是按孟德尔优势遗传模式进行的。

ICP的发病呈现出地区与人群分布的明显差异。在不同的人种中ICP表现出不同的发病率,目前所知的发病率最高的种族为智利阿劳干人,属于印第安后裔(28%)。对英国伯明翰南部人群进行流行病学调查,发现当地的亚洲后裔比白种人发病率明显偏高。

Eoranta等对56例ICP患者的直系亲属进行了调查,发现ICP患者的亲属中其姐妹和母亲发生ICP的比例分别为9%和11%,比当地非ICP患者家属的患病率明显升高。

(三)硒缺乏学说

ICP患者血清及血浆硒浓度和谷胱甘肽过氧化物酶(GSH-Px)的活性均低于健康孕妇。由此推测,

可能由于患者血硒水平降低，以及硒代谢增加，导致 GSH-Px 活性降低，抗氧化能力降低，加之胎盘组织雌激素负荷增加，导致氧自由基形成，破坏肝细胞膜，从而降低胆汁的排泄。

（四）免疫因素

近年来国内外的研究表明，ICP 患者体内 Th_1/Th_2 型细胞因子平衡已由 Th_2 向 Th_1 方向偏移，细胞免疫功能增强，导致胚胎组织被母体排斥。

ICP 患者的胎盘产生过多的肿瘤坏死因子-α（TNF-α）和干扰素，可进入母体循环，并通过以下途径参与 ICP 的发病：损伤肝脏、破坏母-胎免疫平衡、过氧化损伤、胎盘滋养细胞产生和分泌的 TNF-α，以旁分泌或自分泌的方式促进胎盘组织雌激素的合成和分泌。

研究发现，ICP 患者血清中 IgG 水平下降，说明 IgG 类封闭抗体减少导致免疫保护作用减弱，从而发生异常免疫反应。

（五）环境因素

环境及营养因素可能会增加孕妇发生 ICP 的危险性。经产妇再次发生 ICP 的概率小于 70%，ICP 冬季比夏季的发生率要高。在智利的一项流行病学调查发现，ICP 患者体内血浆硒与锌的浓度明显低于正常妊娠者。

三、临床表现

本病发病率平均小于 1%，但其发病受种族和遗传因素的影响。ICP 因不同国家、地区及种族发病率差异较大。国内的发病率为 0.3%~4.4%。本病多发生于妊娠后 3 个月（平均为妊娠 31 周）。

（一）瘙痒

常是首发症状，开始表现为间断性瘙痒，随后可发展为持续性瘙痒。瘙痒程度不一，腹部是最早发病部位，可发展至躯干和四肢，严重者可发展至全身，再次妊娠仍可复发。瘙痒的原因是胆汁淤积，胆盐刺激感觉神经末梢所致。

（二）黄疸

20%~50% 的患者可在瘙痒发生后数日至数周内出现黄疸，也有部分病例同时伴随瘙痒发生，可持续整个妊娠期，于分娩后数周消退，黄疸常在再次妊娠时复发。黄疸程度通常较轻，有时仅为巩膜轻度黄染。

（三）其他症状

50% 的患者可因高胆红素血症而出现尿色变深，由于肠道中胆汁酸减少，脂肪吸收不良，粪脂肪排泄增加，20% 的患者可出现脂肪泻，也可影响脂溶性维生素的吸收。极少数人可发生失眠、情绪改变、倦怠、乏力、消化不良、食欲减退，及恶心、呕吐等。

四、实验室检查

（一）血清胆汁酸

胆汁酸是胆汁中胆烷酸的总称，人类的胆汁酸主要有两种，胆酸及鹅去氧胆酸。在肝细胞损伤或肝脏分泌功能下降时，胆汁酸排泄不畅而在血液中积聚。ICP 患者血清总胆汁酸（TBA）水平显著升高，可增至相同孕周正常孕妇的 5~8 倍，其增高幅度和异常发生率高于血清氨基转移酶和胆红素的变化，是诊断 ICP 的敏感性指标。

（二）肝功能的测定

（1）丙氨酸氨基转移酶（ALT）和天冬氨酸氨基转移酶（AST）：血清 ALT、AST 变化是肝细胞损害的敏感指标，有报道认为，20%~80%ICP 患者的 ALT、AST 水平升高，多数呈轻度升高，一般不超过正常上限的 4 倍，仅个别可增高 10 倍。以 ALT 水平升高来诊断 ICP 的灵敏性仅次于血清总胆汁酸。

（2）80% 以上患者碱性磷酸酶（AKP）中度升高，但波动范围较大，其改变与妊娠 20 周后胎盘产生的同工酶有重叠现象，故该测定对 ICP 的诊断无明显价值。

（3）多数研究显示，正常孕妇血清胆红素降低，与妊娠期血液稀释有关。ICP 患者血清胆红素升高，报道升高比例为 20% ~ 66% 不等。

（4）一般来说，血清清蛋白/球蛋白（A/G）比值下降，提示肝功能受损，血清清蛋白/球蛋白比值倒置，多见于肝脏损伤严重，病变范围较大者。正常妊娠时血清清蛋白较非孕时降低 25%，球蛋白则持平，因而导致血清清蛋白/球蛋白比值降低。

但有报道显示，ICP 孕妇血清清蛋白、球蛋白水平与正常孕妇无显著差异。

五、组织病理学检查

组织病理学检查为非特异性。肝脏活组织检查可见轻度非特异性胆汁淤积、胆小管扩张、肝实质染有胆色素而无肝细胞的损伤。

六、诊断

主要依据临床表现，实验室检查，并排除相关疾病，如急性病毒性肝炎、妊娠合并胆总管结石、妊娠期急性脂肪肝溶血、妊娠期药物性黄疸、低血小板计数综合征和药物中毒史。

（一）诊断标准

（1）伴或不伴黄疸的全身瘙痒，常起病于孕 28 ~ 32 周，亦有早于 12 周者，常最先发生于手掌和脚掌，可波及全身，无原发性皮疹。

（2）黄疸，发生在瘙痒后 2 周左右，发生率为 20%，黄疸程度较轻。

（3）符合胆汁淤积的生化异常，AST、ALT、胆汁酸、胆红素等均可出现轻至中度升高。

（4）分娩后缓解。

（二）分度标准

（1）轻度：血清胆红素小于 21 μmol/L，直接胆红素小于 6 μmol/L，ALT 小于 250 U/L，AST 小于 250 U/L。

（2）重度：血清胆红素大于 21 μmol/L，直接胆红素大于 6 μmol/L，ALT 大于 250 U/L，AST 大于 250 U/L。

七、治疗

原则为对症治疗，减轻瘙痒。轻者局部应用具有润滑和止痒作用的洗剂，如炉甘石洗剂或含有 0.125% 薄荷成分的润滑剂。

（一）考来烯胺（消胆胺）

考来烯胺为一种强碱性离子交换树脂，在肠腔内与胆汁酸紧密结合，形成不被吸收的复合物，从粪便中排泄，从而阻断胆汁酸的肝肠循环，降低血清中胆汁酸的浓度。用法：每次 4 g，每天 2 ~ 3 次，能减轻瘙痒症状。因该药同时具有抑制小肠对维生素 K 的吸收，易引起孕产妇出血，故在口服考来烯胺的同时，需补充维生素 K 和其他脂溶性维生素。

（二）熊去氧胆酸（ursodeoxycholic acid，UDCA）

熊去氧胆酸是一种亲水性的胆酸，近年来，国外学者已将其列为治疗 ICP 的一线药物。本品作用机制有以下 3 个方面：①熊去氧胆酸通过改变其亲水性，从而改变了胆汁酸池中胆汁酸总的分布，有利于清除胎儿血液循环中的胆汁酸。②熊去氧胆酸替代肝细胞膜上毒性较大的疏水性胆汁酸，而起到保护肝细胞的作用。③刺激胆汁分泌，降低肝细胞中胆汁酸的浓度。

Serrano 等研究表明，熊去氧胆酸不仅降低母体的肝酶和胆汁酸水平，而且还有修复胎盘滋养细胞，将胆汁酸从胎儿体内输送至母体血液循环的功能。推荐剂量为 15 mg/kg，连用 3 周，能有效地缓解 ICP 的瘙痒症状和改善生化异常指标。熊去氧胆酸起效快于考来烯胺，并且控制瘙痒作用持久。熊去氧胆酸对母婴具有安全性，不仅可以缓解瘙痒，还可以降低胎儿早产率和死亡率。

（三）地塞米松

Hirvioja 等研究发现，20 mg/d 的地塞米松，连用 6 天，可以降低雌激素水平，从而缓解瘙痒症状。

（四）S-腺苷蛋氨酸（SAM）

能有效地缓解妊娠期肝内胆汁淤积的瘙痒症状，降低血中胆酸和转氨酶的浓度，取代胆汁淤积时在胆汁酸池蓄积的鹅去氧胆酸、石胆酸等，可抑制与细胞膜结合的胆固醇和磷脂的溶解，达到保护肝细胞的目的，从而降低 ALT、AST 等。补充外源性 S-腺苷蛋氨酸，有助于受损的肝细胞功能的恢复。临床观察发现，S-腺苷蛋氨酸能有效地缓解妊娠期肝内胆汁淤积的瘙痒症状，降低患者血中胆汁酸及转氨酶的浓度。

（五）紫外线 B（UVB）照射

严重病例可应用 UVB 照射。Zoberman 和 Wong 研究发现，3～5 天/周的 UVB 照射可以有效地缓解瘙痒。

（六）抗组胺药

有辅助治疗的作用，只作为替代疗法。

（七）其他

国内研究报道，以茵陈为主药的中药组方治疗 ICP 有良好疗效，同时加强胎儿监护，如定期进行无应激试验（NST）、胎儿心电图、脐动脉血流图、B 超等检查，若发现异常及时终止妊娠、加强新生儿监护、预防产后出血等。

八、对妊娠的影响

产后几天内迅速好转，再次妊娠的复发率极高。产后口服避孕药和再次妊娠可诱发本病。

（一）对孕妇的影响

（1）ICP 患者血中胆红素升高，皮肤可出现黄疸。

（2）高浓度胆汁酸积聚于皮下，刺激皮肤感觉神经末梢引起瘙痒。

（3）由于肝内胆盐向肠道分泌不足，维生素 K 吸收下降，使肝脏合成凝血因子 Ⅱ、Ⅶ、Ⅸ 减少，容易导致产后出血。

（二）对胎儿的影响

ICP 对胎儿的影响较大，可导致早产、胎儿窘迫及胎死宫内等，使围产儿发病率、病死率及早产率增高，属于高危妊娠范围。

1. 早产

早产是 ICP 围产儿病死率的原因之一，可能有以下 4 种因素的综合结果：①胎儿对类固醇物质代谢障碍。②母儿高水平胆汁酸刺激前列腺素释放，诱发早产。③胆汁酸可激活子宫肌细胞催产素受体路径，使子宫肌纤维对催产素的敏感性增加，从而导致早产。④胆汁酸在胎盘绒毛间隙沉着导致绒毛间腔狭窄，胎盘灌流量减少，使子宫平滑肌敏感性增加，从而导致早产。

2. 胎儿窘迫及围产儿死亡

据国外资料统计，胎儿窘迫，羊水粪染的发生率为 27%～77.8%，其胎儿死亡率也很高，为 0.3%～13.4%。

目前多数学者认为，ICP 胎儿死亡或产时胎儿窘迫可能是胎儿急性缺氧的结果。国内外学者认为，高浓度的胆汁酸血症可引起胎盘绒毛表面的血管痉挛，血管阻力增加，流经胎盘间隙的氧合血流量明显降低，导致胎儿灌注及氧交换急剧下降而引起胎儿窘迫。

高浓度的胆汁酸通过胎盘进入胎儿体内，通过其细胞毒作用破坏线粒体膜，产生氧自由基，出现呼吸链功能障碍和胎儿对氧的利用障碍。另外，ATP 产生下降，胎儿维持生长代谢的能源物质减少，代谢旺盛的重要器官，如肝脏、肾上腺等功能减退；类固醇激素和皮质醇的生成下降。

第八章 妊娠合并症

第一节 妊娠合并风湿性心瓣膜病

风湿性心脏病简称风心病。据统计,风湿性心脏病是妊娠妇女获得性心脏病中最常见的一种。妊娠后对血流动力学改变的耐受性与瓣膜性心脏病的分型有显著的关系。临床的处理也因瓣膜病变本身的严重程度而需小心的个体化处理。同样患者的耐受性也与妊娠的时期相关。药物及介入性治疗的风险性需谨慎考虑母亲及胎儿的并发症。

近十年,西方国家由于风湿热发病率的显著下降使慢性风湿性瓣膜病的流行情况也同步地减少。然而,在很多发展中国家风湿热仍然是地方性的主要流行性疾病。2004年报道的一项巴基斯坦农村调查其发病率为5.7‰;而在生育期妇女其发病率在8‰~12‰。在西方国家,瓣膜性心脏病是继先天性心脏病居第二位的最常见的妊娠合并心脏病,而在大多数发展中国家为位居第一的最常见的妊娠合并心脏病。在中国,已有一些发达地区的医院报道先天性心脏病已跃居妊娠合并心脏病的首位。

一、二尖瓣狭窄

(一)病理生理

妊娠血流动力学的改变使狭窄瓣膜的血流增加,心排血量增加,妊娠后心动过速使舒张充盈期缩短,跨瓣压差显著的增加,狭窄瓣膜上方的房室腔压力负荷增加。因此,二尖瓣狭窄患者对妊娠期血流动力学改变的耐受性较差。特别自妊娠的中期(第二个孕季)开始,妊娠生理的改变可使心排血量增加30%~50%。分娩后下腔静脉压力的减低,继发性的胎盘血流改变和子宫的收缩,均使心脏的前负荷增加。在妊娠期,二尖瓣狭窄的患者在瓣膜性疾病中耐受性最差。

(二)临床表现

1. 症状

(1)呼吸困难:妊娠期间最常出现的早期症状为劳力性呼吸困难,端坐呼吸和阵发性夜间呼吸困难,甚至出现肺水肿。

(2)咯血:二尖瓣狭窄妊娠患者的常见症状,咯血后肺静脉压减低,咯血可自止。

(3)咳嗽:平卧时干咳较常见,妊娠中、晚期症状明显。

2. 体征

重度二尖瓣狭窄的妊娠患者常有"二尖瓣面容",心尖冲动点和心界向左上外移,心率增快,心尖区可闻第一心音亢进和开瓣音,心尖区有低调的"隆隆"样舒张中晚期杂音。

(三)超声心动图检查

二尖瓣狭窄严重程度的参考值采用二维超声心动图平面法测量二尖瓣的面积。多普勒二尖瓣面积测量采用的压力半时间法容易受负荷的情况影响,因此,在妊娠期特别容易受到影响。新近的临床报道提示压力半时间法仍可在妊娠妇女中应用。

超声心动图检查中应同时关注其他瓣膜的损害。功能性的三尖瓣反流、主动脉瓣关闭不全是二尖瓣狭窄常合并的病变,通常不需特殊的处理。相反风湿性的主动脉狭窄会加重血流动力学的影响,降低患者的耐受性。

经食管心脏超声心动图检查应避免作为妊娠患者的首选方法,而主要应用在经皮二尖瓣成形术前的评估,判别有否左房反流和血栓的存在。

(四)治疗原则

1. 药物治疗

已出现症状或根据超声多普勒检查收缩期肺动脉压大于 50 mmHg 的重度二尖瓣狭窄的女性建议使用 β-受体阻滞药。选择性的 β-受体阻滞药例如阿替洛尔或美托洛尔应优先选择使用,因其更能降低因子宫收缩作用造成的危险。β-受体阻滞药的剂量应根据心率、心功能及超声多普勒二尖瓣平均跨瓣压差,收缩期肺动脉压而进行调节。通常胎儿对 β-受体阻滞药的耐受性较好,然而产科和儿科的人员应了解在分娩期间使用 β-受体阻滞药具有新生儿心动过缓危险的可能性。β-受体阻滞药同时具有降低房性心律失常的危险性。电转复可作为选择性的治疗措施,对胎儿也是安全的。

地高辛对仍然为窦性心律的二尖瓣狭窄患者无益处,除非合并左室或右室心功能不全。重度二尖瓣狭窄的患者可突发急性肺水肿和快速心房纤颤,特别在妊娠的中、晚期更易发生。静脉使用洋地黄(地高辛)可以减慢房室结的传导作用。如果 β-受体阻滞药或钙拮抗剂使用受限制可选择静脉或口服胺碘酮。

对阵发性或持续性的房颤患者,不论二尖瓣狭窄的严重程度,抗凝治疗都是需要的。维生素 K 拮抗剂在妊娠中,晚期的使用是安全的。在孕 36 周或计划终止妊娠(分娩)期应给予肝素作为替代,在第一孕季使用维生素 K 拮抗剂可致胚胎病理改变或胎儿出血。

β-受体阻滞药使用后仍出现气促和充血性心力衰竭时,应加用襻利尿剂。剂量应逐渐增加以避免血容量的过度减少。

对二尖瓣狭窄耐受性较好,心功能在 NYHA Ⅰ~Ⅱ级,收缩期肺动脉压持续低于 50 mmHg 的孕妇,经阴道分娩通常是安全的。硬膜外麻醉通常可减轻分娩时固有的血流动力学负荷。β-受体阻滞药的剂量应根据分娩和产后早期的心率合理地调整。在分娩期间,最好选择半衰期短的 β-受体阻滞药。心脏病学专家,产科医生和麻醉师应共同紧密合作为患者设定一个安全的分娩模式。

2. 瓣膜的介入治疗

尽管已进行了药物治疗仍持续明显气促,有充血性心力衰竭的体征和伴有肺水肿高度危险的患者,在分娩过程中或产后早期,存在对母亲和新生儿生命的威胁;根据国外的报道和指南应考虑在妊娠期间对瓣膜做介入性的干预,在分娩前减轻二尖瓣狭窄的程度。在行经皮二尖瓣成形术的过程中,胎儿的心脏监测无胎儿宫内窘迫的体征,放射量保持在非常低的水平,不可能对胎儿造成短期甚至长期的后果。

经皮二尖瓣成形术存在血栓性栓塞的风险,但罕有发生;瓣叶撕裂的创伤性二尖瓣反流是最严重的并发症,发生率约为 5%,其后果对妊娠患者特别严重。重度的、急性的二尖瓣关闭不全造成血容量和心排血量的增加,患者不能耐受,需行紧急的瓣膜外科手术。但又必然对胎儿造成很大的风险。经药物治疗后症状不能缓解的妊娠患者的预后不良,但经皮二尖瓣成形术对妊娠患者带来的益处超越了它的风险。

二、主动脉瓣狭窄

(一)临床表现

1. 症状

呼吸困难、心绞痛和昏厥为典型主动脉瓣狭窄常见的三联征。①呼吸困难:劳力性呼吸困难为常见首发症状；进而可发生阵发性夜间呼吸困难、端坐呼吸和急性肺水肿。②心绞痛：常由运动诱发，休息后缓解。③昏厥：多发生于直立、运动中或运动后。

2. 体征

在主动脉瓣区可听到响亮粗糙的收缩期杂音，向颈动脉及锁骨下动脉传导，主动脉瓣区第二音减弱。

重度的风湿性主动脉瓣狭窄在年轻的患者中不多见。妊娠前没有症状的患者在妊娠中发生严重症状的情况也不多。相反，伴有症状的重度主动脉瓣狭窄患者则面临母亲与胎儿的高风险。

（二）超声心动图检查

主动脉瓣狭窄的严重程度可使用连续多普勒测定方式计算主动脉瓣的面积。瓣膜的面积小于 $1.0~cm^2$ 为重度或最好采用小于 $0.6~cm^2/m^2$ 体表面积来测定主动脉狭窄程度。用主动脉瓣平均跨瓣压差判断主动脉瓣狭窄程度不太可靠，因为容易受心排血量的影响。在妊娠的特殊情况下，用主动脉瓣平均跨瓣压差容易过高估计主动脉瓣狭窄的程度。然而平均跨瓣压差的估算是非常重要的，因为它与预后的评价相关。

（三）治疗原则

平均主动脉跨瓣压差持续小于 50 mmHg 妊娠期无症状的患者通常预后较好，只需密切随访。无论主动脉瓣狭窄的病因是什么，通常在经阴道分娩的过程中需要密切的监护。因为周围血管阻力减低对患者存在危害，硬膜下麻醉必须小心，诱导麻醉过程要慢，应避免行蛛网膜下隙阻滞麻醉。有些作者建议，对重度主动脉瓣狭窄的病例实施剖宫产以避免突然增加动脉压和心排血量，并缩短分娩的间期。

对严重呼吸困难的患者应给予利尿剂，重度主动脉瓣狭窄的患者尽管经积极的药物治疗，但症状显著（心功能在 NYHA Ⅲ至Ⅳ级）或存在充血性心力衰竭的体征，在妊娠期间应考虑介入治疗以减轻主动脉狭窄。PBAV 可以使主动脉瓣的功能获得暂时的改善，使患者安全地度过围生期，把主动脉瓣置换的时间延迟至分娩以后。如果在妊娠期间必须行主动脉瓣球囊成形术，应参照妊娠期经皮二尖瓣成形术采取保护措施以减少放射线的影响。这个手术应严格限制在有丰富经验的医学中心进行。

三、左室反流性心瓣膜病

（一）病理生理

妊娠期间血容量和心排血量进行性地增加，使主动脉瓣或二尖瓣关闭不全患者瓣膜的反流量增加。然而，由于其他的生理性改变，例如，心动过速和系统动脉阻力的减少都可以增加前向的射血容积，是部分地代偿瓣膜反流的后果。

能较好耐受妊娠的重度瓣膜反流的患者证实多为慢性、左心室扩张但仍保留左心室功能的患者，但急性的反流患者不能耐受。但风湿性瓣膜病的患者很少发生急性的反流。（除外风湿性瓣膜病并感染性心内膜炎，或经皮二尖瓣成形术瓣叶撕裂的创伤性二尖瓣反流。）

（二）临床表现

应注意慢性主动脉或二尖瓣关闭不全妊娠患者的充血性心力衰竭症状或体征。既往已发现反流性杂音的妊娠患者在产前的随访中最常见。二尖瓣关闭不全患者在妊娠期间房性期前收缩会增加，每搏输出量增加使脉搏波增大，主动脉瓣反流的体征不典型。

（三）超声心动图检查

超声心动图检查原理在各种反流性心脏瓣膜病都是一样的。由于妊娠期间的血流动力学的特殊性，应用定量多普勒超声心动图评估瓣膜反流量和有效反流面积优于其他的定量方法。妊娠期间血容量的增加使左心室轻度扩大，要计算左心室的直径时应给予考虑。

（四）治疗原则

大多数无症状的重度二尖瓣或主动脉关闭不全者可不需使用药物治疗。当出现严重充血性心力衰竭的症状或体征时，特别在妊娠的晚期，使用利尿剂和血管扩张药可以改善患者在妊娠期间的耐受性。但血管紧张素转换酶抑制药和血管紧张素受体拮抗剂在整个妊娠期间都是禁用的。妊娠期间最常用的血管扩张药是硝酸酯类。

有进行性气促或心力衰竭症状体征的患者，应给予药物治疗。但是妊娠期间应尽量避免外科治疗。人工心肺体外循环对胎儿有高度的风险性。在妊娠期间，包括产后的围生期，反流性心瓣膜病患者的预后是良好的，心脏外科对患者显然是不合适的。

大多数合并反流性瓣膜病甚至出现过心脏衰竭症状的患者都可以行阴道分娩。治疗的方法同样适用于产后的患者。分娩后如需要行瓣膜的置换术，瓣膜物质的选择应重点衡量机械瓣的使用年限而不需考虑抗凝治疗对妊娠结果的风险。

极少数瓣膜反流合并重度左室功能不全（EF小于40%）且不能耐受妊娠的患者，应尽早考虑终止妊娠。

四、三尖瓣疾病

（一）病理生理

风湿性三尖瓣疾病不会独立存在，通常合并二尖瓣狭窄。根据反流本身的程度和肺动脉压的水平，三尖瓣的反流可导致右房及静脉压的增加。据统计，三尖瓣关闭不全的患者较三尖瓣狭窄多见。三尖瓣狭窄可形成三尖瓣的跨瓣压差，使右房压力增加，心排血量减少。

（二）临床表现

三尖瓣反流性收缩期杂音通常可在二尖瓣狭窄的患者中同时听到，但大多数的患者是功能性的相对性的反流。依靠听诊做出三尖瓣狭窄的诊断通常较困难。具有右心衰竭的典型体征而左心衰竭的体征相对较轻的患者应高度警惕三尖瓣疾病的存在。

（三）超声心动图检查

二维超声心动图可以显示瓣叶增厚，通常还伴有运动减弱，腱索增粗。根据这些改变，可以使风湿性的三尖瓣与功能性的三尖瓣反流相鉴别，功能性的三尖瓣反流通常更加常见，其瓣叶与腱索都是正常的。

反流或狭窄的程度依据心脏的负荷情况，如果平均跨瓣压差超过5 mmHg，三尖瓣狭窄的程度被认为是显著的。如果血容量和心排血量增加，三尖瓣反流的程度可能会被过度估计，因此在妊娠期间要准确评估右心瓣膜病的程度会比较困难。血流动力学的评估只能根据右心衰竭的临床特征表现。

（四）治疗的原则

利尿剂适用于具有充血性心力衰竭临床体征的患者。与二尖瓣狭窄相同，β-受体阻滞药对三尖瓣狭窄的患者同样有效。然而，在充分的药物治疗下，心力衰竭的症状体征仍然存在的患者应考虑行瓣膜介入治疗，其处理与单纯二尖瓣狭窄的治疗方法相同。

对于非妊娠的伴有重度风湿性三尖瓣疾病的患者，不宜单行经皮穿刺二尖瓣成形术，而应行二尖瓣及三尖瓣联合瓣膜外科手术。然而，在这些妊娠特殊患者，相对外科手术期间心肺体外循环对胎儿的风险，经皮穿刺瓣膜成形术可给予考虑。当合并重度三尖瓣狭窄时，可以考虑行单纯二尖瓣或联合二尖瓣和三尖瓣经皮球束成形术。

五、胎儿的预后

妊娠合并风湿性心脏病已有大量的报道，发病率相对较高的新生儿并发症有：胎儿发育迟缓，早产，低体重儿。母亲心功能分级在新生儿并发症的风险中有决定性的意义。这些并发症主要见于心功能（NYHA）Ⅲ级或Ⅳ级的妊娠患者中。

第二节 妊娠合并先天性心脏病

妊娠妇女合并先天性心脏病的发病率和绝对数都在增加。在我国发达地区，风湿性心脏疾病在年轻人逐渐减少，更多伴有复杂性先天性心脏病的婴儿和儿童在外科手术后能存活至生育年龄。据北京某医院报道，1973—2002年，妊娠期心脏病主要为先天性心脏病和心脏瓣膜病，风湿性心脏病与先天性心脏病之比在前后3个10年组分别为4∶1、1∶2和1∶2.24。大多数简单的非发绀的心脏缺损患者在妊娠期间可无特殊症状。许多来自缺乏医疗检查手段地区的妇女既往没有被疑诊为心脏的缺损，通常都在妊娠期间首次被发现。先天性心脏病修复手术后的问题往往也在妊娠期间发生。

房间隔缺损修补术后仍可以发生心律失常，非限制性的室间隔缺损修复术后，肺动脉血管病变仍然进展。大多数存活患者在妊娠过程中需考虑心血管的储备，患者生长发育速度可能超过缺损补片或人工瓣膜的范围，肺动脉高压的出现，心律失常和传导系统的缺陷。

妊娠期间的血流动力学改变可以使先天性心脏病患者的心脏情况恶化，患者的预后与心脏功能级别相关（NYHA 分级），与疾病的特点和原先的心脏外科手术相关。

最高危的情况包括如下：①肺动脉高压。②重度左室流出道梗阻。③发绀的心脏病，血栓栓塞又是高危妊娠的风险之一。

（1）高危患者的处理：先天性心脏病的高危患者不推荐妊娠，如果发现妊娠应劝告终止，因为母亲的风险非常高，死亡率为8%～35%。高危患者应严格限制体力活动，如果发生症状应卧床休息。如被证实存在低氧血症应给予氧疗。患者应在第2个孕季末住院，给予低分子肝素皮下注射，以预防血栓栓塞。发绀性的先天性心脏病患者，血氧饱和度的监测十分重要。血细胞比容和血红蛋白的水平影响血氧饱和度的指标，妊娠期间血液的稀释使低氧血症的指示不可靠。

（2）低危患者的处理：只有轻或中度分流而没有肺动脉高压或只有轻或中度瓣膜反流，轻或中度左室流出道梗阻的患者能较好地耐受妊娠。即使中重度的右室流出道梗阻（肺动脉狭窄），妊娠也能很好地耐受，妊娠期间很少需要介入的治疗。

大多数早期已行外科纠正手术但仍然有固定心脏缺损的患者需要使用超声心动图做临床评估。低危的患者需在每个孕季做心脏评估的随访，胎儿先天性心脏病的评估需要使用胎儿超声心动图。

妊娠合并先天性心脏病患者的心律失常：大多数先天性心脏病患者右心房和（或）心室的压力、容积增加，使10%～60%的患者发生心律失常，特别是室上性心律失常。妊娠期间由于生理的改变，可以影响抗心律失常药物的吸收、排泄和血浆的有效浓度。

当需要使用抗心律失常治疗时，地高辛通常是被首选的药物，但实际并不真正有效。奎尼丁、维拉帕米和β-阻滞药曾被长期用于母亲和胎儿室上性和室性心律失常的治疗，且无致畸影响的证据。胺碘酮是有效的抗心律失常药物，只限于其他抗心律失常药物失败时使用，并在最低的有效剂量范围内应用。所有抗心律失常药物都有心肌收缩抑制的作用。左或右心功能不全患者应谨慎使用。持续快速的心律失常可使胎儿发生低灌注，如母亲胎儿的耐受较差，可使用直流电转复为窦性心律。如心动过速发生时血流动力学的耐受性较好，可尝试使用药物治疗。

胎儿的评估：患有先天性心脏病的每一个妊娠母亲都应接受胎儿心脏评估。因为胎儿先天心脏病的发生率风险在2%～16%。早期的胎儿心脏缺陷诊断（孕24周前）很重要，可以使终止妊娠成为可能，以保证优生优育的利益。确定胎儿预后的两个主要的因素是母亲的心功能级别和发绀的程度。当母亲的心功能为Ⅲ～Ⅳ级或属高危的疾病分类，尽早分娩通常是理想的选择。发绀的妊娠患者必须做胎儿生长的监测，胎儿通常在足月妊娠前发育迟缓或停止发育，新生儿的存活率在孕32周后较高（95%），后遗症的风险较低。因此如果妊娠大于或等于32周患者的分娩应尽快给予处理。在孕28周前胎儿的存活率较低（小于75%），存活新生儿颅脑损伤的风险较高（10%～14%），应尽可能地推迟分娩。

分娩的时间和方式：孕28～32周患者分娩方式的选择需慎重，必须实施个体化。

大多数患者适宜在硬膜外麻醉下自行分娩，以避免疼痛的影响。高危的患者应施行剖宫产，使血流动力学保持较稳定。常规和硬膜下麻醉心排血量增加不多（30%），低于自行分娩的过程（50%）。然而，孕龄较短的引产常失败或时间很长。如需行心脏外科手术的患者，应在心脏外科前即先行剖宫产。分娩过程应给予血流动力学和血气的监测。

一、房间隔缺损

房间隔缺损（简称ASD）根据解剖病变的不同，可分为以下类型：继发孔（第二孔）未闭和原发孔

（第一孔）未闭。

继发孔（第二孔）未闭的缺损位于房间隔中部的卵圆窝为中央型，又称卵圆孔缺损型，缺损位置靠近上腔静脉入口处为上腔型又称静脉窦型；缺损位置较低，下缘阙如，与下腔静脉入口无明显分界，称下腔型。继发孔未闭是ASD中最多见的类型，其中卵圆孔缺损在临床上最常见。

原发孔（第一孔）未闭又可分为单纯型、部分性房室隔缺损，完全性房室隔缺损和单心房四型。

ASD是最常见的先天性心脏缺损，而且不少患者到成年才被发现，女性发病是男性的2～3倍。部分患者在妊娠期间因肺动脉血流杂音增强并经心脏超声检查后被发现。

大多数无房性心律失常或肺动脉高压的ASD患者都能耐受妊娠。妊娠期间心排血量增加对左向右分流患者右心容量负荷的影响可由周围血管阻力的下降而得到平衡。妊娠期间，存在显著左向右分流的患者发生充血性心力衰竭的也不多。

ASD患者对急性失血的耐受性较差。如果发生急性失血，周围的血管收缩，外周静脉回到右房的血容量减少，从而使大量的血液从左房向右房转流。这种情况可以在产后出血期间发生。

逆行性栓塞是ASD罕见的并发症。大多数ASD患者通过静脉对比剂超声心动图检查可见到右向左的细小分流，但仍然以左向右分流的特殊形式进入循环。偶然，ASD患者妊娠期间会出现卒中症状。卵圆孔未闭（PFO）可见于大约1/4的正常心脏。经PFO逆行的栓塞作为卒中病因的报道逐渐增多。经验性使用阿司匹林可以预防血栓形成，而且对胎儿无害。ASD的患者应长期接受静脉血栓的预防治疗。

ASD的年轻女性患者很少发生肺血管阻力升高和肺动脉压升高。据近30年的报道，ASD患者肺动脉压力大于50 mmHg的患者仅占7%。原发性肺动脉高压年轻女性患者有时会合并继发孔缺损的ASD，这些患者在出生后肺动脉血管阻力一直保持很高，因此从不会发生左向右的分流，右心室腔也没有扩张。这些患者的体征、症状和预后与原发性的肺动脉高压患者相同。由于心房的缺损为右心室提供另一个排出通道，从而维持系统的心排血量。虽然降低了系统的血氧含量，但是，相对原发性肺动脉高压而不伴有房间隔缺损的患者，发绀和猝死的发生率较低而预后会较好。

继发孔ASD患者在牙科治疗或分娩前不需使用抗生素预防性治疗。除非合并了瓣膜性疾病。

继发孔ASD患者子代再发生ASD的风险大约为2.5%。大多呈散发性，家族性的ASD患者有两个类型，两者都为常染色体的显性遗传。最常见的是继发孔ASD和房室传导延缓，另一种类型为HoltOram综合征，其特点是上肢发育异常和房间隔缺损。

缺损大的ASD在妊娠前应尽可能先行选择性的外科或介入封堵治疗。

二、室间隔缺损

室间隔缺损（简称VSD）的患者中缺损小的通常能很好耐受妊娠。肺动脉血管阻力正常患者左向右分流的程度较轻。分娩期间系统血管阻力增加的情况下，左向右分流的程度会增加。缺损小的VSD在胸骨左缘第3、4肋间可听到响亮粗糙的全收缩期杂音，患者在妊娠前通常已被确诊。有少数缺损小的VSD在妊娠期间首次被发现。

未行外科纠正手术的非限制性VSD伴肺动脉高压、左向右分流，无发绀和症状的患者在妊娠期间偶然可被发现。患者通常一般状况良好，婴幼儿期无心功能衰竭病史或发育不良的情况。这些患者通常能较好地耐受妊娠。但如果患者在妊娠前已被确诊，应劝告患者避免妊娠。因为这些患者妊娠期间心脏事件发病和死亡的风险较高。妊娠期间肺血管的病变可加速恶化，虽然并不是不可避免，但可使患者风险增大。心力衰竭的风险性不大，因为分流通常较小，妊娠前心脏没有容量超载的情况。如果患者在分娩时急性失血或使用血管扩张药，可能会导致分流逆转。这种情况可通过补充血容量和限制使用血管扩张药而避免，患者对血管收缩性的催产药物耐受性良好。

VSD缺损修补术后妊娠患者的风险与无心脏疾病患者之间无显著的差异性。除非患者合并持续的肺动脉高压。婴幼儿期已行修补术的大型VSD缺损仍可遗留肺高压的情况，特别是外科纠正手术施行的时间超过2周岁以后。这些患者需个体化区别对待。有些肺动脉高压情况稳定，无自觉症状的患者，可顺利妊娠。其他临床表现与原发性肺动脉高压相似。伴进展性右心功能失代偿的患者妊娠期间心血管事件发生和死亡的风险很高。如果患者的肺动脉压力大于系统血压的3/4，患者会有妊娠的高风险。这些患者应劝告避免妊娠，死亡率为30%～50%。

当肺动脉高压的孕妇拒绝终止妊娠时，患者妊娠期间心血管的处理十分重要。必须对心脏的情况密切随访，注意患者的左、右心功能情况。曾经行外科介入治疗患者的心功能容易受到损害，特别是右心功能。心功能的损害与持续的肺动脉高血压使心脏的贮备功能受到严重的损害。妊娠期间，肺动脉高压的患者应尽可能休息，并通过临床观察和超声心动图的监测评估心功能。严重肺血管疾病的患者应住院观察，并在常规麻醉下行剖宫产。产后仍然是最危险的阶段，即使患者能够耐受妊娠和顺利分娩。建议产前给予使用硝酸酯类或前列环素气雾剂，以预防产后肺血管阻力的增高。

VSD母亲的子代发生VSD的情况已见报道，发生率为4%～11%。分娩方式较复杂的VSD患者，应给予心内膜炎的预防措施。

三、主动脉缩窄

大多数主动脉缩窄的患者在到达孕龄的时候都已接受过外科介入的治疗。虽然主动脉缩窄的外科修复通过纠正高血压或使高血压的治疗更有效从而使妊娠有良好的预后和结局，但是主动脉缩窄的远期风险仍然存在。主动脉缩窄的妊娠结局主要依据缩窄的严重程度和合并心脏的损害情况。例如，二叶主动脉瓣和主动脉病变的情况。通常主动脉缩窄的母亲和胎儿的结局良好。重度高血压，充血性心力衰竭，主动脉撕裂，颅内动脉瘤破裂，感染性心内膜炎已见于报道。早期的报道提示，由主动脉缩窄并发症导致的死亡率约为17%，但新近的报道为小于3%。

主动脉缩窄纠正术后的远期并发症不常见，但对已行主动脉缩窄纠正术后准备妊娠的女性患者应密切注意。全面的妊前评估包括：主动脉缩窄修复术的完整性，保留的或复发的梗阻情况或动脉瘤的情况，检查的范围包括修复的部位和升主动脉。另外要同时评估主动脉瓣和左室的功能。如果主动脉缩窄或已行纠正术后的患者在妊娠过程怀疑主动脉的并发症，应选择磁共振成像检查。

未行纠正术的主动脉缩窄患者，高血压的治疗往往不满意。未经治疗的主动脉缩窄患者的静息血压如同正常人一样会轻微下降，但患者的收缩压和脉压在运动后会显著提高。降压药如盐酸肼屈嗪、甲基多巴、Labetalol或美托洛尔可用于降压治疗。但过于积极的降压治疗将会减少胎盘的灌注并造成胎儿发育的不良影响。因此，患者应在妊娠前先行主动脉缩窄的介入治疗。但临床上，遇到未行纠正术的主动脉缩窄妊娠患者，应该避免劳力性的运动，尽可能减少主动脉壁的压力，因为运动后血压和脉压造成的血管损害不能通过降压药物完全得到预防。

主动脉缩窄患者的主动脉壁常伴异常，易于造成主动脉撕裂。由于妊娠期间生理的、血流动力学和激素水平的改变，主动脉撕裂的风险增加。妊娠和分娩期间使用β受体阻滞药可减少主动脉撕裂的风险。大多数主动脉缩窄的患者可采用经阴道分娩，但应注意尽量缩短第二产程，以减少动脉的压力。但如果存在可疑的产科情况或不稳定的主动脉损伤，应考虑给予剖宫产。胎儿发育通常正常，说明通过侧支循环使子宫胎盘的血流得到合理的维持。主动脉缩窄患者先兆子痫的发生率增加，但恶性高血压或视盘水肿的情况罕见。

妊娠期间主动脉缩窄的外科修复术应限于主动脉撕裂或严重的难以控制的高血压或心力衰竭的患者。经皮穿刺主动脉缩窄扩张术后主动脉扩张的机制是主动脉壁的伸展和撕裂。妊娠是主动脉撕裂的易患因素。因此对已妊娠或准备妊娠的患者，应尽量避免行缩窄部经皮血管成形术或支架植入术。

主动脉缩窄的患者在围生期应注意预防细菌性心内膜炎，二叶主动脉瓣的患者心内膜炎的风险增加，如发生心内膜炎的部位几乎都在二叶主动脉瓣而不是在缩窄部。

四、动脉导管未闭

动脉导管未闭（PDA）狭窄的动脉导管通常分流量少，肺动脉压正常，妊娠期间不会产生显著的血流动力学障碍。分流量大的患者可发展为充血性心力衰竭，妊娠前应考虑先行封闭。

大多数PDA可产生典型的机械样连续性杂音，连续脉冲多普勒可检测到持续的血流。PDA的患者应接受抗生素的预防性治疗。

伴肺动脉高压且未纠正的粗大动脉导管可以并发肺动脉瘤（PDA 是常见的独立诱因），并可发展为肺主动脉瘤撕裂，妊娠期间或产后可自行破裂。肺动脉血管中层可见坏死和动脉粥样硬化，两者均与严重的肺动脉高压相关。妊娠期间外周或肺动脉撕裂的发病率可见增加。可能是结缔组织转多糖酶的作用使水分摄取增加造成的后果。所以 PDA 伴肺动脉高压的患者应建议避免妊娠。

五、肺动脉口狭窄

肺动脉口狭窄轻或中度的肺动脉瓣狭窄较常见，妊娠期间患者多无症状，也无死亡或相关并发症发生的报道。有些患者虽然可以耐受重度的肺动脉狭窄，然而妊娠期间容量的超载加重了患者肥厚和僵硬右室心肌的负荷，充血性心力衰竭的情况仍可发生。极少数重度肺动脉瓣狭窄患者在妊娠期间首先出现症状。右室压力达到或超过系统压力的患者可考虑行经皮穿刺瓣膜成形术，但需最大限度地遮盖子宫，做好胎儿辐射的防护。据报道，低血压、心律失常、短阵的右束支传导阻滞等一系列的并发症可带来不大的风险。如情况允许经皮穿刺瓣膜成形术应安排在第二孕季后进行，尽可能在胎儿的组织器官发育完全后。肺动脉球体扩张瓣膜成形术是肺动脉口狭窄的治疗选择措施，目前常在儿童期进行。

漏斗部肺动脉狭窄伴或不伴限制性 VSD 或右心室双腔畸形患者能较好地耐受妊娠的不多。妊娠患者的治疗要根据心功能的级别和狭窄的程度。这些类型的梗阻不适宜行经皮穿刺介入性的治疗，妊娠期间如果症状变坏，建议行外科手术修复。

肺动脉瓣狭窄或右室流出道梗阻患者在行外科治疗或复杂性分娩前应接受抗生素预防治疗。

六、法洛四联征

法洛四联征包括室间隔缺损、肺动脉口狭窄、主动脉骑跨和右心室肥厚。具有上述典型改变者属典型四联症或狭义的四联症。轻度法洛四联征患者可存活至成年而没有持续的症状。肺动脉狭窄严重者，可增加右向左的分流并导致严重的发绀。正常妊娠期间血容量增加，静脉回流到右心房的血量也增加。伴随系统血管阻力的下降，可使右向左分流量增加，发绀加重。妊娠期间即使为轻度的发绀都可使患者的情况恶化。如果血氧饱和度小于 85%，风险会很高。分娩期间是特别危险的时间，因为分娩时大量的血液丢失导致系统低血压，从而加重了右向左的分流。

妊娠期间，右心衰竭或左心衰竭的情况都可以发生，特别是当合并了主动脉反流时。妊娠期间随着房性心律失常的出现，临床的问题会进一步出现。Presbitero 等作者报道了 21 例法洛四联征或肺动脉闭锁合并主动脉反流患者 46 次妊娠的结果。共有 15 例新生儿出生后存活，占 33%；9 例早产，26 例流产和 5 例死产。8 例母亲发生心血管的并发症，包括 2 例围生期细菌性心内膜炎。

法洛四联征成功外科修复术后，妊娠的结果可大大地改善。Singh 等共报道 27 例法洛四联征已行外科修复手术患者共 40 次妊娠，每次妊娠均无严重并发症的发生，流产的发生率不高于正常妊娠者。在 31 例妊娠的有效记录中，30 例为正常的婴儿，1 例为肺动脉闭锁的畸形婴儿。

来自 Mayo 临床小组关于 43 例法洛四联征女性患者共 112 次妊娠结果报道，6 例患者伴有肺动脉高压，其中 3 例为中或重度右心功能不全，13 例重度肺动脉反流并重度右室扩张。6 例患者妊娠期间至少合并如下其中一种心血管的并发症：重度右心室扩张，右心功能不全，继发于右室流出道梗阻或肺动脉高压的右心室高压。并发症包括室上性心动过速 2 例，心力衰竭 2 例，肺栓塞伴肺动脉高压 1 例，伴肺动脉反流右心室进展性扩张 1 例。另外，16 例患者共 30 次流产（27%）和 1 例死产的记录。新生儿平均出生体重为 3.2 kg。8 例未经修复的法洛四联征患者共 20 次妊娠；其中 5 例发绀患者共 12 次妊娠。未经修复的法洛四联征患者按预期都为低体重儿，其中一例有形态学改变的肺动脉畸形。在这个报道中，5 例子代（占 6%）有先天性的畸形，这些资料提示，虽然许多已行法洛四联征修复的患者都有成功的妊娠结果，然而那些伴有严重结构和血流动力学问题的患者妊娠期间心血管并发症发生的可能性更大。来自荷兰的一个研究证实了这一点：26 例已行法洛四联征修复后的患者有 50 次成功的妊娠，5 例患者（19%）发生的并发症包括：伴有症状的心力衰竭、心律失常或两者均存在。两个发生症状性心力衰竭的患者伴有严重的肺动脉反流，重度的肺动脉反流是目前法洛四联征患者修复术后遗留的最常见的血流动力学后果。法洛四联征患者修复术后的这种情况容易在超声心动图检查中被忽略。因为肺动脉的反流是层流而不是湍流。

法洛四联征修复术后的患者受孕前应做好评估，做好病史采集、心脏功能和运动功能的评估，了解是否还存在其他的心脏缺损。使用荧光原位杂交法诊断22q11基因缺失综合征，检测阴性胎儿发生缺损的可能性很低（约4%）。新近的报道提示，在成人中发现典型的临床特征较困难，应对有潜在风险的父母多加注意，必要时应做pros和cons的筛查，如果有阳性提示，有必要做遗传学的咨询。超声心动图可以评估患者的血流动力学情况，发现是否存在任何右室流出道的梗阻、肺动脉的反流或心功能不全，发现任何遗留的缺损，例如室间隔缺损或主动脉反流；另外评估左室的功能。如有需要，可行运动试验以评估运动能力。如证实无任何重要的遗传性缺损，妊娠和分娩将不会发生相应的并发症。

据报道，法洛四联征双亲子代获得先天性心脏缺损的风险为2.5%~8.3%。一份较大型的系列报道，包括127例双亲（62例女性，65例男性）共253个子女，先天性心脏缺损三例，占1.2%，其中一例为法洛四联征，一例为室间隔缺损，另一例为永存动脉干。风险发生不一致的原因来自很多因素，包括遗传学查证法的偏倚、环境因素和具有先天性心脏病发病优势患者子代的追踪方法。

七、艾森曼格综合征

艾森曼格综合征包括了室间隔缺损、动脉导管未闭或房间隔缺损等左向右分流型先天性心脏病伴显著肺动脉高压产生双向分流或右向左分流出现发绀的患者。许多艾森曼格综合征的女性可以存活至生育年龄，但通常在30岁后症状逐渐加重。伴肺动脉血管病变的患者在妊娠期间会有很高的风险，因为肺动脉高压会使右心排血量受到限制，使肺循环血容量减少；以及周围血管扩张可增加右向左的分流，从而加重了发绀的程度。

Gleiche等对44个艾森曼格综合征病例共有70次妊娠的资料进行分析。其中52%的死亡与其中的一次妊娠相关。母亲有特别高的死亡事件，主要与低血容量、血栓栓塞的并发症和先兆子痫有关。在全部的分娩中，34%经阴道分娩，3/4采用剖宫产，约1/14因为母亲的死亡而终止妊娠。剖宫产的数量不多，可能与这些患者都是血流动力学代偿阶段的高危患者有关。只有25.6%的妊娠为足月。54.9%的分娩为早产。围生期的死亡率为28.3%，而且与早产强烈相关。这个研究得出的结论是艾森曼格综合征女性妊娠的预后特别严重，选择性的流产与其他分娩形式比较有较大的安全性。分娩期间是特别危险的时期，即使母亲已成功分娩，由于血流动力学的恶化或肺梗死，母亲仍可在以后的数天内死亡。

一份自1978—1996年包括多个国家伴肺动脉血管疾病妊娠患者的综述提示，73例伴艾森曼格综合征患者中，母亲的死亡率高达36%。26例死亡，其中23例于分娩后30天内死亡。死亡的原因为难治性心衰和持续的肺动脉高压（13例），猝死7例，动脉血栓性栓塞（经尸解后确诊）1例。来自巴西的一个研究中心报道的妊娠结果略为乐观。共12例患者，13次妊娠，2例死于妊娠28周前，只有2例妊娠能达到第二孕季的末期。患者收治入院，卧床休息，密切监护。所有患者接受预防性肝素治疗，在常规麻醉下行剖宫产。一例患者在产后30天死亡。因此，应强烈地建议艾森曼格综合征的患者避免妊娠。

妊娠患者如没有服从医学的建议而受孕，应建议患者终止妊娠。在第一孕季内扩宫和刮宫术是终止妊娠的合理选择。

患者仍坚持继续妊娠，可依据Carole A Warnes的建议做好以下的管理措施。

（1）心脏科医生和产科医生要密切合作做好患者的随诊。

（2）卧床休息以减少心脏的负荷，应保持侧卧位避免子宫对下腔静脉的压迫，保障静脉回流。第三孕季的患者需要绝对卧床。

（3）患者如有气促应给予面罩吸氧。

（4）应密切监测雌三醇的水平和胎儿超声心动图，以评估胎儿的成熟度。

（5）如发生充血性心力衰竭，可以使用地高辛、利尿剂，注意小心使用利尿剂避免血液浓缩。肺动脉血管扩张药的应用：据报道，经静脉使用肺动脉扩张药例如依前列醇和吸入一氧化氮可改善母亲的预后。一氧化氮能够通过鼻道吸入使用，但更常见的是通过面罩给药或气管内插管给药。肺动脉压的下降可使一些患者能成功地经阴道或剖宫产分娩。如果使用一氧化氮，母亲在用药期间必须进行高铁血红蛋白的监测。

（6）在患者的风险极高必须住院卧床休息期间，应给予肝素预防性治疗，但目前仍未有相关对比性研究的报道，但已有常规麻醉下剖宫产分娩前使用肝素抗凝及分娩后开始使用华法林抗凝治疗的单个中心的病例报道。

（7）剖宫产的出血量大于经阴道分娩：艾森曼格综合征患者在周围循环阻力突然丢失的情况下，不能够有效地调整肺循环的灌注，因此，血液的丢失应及时补足。

（8）分娩期间应给予持续的心脏监护：建立静脉通道和用于动脉血气监测的动脉通道。中心静脉压监测导管可以迅速地确定分流量的改变和血流动力学的评估。也可通过应用指套脉搏血氧监测评估分流量的改变。

（9）近几年，在常规麻醉或联合腰麻下行选择性剖宫产已成为常见的、备受偏爱的分娩方式。但麻醉管理应选择有经验的熟悉心脏病学的麻醉师。硬膜外麻醉显然是安全的，不会发生低血压，血压如有下降应马上给予去甲肾上腺素对抗，补充丢失的血容量。应用腰麻时，只能给予低剂量，并且需格外小心，因为有低血压发生的风险，禁止应用单剂量给药的腰麻方法。

（10）如果选择经阴道分娩，分娩的第二产程应尽量缩短，可给予选择性的钳产或真空吸引产辅助分娩。

（11）患者分娩后的第一天应绝对卧床和给予持续的监护，然后逐渐增加活动。使用血栓预防加压泵有助预防下肢静脉血流瘀滞和血栓形成。

（12）产后患者应至少在医院观察14天，因为产后仍存在猝死的风险。

八、妊娠与肺动脉高压

肺动脉高压（PAH）是一种由于肺循环的血流受阻，使得肺血管阻力持续增高，最终导致右心衰竭的综合征。正常的平均肺动脉压（mPAP）的中间值是12~16 mmHg，但平均肺动脉压的轻微升高不会有显著的临床意义。按我国的标准，在静息情况下mPAP大于20 mmHg通常被认为是肺动脉高压（PH），或者肺动脉收缩压大于30 mmHg也提示存在肺动脉高压。

（一）肺动脉高压的分类

2008年世界卫生组织（WHO）第四届肺动脉高压会议重新修订了肺动脉高压的分类（表8-1）。依据病理学特点、临床表现、血流动力学改变以及对药物干预反应等的联合因素，这个分类系统抛弃了"原发性肺动脉高压"的提法，逐渐认识和明确了PH可具有相同组织病理学的改变但可有不同的临床血流动力学和遗传发生学的联合因素。"特发性肺动脉高压"目前归类为不明原因的肺动脉高压。新的分类同时删除了"继发性肺动脉高压"的常用概念，根据发病机制和基础，倾向于使用更具特征性描述的命名法。

（二）肺动脉高压合并妊娠的血流动力学影响

肺动脉血管疾病的患者正常妊娠产生的血流动力学改变都可增加母亲的死亡率。妊娠期血浆容积进行性增加使已容量负荷过度的肺动脉血管疾病患者造成容量压力超负荷、右心功能受损并可突发右心衰竭。由于慢性压力超负荷，加上左室舒张功能的损伤，使左心室质量增加，室间隔向左室移位造成右心室扩大。

肺动脉血管的病理改变限制了妊娠后对血流增加的反应能力，增加右心室的负荷，减低了心排血量，从而导致系统低血压，使重要器官和胎儿的灌注压不足。当心脏存在左向右分流时，例如，发生在先天性心脏病和Eisenmenger综合征的患者，妊娠减低系统血管阻力的作用、加重右向左的分流（减低Qp/Qs比值）、加重低氧血症，并加重肺动脉血管的收缩作用。与左心室不同，在正常情况下，右心室心肌冠状动脉大部分的血流灌注发生在收缩期，因为在收缩期，心内膜和大动脉之间形成一定的压力阶差，在肺动脉高压时，压力阶差缩小，冠状动脉血流灌注压不足，导致收缩功能不全，进一步减少胎儿和重要器官的血流供应。

表 8-1　2008 年世界卫生组织（WHO）第四届肺动脉高压会议重新修订了肺动脉高压的分类

一、动脉性肺动脉高压
1. 特发性
2. 遗传性
（1）骨形成蛋白受体 2
（2）激活素受体样激酶 1，内皮因子（伴或不伴遗传性出血性毛细血管扩张症）
（3）未知遗传因素
3. 药物所致和毒物所致肺动脉高压
4. 疾病相关性肺动脉高压
（1）结缔组织疾病
（2）HIV 感染
（3）门静脉高压
（4）先天性心脏病
（5）血吸虫病
（6）慢性溶血性贫血
5. 新生儿持续性肺动脉高压
肺静脉闭塞病和（或）肺毛细血管瘤样增生症左心疾病所致肺动脉高压
二、左心疾病所致肺动脉高压
1. 收缩性心功能不全
2. 舒张性心功能不全
3. 心脏瓣膜病
三、肺部疾病和（或）低氧所致肺动脉高压
1. 慢性阻塞性肺疾病
2. 间质性肺疾病
3. 其他限制性与阻塞性通气障碍并存的肺部疾病
4. 睡眠呼吸障碍
5. 肺泡低通气
6. 长期居住高原环境
7. 肺发育异常
四、慢性血栓栓塞性肺动脉高压
五、未明多因素机制所致肺动脉高压
1. 血液系统疾病：骨髓增生异常，脾切除
2. 系统性疾病：结节病，肺郎汉斯细胞组织细胞增多，淋巴管平滑肌瘤病，神经纤维瘤，血管炎
3. 代谢性疾病：糖原贮积症，戈谢病，甲状腺疾病
4. 其他：肿瘤阻塞，纤维素性纵隔炎，接受透析治疗的慢性肾功能不全动脉性肺动脉高压、肺部疾病或低氧所致的肺动脉高压、CTEPH 及未明多因素机制所致肺动脉高压都属于毛细血管前性肺动脉高压，血流动力学特征 mPAP 大于或等于 25 mmHg，肺毛细血管楔压或左心室舒张末压小于 15 mmHg。左心疾病所致肺动脉高压属于毛细血管后性肺动脉高压，血流动力学特征 mPAP 大于或等于 25 mmHg，PCWP 或左心室舒张末压大于或等于 5 mmHg。肺动脉高压的严重程度可根据静息状态下 mPAP 水平分为"轻"（26～35 mmHg）、"中"（36～45 mmHg）、"重"（大于或等于 45 mmHg）三度。

　　在阵痛和分娩期间，由于失血，血管迷走神经对疼痛的反应都可以加重系统低血压和右室心肌缺血，导致低血容量，心动过速和低血压。这些迅速发生的改变可使患者发生室性心律失常和右室心肌梗死，而致患者发生心源性猝死。在分娩的第二产程如发生代谢性酸中毒，使肺动脉血管阻力增加。另外，妊娠继发的高凝状态可诱发肺动脉血栓栓塞或血栓形成而进一步使肺动脉压增高或发生肺动

梗死。

肺动脉高压和妊娠情况下正常的血流动力学调节之间的相互作用，可以使患者处于不断恶化的高危状况，患者的病情可以突然恶化以至很难或不可能逆转。

（三）肺动脉高压和妊娠的临床并发症

肺动脉高压对妊娠女性和胎儿都存在实质性的风险。据 Weiss BM 等 1998 年的报道，在药物学治疗的年代以前，Eisenmenger 综合征并肺动脉高压患者母亲的死亡率为 36%，特发性肺动脉高压为 30% 和不同病因相关的肺动脉高压为 56%。在血流动力学显著异常的患者中，73 名 Eisenmenger 综合征患者肺动脉收缩压为（108±26）mmHg，27 名特发性肺动脉高压患者肺动脉收缩压为（85±20）mmHg，在 25 名继发性肺动脉高压患者肺动脉收缩压为（83±18）mmHg。这些来自 1998 年的数据与 1979 年 Gleicher G 等报道的 70 位患者中死亡率为 52% 的死亡风险比较，并没有反映出任何显著的改进。早期成功妊娠的生活状况并不保证最终的妊娠不会出现并发症。

据已发表的资料统计，大部分母亲的死亡发生在分娩后的 30 天内，而不是在妊娠、待产或分娩期间。母亲死亡的主要原因为肺动脉高压所致的顽固性右心衰竭和心源性休克。其他明确的死亡原因包括：恶性心律失常、肺动脉血栓性栓塞、脑血栓栓塞，肺动脉撕裂和破裂。较早的资料报道，Eisenmenger 综合征患者的死亡大多数合并血栓性栓塞或低血容量。Eisenmenger 综合征或特发性肺动脉高压的患者有较高的死亡率，不论是经阴道分娩（29% 或 20%）或手术分娩（38% 或 42%）。临床终点报道和系列观察报道提示常规麻醉下的选择性剖宫产与经阴道分娩比较，血流动力学能获得较好的控制，患者的预后较好。根据目前的资料，专家的共识提示终止妊娠仍然是安全的选择。肺动脉高压患者受到妊娠的干预使母亲的死亡风险提高。如终止妊娠是患者的愿望，在妊娠的早期选用宫颈扩张术和清宫术应是理想的选择，最好能在常规麻醉下进行。

Eisenmenger 综合征患者胎儿预后的资料不多。小规模的研究提示，超过一半的分娩为早产，其中 1/3 的婴儿为宫内发育迟缓。然而在这种情况下，新生儿的生存率仍高于母亲的生存率（分别为 90% 和 50%~70%）。

（四）处理

近十年来，肺动脉高压的治疗手段已获得显著的进展，患者的症状更稳定，活动的耐受力增强，预期寿命也获得改善。有效的治疗仍保留基础的姑息疗法。由于 PH 患者临床情况复杂，治疗牵涉多学科从事肺动脉高压治疗的中心或专科，由他们给予随访，包括对病情的再评估和治疗措施的调整。治疗可受到多种因素的支配和影响如：疾病和症状的严重程度，肺动脉高压的特殊类型，使用贵重药物和联合用药的能力，患者对使用血管扩张药的快速反应。

1. 治疗策略

美国 ACCF/AHA 2009 肺动脉高压治疗指南已经公布（图 8-1）。

2. 药物治疗

自 1996 年以来已经有五种药物被美国食品和药品管理局（FDA）批准用于肺动脉高压的患者。

（1）依前列醇是一个潜在性的内源性血管扩张药和血小板功能抑制药。

（2）曲前列环素是前列环素的类似物。

（3）依诺前列素 Iloprost 是第三代的前列环素类似物，可以作为气道吸入剂使用。吸入治疗可以使药物释放到通气的肺泡单位，使局部肺小动脉血管扩张、增加通气血流比值。

（4）Bosentan 是一个非选择性内皮受体拮抗剂，阻断内皮素（ET-1）的作用。ET-1 是一个潜在的血管收缩物和平滑肌细胞的分裂素。

（5）Sildenafil 是一个磷酸二酯酶抑制药，可以增加一氧化氮（NO）途径的扩张血管作用。NO 是一个内源性的血管扩张药。

肺动脉高压患者使用血管扩张药治疗的预后仍未有系统的研究报道。使用肺动脉血管扩张药包括成功分娩的病例报道显示其预后不一。但通常母亲的死亡多发生在数天至数周内。未见与药物相关的新生儿和婴儿并发症的报道。

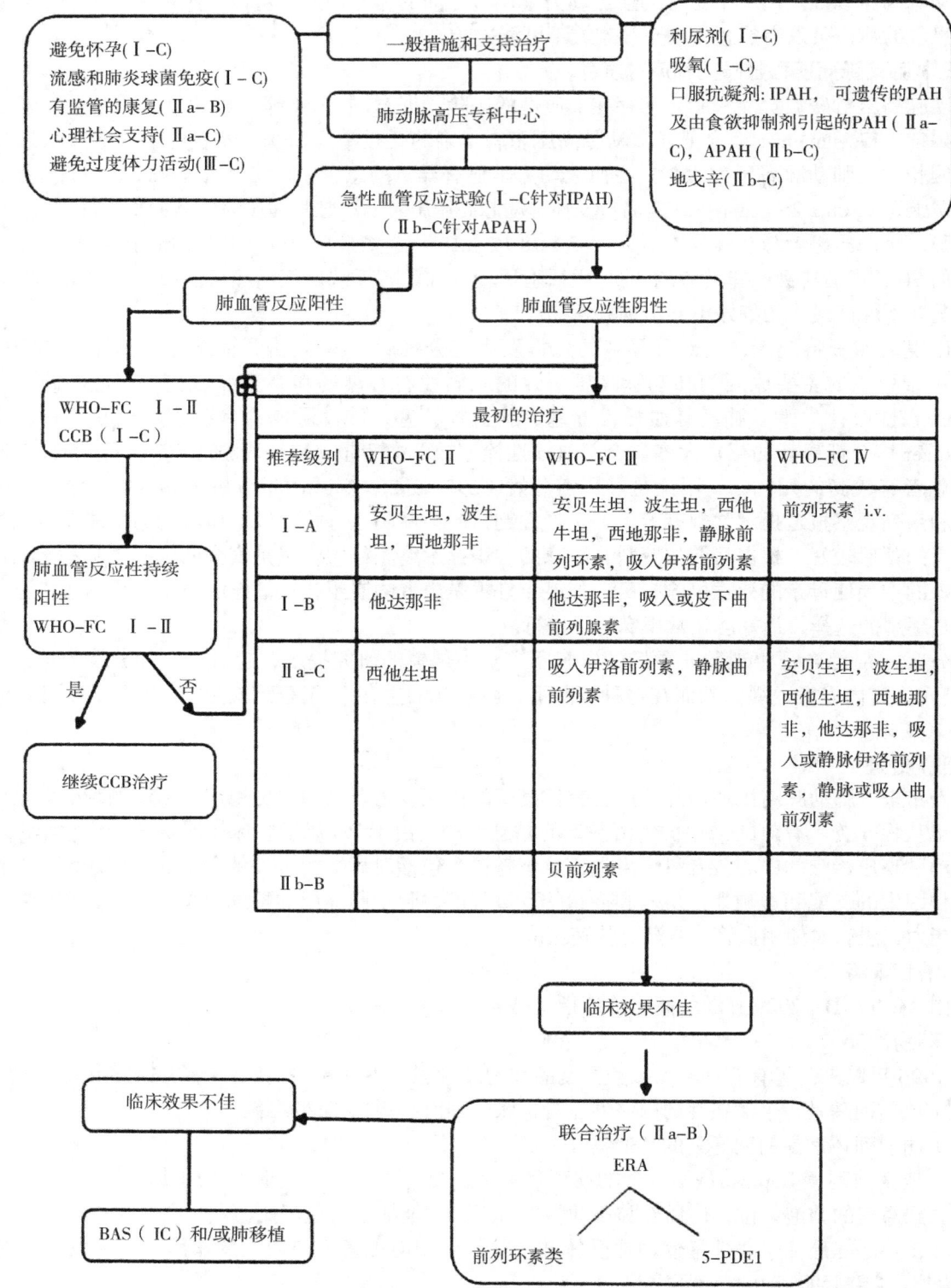

图 8-1 美国 ACCF/AHA 2009 肺动脉高压治疗指南——治疗策略

3. 避孕

肺动脉高压合并妊娠的母亲和胎儿有较高的风险，在风险管理中，避免妊娠是很重要的。肺动脉高压的程度与妊娠风险的关系还不清楚。虽然重度的肺动脉高压，如有右心功能不全的体征和临床症状，可能发生的风险越高。在这些患者中，有效的避孕是重要的。即使给予理想的治疗，肺动脉高压也难以完全逆转。因此，妊娠存在风险的观点已成共识。永久的伴侣应考虑女方行永久的绝育。另外，建议行双重保险的避孕方法，以最大限度地减少妊娠的机会。口服避孕药虽不被作为禁忌证，但相对妊娠而言可使患者增加了血栓栓塞事件的潜在风险。非选择性内皮受体拮抗剂 Bosentan 与口服避孕药相互作用，可降低避孕药的可靠性。肺动脉高压患者尽管已给予警告仍然妊娠或妊娠后才发现肺动脉高压的患者应告知妊娠的风险极高，应选择终止妊娠。然而，选择终止妊娠的风险只有 4%～6%。

4. 产前的处理

由于肺动脉高压患者妊娠后的高死亡率以及妊娠致使原有的肺动脉高压加重，因此，肺动脉血管扩张药应尝试在有症状的患者中使用。尽管目前对各种有效治疗肺动脉高压的药物还缺乏设计完善的安全性试验。这些药物应由具有肺动脉高压、成人先天性心脏病、高危产科专家的治疗中心开始小心使用并细心地监测。对肺动脉高压的妊娠患者应慎重地使用抗凝治疗，因为妊娠可以诱导高凝的状态并使患者存在肺动脉血栓形成的风险。华法林可以达到抗凝的目的，在国际正常比值（INR）不高于 2.0 的情况下，对胎儿的风险比较小。使用脉搏血氧定量监测外周血氧饱和度，使用经鼻道氧疗以促进氧的输送和促进肺动脉的扩张。

5. 分娩的处理

胎儿的生长减慢或母亲的病情恶化，提前分娩都是必要的。选择性剖宫产优于经阴道自然分娩，因为可缩短产程，避免疼痛和消耗体力，从而可以保护胎儿以免发生低氧血症，保护母亲的肺循环，避免在第二产程发生酸中毒而产生不利的影响。硬膜外镇痛可在合并心脏病患者的分娩中应用，常规麻醉对合并低心排的患者较合适，低心排的患者使用血管扩张药可以加剧血压的下降，增加右向左的分流和低氧血症。另外，许多肺动脉高压患者抗凝治疗和硬膜外麻醉可以增加脊髓血肿的风险性。在硬膜外麻醉下，患者仍然清醒和感到焦虑。麻醉药是静脉的扩张药，可进一步减低已经不足的静脉血流，大多数硬膜外使用的麻醉药都是外周血管扩张药，这些因素联合作用导致回心血量进一步减少而扩布在周围循环，再加上其他非正常的血液丢失可加剧血压下降或导致心搏骤停。

另一方面，常规麻醉可使患者得到休息，降低代谢的需求，维持最大的氧合作用，减少对机体的干扰以保存体力，维持已脆弱的循环储备。根据大量麻醉记录的资料，血管扩张和血容量的分布转移也能被减轻。在麻醉诱导期，引起负性收缩作用的药物应避免使用，保证足够的血容量，失血情况应迅速纠正以保证有效的右心室充盈压以维持心排血量。

分娩后，患者应留在 ICU 持续监护包括：血压，中心静脉压，动脉血氧饱和度，限制过度活动，恢复抗凝治疗。Swan-Ganz 导管和动脉留置管通常不一定需要，因为系统血压和中心静脉压是最好的监护指标，分娩后，右心功能不全的情况可迅速缓解。

第九章 正常分娩与产程处理

第一节 分娩动因

人类分娩发动的原因仍不清楚。目前认为人类分娩的发动是一种自分泌因子和旁分泌因子及子宫内组织分子信号相互作用的结果,使得子宫由静止状态成为活动状态,其过程牵涉复杂的生化和分子机制。

一、妊娠子宫的功能状态

妊娠期子宫可处于4种功能状态。

(一)静止期

在一系列抑制因子作用下,子宫肌组织在妊娠期95%的时间内处于功能静止状态。这些抑制因子包括孕激素、前列环素(PGI_2)、松弛素、一氧化氮(NO)、甲状旁腺素相关肽(PTH-rP)、降钙素相关基因肽、促肾上腺素释放激素(CRH)、血管活性肠肽及人胎盘催乳激素等,它们以不同方式增加细胞内的cAMP水平,继而减少细胞内钙离子水平并降低肌球蛋白轻链激酶(MLCK,肌纤维收缩所需激酶)的活性,从而降低子宫肌细胞的收缩性。实验证实胎膜可以产生抑制因子,通过旁分泌作用维持子宫静止状态。

(二)激活期

子宫收缩相关蛋白(CAP)基因表达上调,CAP包括缩宫素受体、前列腺素受体、细胞膜离子通道相关蛋白及细胞间隙连接的重要组成元素结合素-43(connexin-43)等。细胞间隙连接的形成是保证子宫肌细胞协调一致收缩的重要前提。

(三)刺激期

子宫对宫缩剂的反应性增高,在缩宫素、前列腺素(主要为PGE_2和$PGF_{2\alpha}$)的作用下产生协调规律的收缩,娩出胎儿。

(四)子宫复旧期

这一时期缩宫素发挥主要作用。分娩发动主要是指子宫组织由静止状态向激活状态的转化。

二、妊娠子宫转向激活状态的生理变化

(一)子宫肌细胞间隙连接增加

间隙连接(gap junction,GJ)是细胞间的一种跨膜通道,可允许分子量小于1 000的分子通过,如钙离子。间隙连接可使肌细胞兴奋同步化,协调肌细胞的收缩活动,增强子宫收缩力,并可增加肌细胞对缩宫素的敏感性。妊娠早、中期细胞间隙连接数量少,且体积小;妊娠晚期子宫肌细胞具有逐渐丰富

的间隙连接，并持续增加至整个分娩过程。间隙连接的表达、降解及其多孔结构由激素调节，黄体酮是间隙连接形成的强大抑制剂，妊娠期主要通过黄体酮抑制间隙连接的机制维持了子宫肌的静止状态。

（二）子宫肌细胞内钙离子浓度增加

子宫肌细胞的收缩需要肌动蛋白（actin）、磷酸化的肌浆球蛋白（myosin）和能量的供应。子宫收缩本质上是电位控制的，当动作电位传导至子宫肌细胞时，肌细胞发生去极化，胞膜上电位依赖的钙离子通道开放，细胞外钙离子内流入细胞内，降低静息电位，活化肌原纤维，进而诱发细胞收缩。故细胞内的钙离子浓度增加是肌细胞收缩不可缺少的。

三、妊娠子宫功能状态变化的调节因素

（一）母体内分泌调节

1. 前列腺素类（prostanoid）

长期以来认为前列腺素在人类及其他哺乳动物分娩发动中起了重要的作用。在妊娠任一阶段引产、催产或药物流产均可应用前列腺素发动子宫收缩；相反，给予前列腺素生物合成抑制剂可延迟分娩及延长引产的时间。临产前，蜕膜及羊膜含有大量前列腺素前身物质花生四烯酸、前列腺素合成酶及磷脂酶 A2，促进释放游离花生四烯酸并合成前列腺素。PGF_2 和 TXA_2 引起平滑肌收缩，如血管收缩和子宫收缩。PGE_2、PGD_2 和 PGI_2 引起血管平滑肌松弛和血管扩张。PGE_2 在高浓度时可抑制腺苷酸环化酶或激活了磷脂酶 C，增加子宫肌细胞内钙离子浓度，引起子宫收缩。子宫肌细胞内含有丰富的前列腺素受体，对前列腺素敏感性增加。前列腺素能促进肌细胞间隙连接蛋白合成，改变膜通透性，使细胞内 Ca^{2+} 增加，促进子宫收缩，启动分娩。

2. 缩宫素（oxytocin）

足月孕妇用缩宫素成功引产已有很长历史，但缩宫素参与分娩发动的机制仍不完全清楚。缩宫素结合到子宫肌上的缩宫素受体，激活磷脂酶 C，从膜磷脂释放出三磷酸肌醇和二酯酰甘油，升高细胞内钙的水平，使子宫收缩；缩宫素能促进肌细胞间隙连接蛋白的合成；此外，足月时缩宫素刺激子宫内前列腺素生物合成，通过前列腺素驱动子宫收缩。

3. 雌激素和孕激素（estrogen and progestin）

人类在妊娠期处于高雌激素状态。妊娠末期，孕妇体内雌激可增加间隙连接蛋白和宫缩素受体合成；促进钙离子向细胞内转移；激活蜕膜产生大量细胞因子，刺激蜕膜及羊膜合成与释放前列腺素，促进宫缩及宫颈软化成熟。雌激素通过上述机制促进子宫功能状态转变。而在大多数哺乳动物，维持妊娠期子宫相对静止状态需要黄体酮。黄体酮可抑制子宫肌间隙连接蛋白的形成。早在20世纪50年代就有学者提出，分娩时母体血浆内出现黄体酮撤退。现在认为分娩前雌/孕激素比值明显增高，或受体水平的黄体酮作用下降可能与分娩发动有关。

4. 内皮素（endothelin）

内皮素是子宫平滑肌的强诱导剂，子宫平滑肌内有内皮素受体。妊娠晚期在雌激素作用下，兔和鼠的子宫肌内皮素受体表达增加，但在人类中尚未肯定。孕末期，羊膜、胎膜、蜕膜及子宫平滑肌含有大量内皮素，能提高肌细胞内 Ca^{2+} 浓度，前列腺素合成，诱发宫缩；内皮素还能加强有效地降低引起收缩所需的缩宫素阈度。

5. 血小板激活因子（plateletactiviting factor，PAF）

PAF 是一种强效的子宫收缩物质和产生前列腺素的刺激剂。随着临产发动，羊膜中 PAF 浓度增高。黄体酮可增高子宫组织中的 PAF 乙酰水解酶，而雌激素及炎症细胞因子可降低此酶水平，这些研究提示宫内感染炎症过程使 PAF 增高，促进了子宫收缩。

（二）胎儿内分泌调节

研究显示，人类分娩信号也来源于胎儿。随着胎儿成熟，胎儿丘脑-垂体-肾上腺轴的功能逐渐建立，在促肾上腺皮质激素（ACTH）的作用下，胎儿肾上腺分泌的皮质醇和脱氢表雄酮（DHEA）增加，刺激胎盘的 17-α 水解酶减少孕激素的产生，并增加雌激素的生成，从而使雌激素/孕激素的比值增

加；激活蜕膜产生大量细胞因子，如 IL-1、IL-6、IL-8、GCSF、TNF-α、TGF-β 及 EGF 等；还能通过加强前列腺素的合成和分泌，刺激子宫颈成熟和子宫收缩。孕激素生成减少而雌激素生成增加也促进子宫平滑肌缩宫素受体和间隙连接的形成；同时还可促进钙离子向细胞内转移，加强子宫肌的收缩，促使分娩发动。

（三）母-胎免疫耐受失衡

从免疫学角度看，胎儿对母体而言是同种异体移植物，母体却对胎儿产生特异性的免疫耐受使妊娠得以维持。对母-胎免疫耐受机制有大量研究，提出的学说主要包括：①主要组织相容性复合物 MHC-Ⅰ（major histocompatibility complex Ⅰ）抗原缺乏。②特异的 HLA-G 抗原（human leukocyte antigen G）表达。③ Fas/FasL 配体系统的作用。④封闭抗体的作用。⑤ Th_1/Th_2 改变等。

一旦以上因素改变，引起母-胎间免疫耐受破坏，可导致母体对胎儿的排斥反应。研究发现，母体对胎儿的免疫反应是流产发生的主要原因之一。因此足月分娩中可能存在同样的机制，即由于母胎间免疫耐受的解除，母体启动分娩，将胎儿排出。

四、机械性理论

尽管内分泌系统的变化及分子的相互作用在分娩发动中占有极其重要的地位，无可否认，其最终是通过影响子宫收缩来达到促使胎儿娩出的目的。故有人认为：随着妊娠的进展，子宫的容积不断增加，且胎儿的增长速度渐渐超过子宫的增大速度使得子宫内压不断增强；此外，在妊娠晚期，胎儿先露部分可以压迫到子宫的下段和宫颈。上述两部分因素使得子宫肌壁和蜕膜明显受压，肌壁上的机械感受器受刺激（尤其是压迫子宫下段和宫颈），这种机械性扩张通过交感神经传递至下丘脑，使得神经垂体释放缩宫素，引起子宫收缩。羊水过多、双胎妊娠容易发生早产是这一理论的佐证。但机械因素并不是分娩发动的始动因素。

第二节　决定分娩的因素

决定分娩的要素有四个：即产力、产道、胎儿及精神因素。产力为分娩的动力，但受产道、胎儿及精神因素制约。产力可因产道及胎儿的异常而异常，或转为异常；产力也可受到产妇精神因素的直接影响，比如：产程开始后，由于胎位异常，宫缩表现持续微弱，或开始良好继而出现乏力；在产妇对分娩有较大的顾虑时，可能从分娩发动之初宫缩就表现为不规律或持续在微弱状态。骨盆大小、形状和胎儿大小、胎方位正常时，彼此不产生不良影响；但如果胎儿过大、某些胎儿畸形或胎位异常，或骨盆径线小于正常或骨盆畸形，则即便产力正常，仍可能导致难产。

一、产力

产力是分娩过程中将胎儿及其附属物逼出子宫的力量，包括宫缩（子宫收缩力）、腹压（腹壁肌肉即膈肌收缩力）和肛提肌收缩力。

（一）子宫收缩力

子宫收缩力是临产后的主要产力，贯穿于整个分娩过程中。临产后的宫缩能迫使宫颈管短缩直至消失，宫口扩张，胎先露部下降、胎儿和胎盘胎膜娩出。

临产后的正常宫缩具有以下特点。

1. 节律性

节律性宫缩是临产的重要标志之一，正常宫缩是子宫体部不随意的、有节律的阵发性收缩。每次阵缩总是由弱渐强（进行期），维持一定时间（极期），随后由强渐弱（退行期），直至消失进入间歇期（图 9-1），间歇期子宫肌肉松弛。阵缩如此反复出现，贯穿分娩全过程。

临产开始时，宫缩持续 30 s，间歇期 5~6 min。随着产程进展，宫缩持续时间逐渐增长，间歇期逐渐缩短。当宫口开全之后，宫缩持续时间可长达 60 s，间歇期可缩短至 1~2 min，宫缩强度也随产程进展逐渐增加，子宫腔内压力于临产初期升高至 25～30 mmHg，于第一产程末可增至 40～60 mmHg，于第二产程可高达 100～150 mmHg，而间歇期宫腔压力仅为 6～12 mmHg。宫缩时子宫肌壁血管及胎盘受压，致使子宫血流量减少，但于子宫间歇期血流量又恢复到原来水平，胎盘绒毛间隙的血流量重新充盈，这对胎儿十分有利。

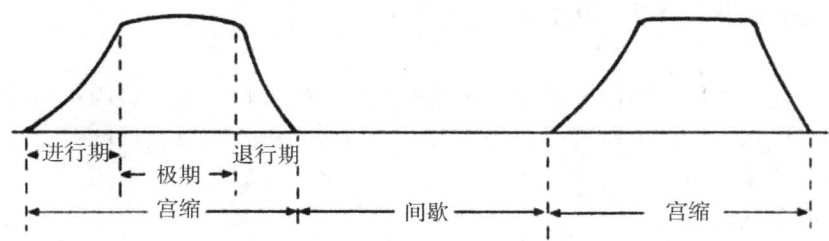

图 9-1　临产后正常节律性宫缩示意图

2. 对称性和极性

正常宫缩起自两侧子宫角部，以微波形式迅速向子宫底中线集中，左右对称，此为宫缩的对称性；然后以每秒约 2 cm 的速度向子宫下段扩散，约 15 s 均匀协调地遍及整个子宫，此为宫缩的极性（图 9-2）。

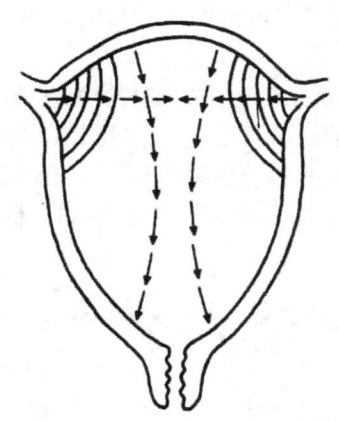

图 9-2　子宫收缩的对称性和极性

宫缩以宫底部最强、最持久，向下则逐渐减弱，子宫底部收缩力的强度几乎是子宫下段的两倍。这一子宫源性控制机制的基础是子宫肌中的起步细胞（pacemaker cell）的去极化。

3. 缩复作用

子宫体部的肌肉在宫缩时，肌纤维缩短、变宽，收缩之后，肌纤维虽又重新松弛，但不能完全恢复原状而是有一定的程度缩短，这种现象称为缩复作用或肌肉短滞（brachystasis）。缩复作用的结果，使子宫体变短、变厚，使宫腔容积逐渐缩小，迫使胎先露不断下降，而子宫下段逐渐被拉长、扩张，并将子宫向外上方牵拉，颈管逐渐消失，展平（effacement）。

（二）腹肌及膈肌收缩力（腹压）

腹肌及膈肌收缩力是第二产程时娩出胎儿的重要辅助力量。当宫口开全后，胎先露部已下降至阴道。每当宫缩时前羊水囊或胎先露部压迫盆底组织及直肠，反射性地引起排便感，产妇主动屏气，腹肌和膈肌收缩使腹压升高，促使胎儿娩出。腹压必须在第二产程尤其第二产程末期宫缩时运用最有效，过早用腹压不但无效，反而易使产妇疲劳和宫颈水肿，致使产程延长。在第三产程胎盘剥离后，腹压还可以促使胎盘娩出。

（三）肛提肌收缩力

在分娩过程中，肛提肌收缩力可促使胎先露内旋转。当胎头枕部露于耻骨弓下缘时，由于宫缩向下的产力和肛提肌收缩产生的阻力，两者的合力使胎头仰伸和胎儿娩出。

二、产道

产道是胎儿娩出的通道，分骨产道和软产道两部分。

（一）骨产道

骨产道是指真骨盆，其后壁为骶、尾骨，两侧为坐骨、坐骨棘、坐骨切迹及其韧带，前壁为耻骨联合。骨产道的大小、形状与分娩关系密切。骨盆的大小与形态对分娩有直接影响。因此对于分娩预测首先了解骨盆情况是否异常。

（1）骨盆各平面及其径线。

（2）骨盆轴。

（3）产轴。

（4）骨盆倾斜度。

（5）骨盆类型：有时会对分娩过程产生重要影响。目前国际上仍沿用1933年考-莫氏分类法（Cardwell-Moloy classification）。按X线摄影的骨盆入口形态，将骨盆分为四种基本类型：女型、扁平型、类人猿型和男型（图1-3），但临床所见多为混合型。

（二）软产道

软产道是由子宫下段、宫颈、阴道和盆底软组织构成的管道。在分娩过程中需克服软产道的阻力。

1. 子宫下段的形成

子宫下段由非孕时长约1 cm的子宫峡部形成。妊娠12周后，子宫峡部逐渐扩展成为子宫腔的一部分，妊娠末期逐渐被拉长形成子宫下段。临产后进一步拉长达7～10 cm，肌层变薄成为软产道的一部分。由于肌纤维的缩复作用，子宫上段的肌壁越来越厚，下段的肌壁被牵拉越来越薄，由于子宫上下段肌壁的厚、薄不同，在子宫内面两者之交界处有一环形隆起，称为生理性缩复环（physiologic retraction ring）（图9-3）。

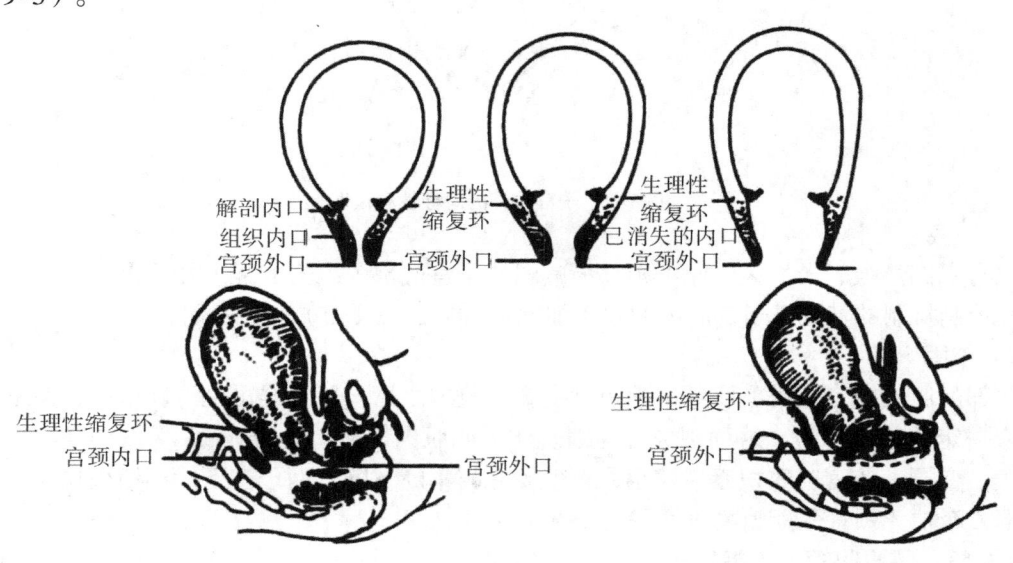

图9-3　生理性缩复环

2. 宫颈的变化

（1）宫颈管消失（effacement of cervix）：临产前的宫颈管长约2 cm，初产妇较经产妇稍长。临产后由于宫缩的牵拉及胎先露部支撑前羊水囊呈楔形下压，致使宫颈管逐渐变短直至消失，成为子宫下段的一部分。初产妇宫颈管消失于宫颈口扩张之前，经产妇因其宫颈管较松软，则两者多同时进行。

（2）宫口扩张（dilatation of cervix）：临产前，初产妇的宫颈外口仅容一指尖，经产妇则能容纳一指。临产后宫口扩张主要是宫缩及缩复向上牵拉的结果。此外前羊水囊的楔形下压也有助于宫颈口的扩张。胎膜多在宫口近开全时自然破裂，破膜后胎先露部直接压迫宫颈，扩张宫口的作用更明显。随着产程的进展，宫口开全（10cm）时，妊娠足月的胎头方能娩出（图9-4）。

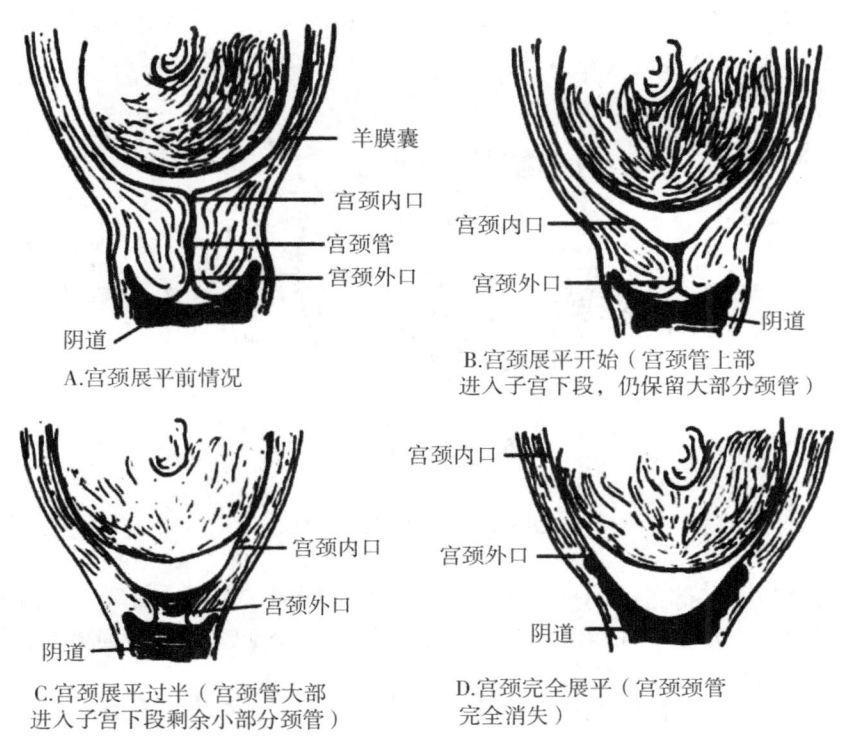

图9-4 宫颈下段形成和宫口扩张

3. 骨盆底、阴道及会阴的变化

在分娩过程中，前羊水囊和胎先露部逐渐将阴道撑开，破膜后先露部下降直接压迫骨盆底，软产道下段形成一个向前弯的长筒，前壁短后壁长，阴道外口开向前上方，阴道黏膜皱襞展平使腔道加宽。肛提肌向下及向两侧扩展，肌束分开，肌纤维拉长，使5cm厚的会阴体变成2~4mm薄的组织，以利胎儿通过。阴道及骨盆底的结缔组织和肌纤维，于妊娠晚期增生肥大，血管变粗，血流丰富。于分娩时，会阴体虽然承受一定的压力，若保护不当，也容易造成裂伤。

三、胎儿

足月胎儿在分娩过程必须为适应产道表现出一系列动作，使之能顺利通过产道这一特殊的圆柱形通道：骨盆入口呈横椭圆形，而在中骨盆及骨盆出口则呈前后椭圆形。在分娩过程中，胎头是最重要的因素，只要头能顺利通过产道，一般分娩可以顺利完成，除非胎儿发育过大，则肩或躯干的娩出可能困难。

（一）胎头

为胎儿最难娩出的部分，受压后缩小程度小。胎儿头颅由3个主要部分组成：颜面、颅底及颅顶。颅底由两块颞骨（temporal bone）、蝶骨（sphenoid）及筛骨（ethmoid）所组成。颅顶骨由左右额骨、左右顶骨及枕骨所组成。这些骨缝之间由膜相连接，故骨与骨之间有一定活动余地甚至少许重叠，从而使胎头具有一定适应产道的可塑性，有利于胎头娩出。

胎头颅缝及囟门名称如图9-5所示：①额缝（frontal suture）：居于左右额骨之间的骨缝。②矢状缝（sagittal suture）：左右顶骨之间的骨缝，前后走向，将颅顶分为左右两半，前后端分别连接前、后囟门。通过前囟与额缝连接，通过后囟与人字缝连接。③冠状缝（coronary suture）：为顶骨与额骨之间的骨缝，横行，在前囟左右两侧。④人字缝（lambdoidal suture）：位于左右顶骨与枕骨之间，自后囟向左右延伸。⑤前囟（anterior fontanel 或 bregma）：位于胎儿颅顶前部，为矢状缝、额缝及冠状缝会合之处，呈菱形，2 cm×3 cm大。临产时可用于确定胎儿枕骨在骨盆中的位置。分娩后可持续开放18个月之久才完全骨化，以利脑的发育。⑥后囟（posterior fontanel）：为矢状缝与人字缝连接之处，呈三角形，远较前囟小，产后8～12周内骨化。

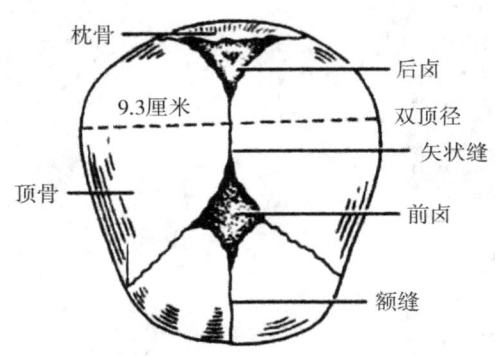

图9-5 胎头颅缝及囟门

胎儿头颅顶可分为以下各部：①前头（sinciput）：亦称额部，为颅顶前部。②前囟：菱形。③顶部（vertex）：为前后囟线以上部分。④后囟：三角形。⑤枕部（occiput）：在后囟下方，枕骨所在地。⑥下颌（mentum）：胎儿下颌骨。

胎头主要径线（图9-6）：径线命名以解剖部位起止点为度。在分娩过程，胎儿头颅受压，径线长短随之发生变化。

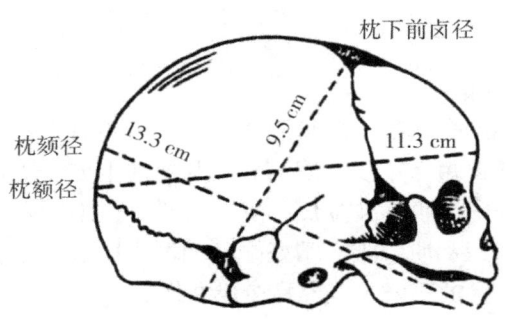

图9-6 胎头主要径线

（1）胎头双顶径（biparietal diameter，BPD）：为双侧顶骨隆起间径，为胎儿头颅最宽径线，妊娠足月平均为9.3 cm。

（2）枕下前囟径（suboccipito-bregmatic diameter）：枕骨粗隆下至前囟中点的长度。当胎头俯屈，颏抵胸前时，胎头以枕下前囟径在产道前进，为头颅前后最小径线，妊娠足月平均9.5 cm。

（3）枕额径（fronto-occipital diameter）：枕骨粗隆至鼻根部的距离。在胎头高直位时儿头以此径线在产道中前进，平均11.3 cm，较枕下前囟径长。

（4）枕颏径（oocipito-mental diameter）：枕骨粗隆至下颌骨中点间径。颜面后位时，胎头以此径前进，平均为13.3 cm，远较枕下前囟径长，足月胎儿不可能在此种位置下自然分娩。

（5）颏下前囟径（submento-bregmatic diamater）：胎儿下颌骨中点至前囟中点，颜面前位以此径线在产道通过，平均为 10 cm。故颜面前位一般能自阴道分娩。

（二）胎姿势

胎姿势指胎儿各部在子宫内所取之姿势。在正常羊水量时，胎儿头略前屈，背略向前弯、下颌抵胸骨。上下肢屈曲于胸腹前，脐带位于四肢之间。在妊娠期间，如果子宫畸形、产妇腹壁过度松弛或胎儿颈前侧有肿物，胎头可有不同程度仰伸，从而无法以枕下前囟径通过产道而导致头位难产。

（三）胎产式

胎产式指胎儿纵轴与产妇纵轴的关系，可分为纵产式、斜产式与横产式3种。横产式或斜产式为胎儿纵轴与产妇纵轴垂直或交叉，产妇腹部呈横椭圆形，胎头胎臀各在腹部一侧。纵产式为胎儿纵轴与产妇纵轴平行，可以是头先露或臀先露（图9-7）。

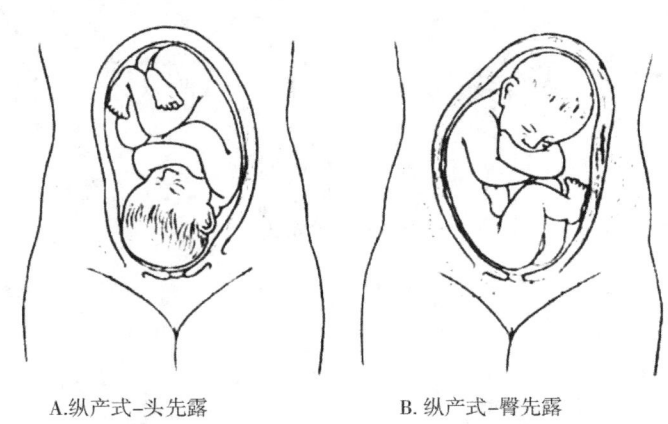

A.纵产式-头先露　　　B.纵产式-臀先露

图 9-7　头先露或臀先露

（四）胎先露及先露部

胎先露指胎儿最先进入骨盆的部分；最先进入骨盆的部分称为先露部。先露部有三种即头、臀、肩。纵轴位为头先露或臀先露，横轴位或斜轴位为肩先露。如果胎头与胎手同时进入骨盆称为复合先露（图9-8）。

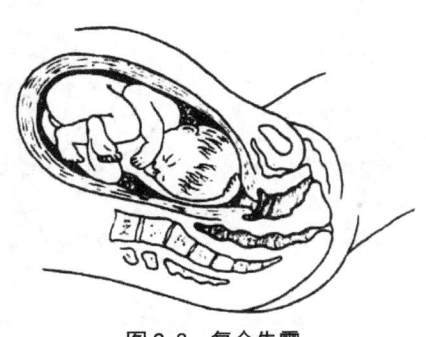

图 9-8　复合先露

1. 头先露（cephalic presentation）

头先露占足月妊娠分娩的96%。由于胎头俯屈和仰伸程度不同，可有四种先露部，即枕先露、前囟先露、额先露及面先露。

（1）枕先露：最常见的胎先露部，此时胎头呈俯屈状，胎头以最小径（枕下前囟径）及其周径通过产道（图9-9）。

（2）前囟先露：胎头部分俯屈，胎头矢状缝与骨盆入口前后径一致，前囟近耻骨或骶骨（高直位）（图9-10）。分娩多受阻。

（3）额先露：胎头略仰伸，足月活胎不可能以额先露经阴道分娩。多数人认为，前顶与额先露为分娩过程中一个过渡表现，不能认为是一种肯定的先露，当分娩进展时，胎头俯屈就形成顶先露，仰伸即为面先露。但实际上确有前顶先露与额部先露存在，故还应作为胎先露的一种（图 9-11）。

（4）面先露：胎头极度仰伸，以下为颌及面为先露部（图 9-12）。

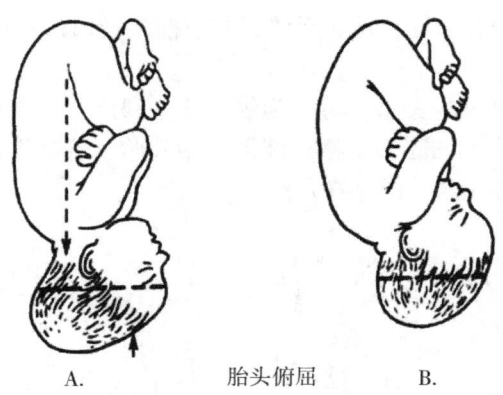

A.　　　　胎头俯屈　　　　B.

图 9-9　枕先露

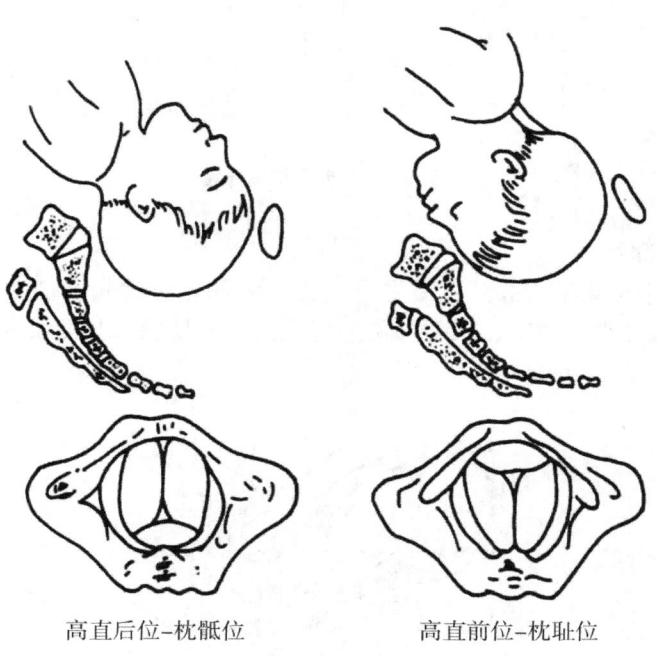

高直后位-枕骶位　　　　高直前位-枕耻位

图 9-10　胎头高直位

2. 臀先露（breech presentation）

为胎儿臀部先露（图 9-13）。由于先露部不同，可分为单臀先露、完全臀先露及不完全臀先露数种。

（1）单臀先露：为髋关节屈，膝关节伸，先露部只为臀部。

（2）完全臀先露：为髋关节及膝关节皆屈，以至胎儿大腿位于胎儿腹部，小腿肚贴于大腿背侧，阴道检查时可触及臀部及双足。

（3）不完全臀先露：包括足先露和膝先露。足先露为臀先露髋关节伸，一个膝关节或两个膝关节伸，形成单足或双足先露。膝先露为髋关节伸膝关节屈曲。

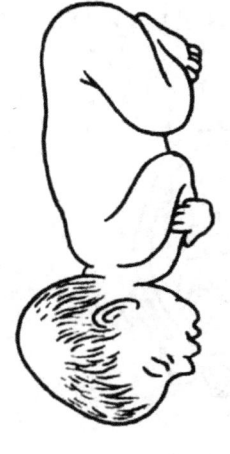

图 9-11 额先露

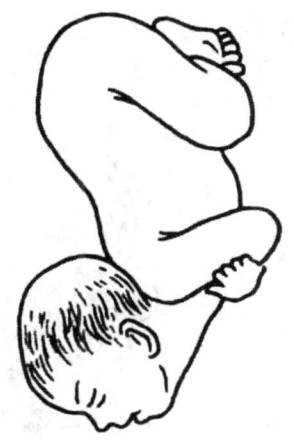

图 9-12 面先露

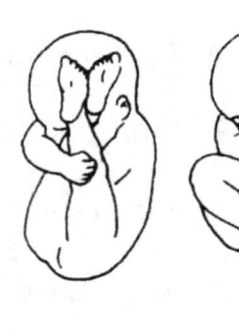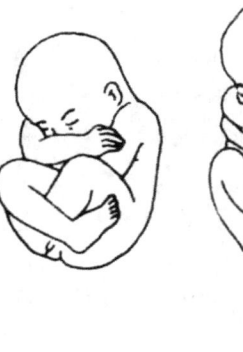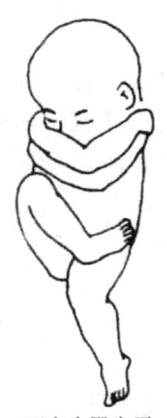

A.单臀先露　　B.完全臀先露　　C.不完全臀先露

图 9-13 臀先露

3. 肩先露（shoulder presentation）

胎儿横向，肩为先露部。临产一段时间后往往一只手先脱出，有时也可以是胎儿背、胎儿腹部或躯干侧壁被迫逼出。

（五）胎位或胎方位

胎位为先露部的指示点在产妇骨盆的位置，亦即在骨盆的四相位——左前、右前、左后、右后。枕先露的代表骨为枕骨（occipital，缩写为 O）；臀先露的代表骨为骶骨（sacrum，缩写为 S）；面先露时为下颏骨（mentum，缩写为 M）；肩先露时为肩胛骨（scapula，缩写为 Sc）。

胎位的写法由三方面来表明：①指示点在骨盆的左侧（left，缩写为 L）或右侧（right，缩写为 R），简写为左或右。②指示点的名称，枕先露为"枕"，即"O"；臀先露为"骶"，即"S"；面先露为"颏"，即"M"；肩先露为"肩"，即"Sc"；额位即高直位很少见，无特殊代表骨，只写额位及高直位便可。③指示点在骨盆之前、后或横。

如枕先露，枕骨在骨盆左侧，朝前，则胎位为左枕前（LOA），为最常见之胎位。如枕骨位于骨盆左侧边（横），则名为左枕横（LOT），表示胎头枕骨位于骨盆左侧，既不向前也不向后。肩先露时肩胛骨只有左右（亦即胎头所在之侧）或上、下和前、后定位：左肩前、右肩前、左肩后和右肩后。肩先露以肩胛骨朝上或朝后来定胎位。朝前后较易确定，朝上下不如左右易表达，左右又以胎头所在部位易于确定。如左肩前表示胎头在骨盆左侧，（肩胛骨在上），肩（背）朝前。左肩后，胎头在骨盆左侧（肩胛骨在下），肩（背）朝后。

各胎位缩写如下。

（1）枕先露可有6种胎位：左枕前（LOA）（图9-14）、左枕横（LOT）、左枕后（LOP）、右枕前（ROA）、右枕横（ROT）、右枕后（ROP）（图9-14B）。

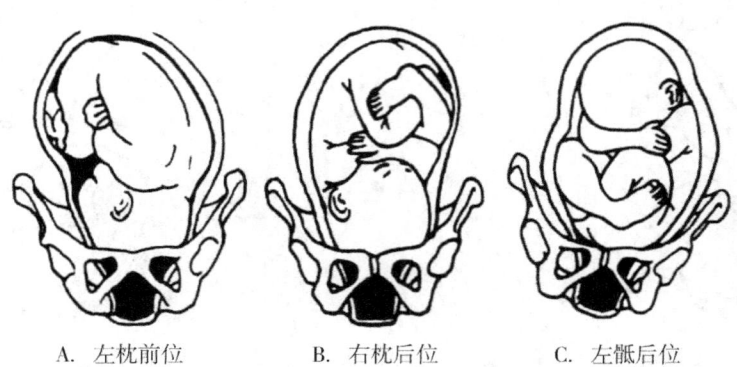

A. 左枕前位　　B. 右枕后位　　C. 左骶后位

图9-14　左枕前位、右枕后位、左骶后位

（2）臀先露也有6种胎位：左骶前（LSA）、左骶横（LST）、左骶后（LSP）（图9-14C）、右骶前（RSA）、右骶横（RST）、右骶后（RSP）。

（3）面先露也有6种胎位：左颏前（LMA）、左颏横（LMT）、左颏后（LMP）、右颏前（RMA）、右颏横（RMT）、右颏后（RMP）。

（4）肩先露也有4种胎位：左肩前（LScA）、左肩后（LScP）、右肩前（RScA）、右肩后（RScP）。

枕、骶、肩胛位置与胎儿背在同一方向，其前位，背亦朝前；颏与胎儿腹在同一方向，其前位，胎背向后。

（六）各种胎先露及胎位发生率

近足月或者已达足月妊娠时，枕先露占95%，臀先露3.5%，面先露0.5%，肩先露0.5%。有的报道臀先露在3%～8%，目前我国初产妇比例很大，经产妇，尤其是多产妇很少，所以横产发生率很少。在枕先露中，2/3枕骨在左侧，1/3在右侧。臀位在中期妊娠及晚期妊娠的早期比数远较3%～4%为高，尤其是经产妇。但其中约1/3的初产妇和2/3经产妇在近足月时常自然转成头位。

胎头虽然较臀体积大，但臀部及屈曲于躯干前的四肢的总体积显然大于胎头。由于子宫腔似梨形，上部宽大、下部狭小，故为适应子宫的形状，足月胎儿头先露发生比例远高于臀先露。在妊娠32周前，羊水量相对较多，胎体受子宫形态的束缚较小，因而臀位率相对较高些，以后羊水量相对减少，胎儿为适应宫腔形状而取头先露。若胎儿脑积水，臀产比例也较高，表明宽大的宫体部较适合容纳较大的胎头。某些子宫畸形，如双子宫、残角子宫中发育好的子宫，宫体部有纵隔形成者，也容易产生臀先露。经产妇反复为臀者应想到子宫有某种畸形的可能。

（七）胎先露及胎方位的诊断

有4种方法：腹部检查、阴道检查、听诊及超声影像检查。

1. 腹部检查

为胎先露及胎方位的基本检查方法，简单易行，在大部分产妇可获得正确诊断，但对少见的异常头先露，往往不易确诊。

2. 阴道检查

临产前此法不易查清胎先露及胎方位，所以有可能不能确诊；临产后，宫颈扩张，先露部大多已衔接，始能对先露部有较明确了解。阴道检查应在消毒情况下进行，以中、食指查先露部是头、是臀、还是肩部。如为枕先露，宫颈有较大扩张时，可触及骨缝、囟门以明确胎位。宫颈扩张程度越大，胎位检查越清楚。检查胎方位最好先查出矢状缝走向，手指左右横扫，上下触摸可查出一较长骨缝。矢状缝横置则为枕右或枕左横位,如为斜置或前后置,则为枕前位或后位。如前囟在骨盆前部很易摸到,表示枕骨在骨盆后位。前囟在骨盆左前方,为枕右后位;前囟在骨盆右前方为枕左后位。前囟如果在骨盆后面,阴道检查不易触及,尤其胎头下降胎头俯屈必然较重,后囟较小,用手不易查清。胎头受挤压严重时,骨片重叠,骨缝、囟门也不易触清。另一可靠确定胎方位方法为用手触摸胎儿耳郭,耳郭方向指向枕部,这只有在宫颈口完全扩张时方能实行。

阴道检查时还应了解先露部衔接程度。胎头衔接程度在正常情况下随产程进展而加深。胎头下降程度为判断是否能经阴道分娩的重要指标。胎头下降速度在第一产程比较缓慢,而在第二产程胎头继续下降,速度快于第一产程。一般胎头下降程度是以坐骨棘平面来描述。胎儿头颅骨质部平坐骨棘平面时称为"0"位,高于坐骨棘水平时称为"−"位,如高 1 cm,则标为"−1"直到"−3",再高则表示胎头双顶径尚未进入骨盆入口平面,因为骨盆入口平面至坐骨棘平面约为 5 cm,胎头双顶径至胎头顶部约为 3 cm,所以胎头最低骨质部如在坐骨棘平面以上 3 cm,显然胎头双顶径最多是平骨盆入口平面。胎头最低骨质部通过了坐骨棘平面,胎头位置称为"+"位,低于坐骨棘平面 1 cm 称为"+1","+3"时,胎头最低点已接近骨盆出口,即在阴道下部,因为坐骨棘平面距离骨盆出口亦约为 5 cm(图 9-15)。在正常女性骨盆坐骨棘并不突出于骨盆侧壁,需经反复检查取得经验方能较准确定位。故可考虑另一较简单而大体可了解胎头衔接程度的方法,即用手指经阴道测胎头骨质最低部距阴道处女膜环的距离。如距离为 5 cm 则表示胎头在坐骨棘水平,低于此为正值,高于此为负值。

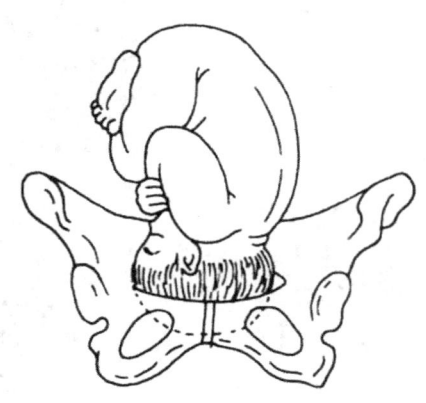

图 9-15 胎头衔接程度

3. 听诊

胎心音位置本身并非诊断胎方位的可靠依据,但可加强触诊的准确性。在枕先露和臀先露,躯干微前屈,胎背较贴近于子宫壁,利于胎心音传导,故在胎儿背部所接触之宫壁处胎心音最强。在颜面位,胎背反屈。胎儿胸部较贴近宫壁,故胎心音在胎儿胸壁侧听诊较清晰。

在枕前位,胎心音一般位于脐与髂前上棘连接中点。枕后位胎心音在侧腹处较明显,有时在小肢体侧听得也清楚。臀位则在脐周围。横位胎心音在枕前位的稍外侧。

4. 超声检查

在腹壁厚、腹壁紧张以及羊水过多的情况下,腹部检查等查不清胎先露及胎方位时,超声扫描检查可清楚检查出胎头、躯干、四肢等的部位和形像以及胎心情况,不但有助于胎先露、胎方位的诊断,也有助于胎儿畸形及大小的诊断。

(八)临产胎儿应激变化

胎头受压情况下,阵缩时给予胎头的压力增高,尤其是破膜之后,在第二产程宫腔内压力可高达 200 mmHg(27 kPa)。颅内压为 40~55 mmHg(5.3~7.3 kPa)时,胎心率就可减慢,其原因系中枢神经缺氧,反射性刺激迷走神经之故。有时胎头受压而无胎心率变慢乃系胎膜未破,胎头逐渐受压而在耐受阈之内,这种阵发性改变对胎儿无损。

四、精神心理因素

随着医学模式的改变，人们已经开始关注社会及心理因素对分娩过程的影响。亲朋好友间关于分娩的负面传闻、电影中的恐惧场面使相当数量的初产妇进入临产后精神处于高度紧张，甚至焦虑恐惧状态。研究表明，产妇在分娩过程中普遍焦虑和恐惧倾向导致去甲肾上腺素减少，可使宫缩减弱而对疼痛的敏感性增加，强烈的宫缩有加重产妇的焦虑，从而造成恶性循环导致产妇体力消耗过大，产程延长。抑郁情绪与活跃期、第二产程延长及产后出血有一定的相关性。所以在分娩过程中产妇的精神心理状态可明显的影响产程进展，应予以足够的重视。

第三节 枕先露的分娩机制

分娩机制（mechanism of labor）是指胎先露为适应骨盆各平面的不同形态，进行一系列转动，以最小径线通过产道的全过程。以枕左前的分娩机制为例详加说明。胎头的一连串转动可分解如下 7 个动作，即衔接、下降、俯屈、内旋转、仰伸、复位及外旋转、胎儿娩出（图9-16）。

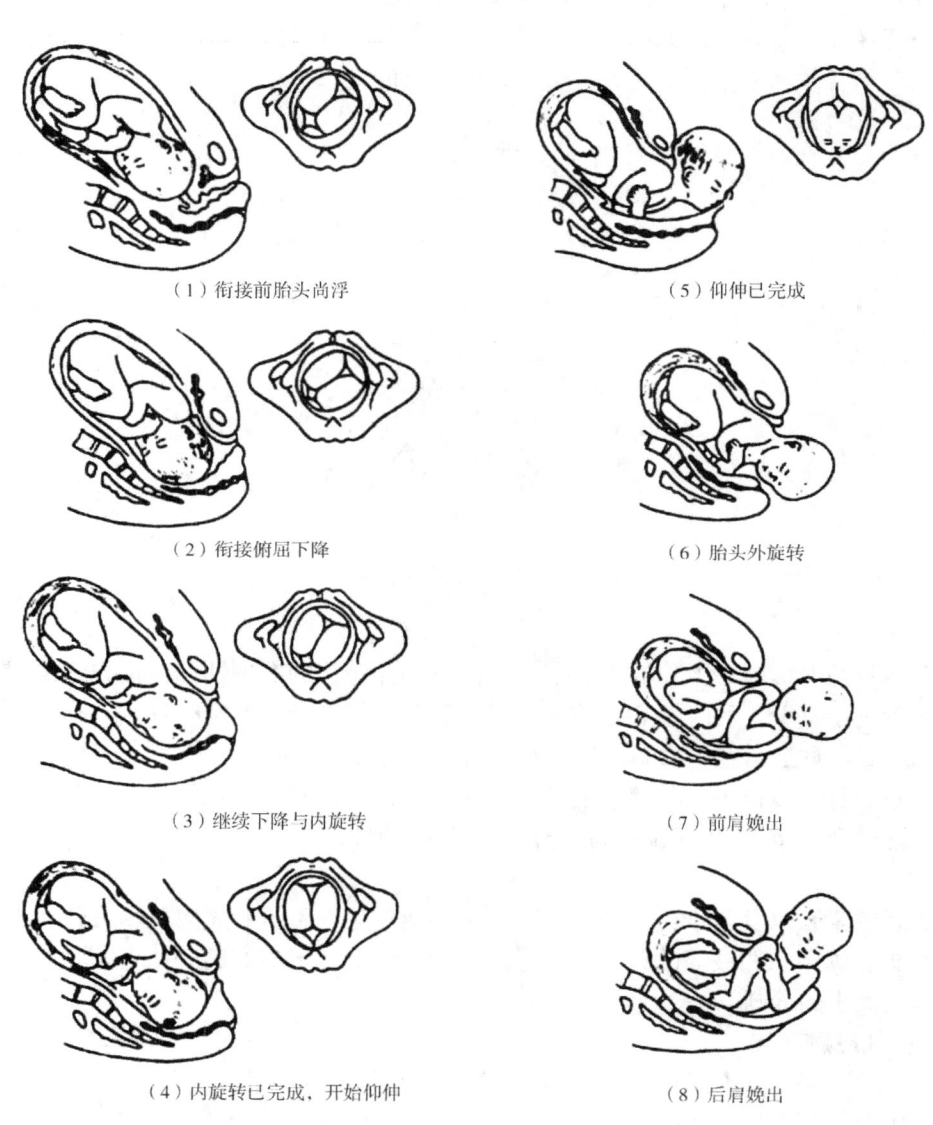

(1) 衔接前胎头尚浮　　　　　(5) 仰伸已完成
(2) 衔接俯屈下降　　　　　　(6) 胎头外旋转
(3) 继续下降与内旋转　　　　(7) 前肩娩出
(4) 内旋转已完成，开始仰伸　(8) 后肩娩出

图 9-16　分娩机制示意图

一、衔接

胎头双顶径进入骨盆入口平面，胎头颅骨最低点达到或接近坐骨棘水平，称为衔接。初产妇胎头衔接可发生于预产期前 1～2 周，若初产妇分娩开始而胎头仍未衔接，应警惕有无头盆不称。经产妇多在临产后胎头衔接。

胎头呈半俯屈状态进入骨盆入口，以枕额径衔接，由于枕额径大于骨盆入口前后径，胎头矢状缝坐落在骨盆入口右斜径上，胎头枕骨在骨盆左前方。

二、下降

胎头沿骨盆轴前进的动作称为下降。下降贯穿于整个分娩过程，与俯屈、内旋转、仰伸、复位及外旋转等动作相伴随。下降动作呈间歇性，促进胎头下降的 4 个因素是：①宫缩时通过羊水传导的压力，由胎轴传到胎头。②宫缩时子宫底直接压迫胎臀，压力传至胎头。③胎体由弯曲而伸直、伸长，有利于压力向下传递，促使胎头下降。④腹肌收缩，使腹腔压力增加，经子宫传至胎儿。初产妇胎头下降因宫颈口扩张缓慢和盆底软组织阻力大而较经产妇慢。临床上将胎头下降的程度，作为判断产程进展的重要标志之一。

三、俯屈

胎头下降遇到阻力时（骨盆不同平面的不同径线、扩张中的宫颈、骨盆壁和骨盆底），处于半俯屈状态的胎头借杠杆作用进一步俯屈，使下颏紧贴胸部，并使衔接时的枕额径（11.3 cm）变为枕下前囟径（9.5 cm），以胎头最小径线适应产道，有利于胎头继续下降。

四、内旋转

当胎头到达中骨盆时，胎头为适应骨盆纵轴而旋转，使其矢状缝与中骨盆前后径相一致，此过程称为内旋转。因中骨盆前后径大于横径，枕先露时，胎头枕部位置最低，到达骨盆底，肛提肌收缩将胎头枕部推向阻力小、空间较宽的前方，枕左前的胎头向中线旋转 45°，后囟转至耻骨弓下方，使胎头最小径线与骨盆的最大径线相一致，于第一产程末胎头完成内旋转动作。

五、仰伸

胎头完成旋转后，胎头下降达阴道外口时，宫缩和腹压继续迫使胎头下降，而肛提肌收缩力又将胎头向前推进，两者的共同作用（合力）使胎头沿产轴向前向上，胎头枕骨下部达耻骨联合下缘时，以耻骨弓为支点使胎头逐渐仰伸，胎头的顶、额、鼻、口、颏相继娩出。当胎头仰伸时，胎儿双肩径沿左斜径进入骨盆入口。

六、复位及外旋转

胎头娩出时，胎儿双肩径沿骨盆入口左斜径下降。胎儿娩出后，为使胎头与胎肩恢复正常关系，胎头枕部向原方向（向左旋转）45°，称为复位。胎肩在骨盆腔内继续下降，前（右）肩向前向中线旋转 45° 使胎儿双肩径转成与出口前后径一致的方向，胎头枕部需在外继续向左旋转 45° 以保持胎头与胎肩的垂直关系，称为外旋转。

七、胎儿娩出

胎儿完成外旋转后，胎儿前（右）肩在耻骨弓下先娩出，随即胎体侧屈，后（左）肩也由会阴前缘娩出，胎儿双肩娩出后，胎体及胎儿下肢随之顺利娩出，至此胎儿娩出的全过程完成。

第四节 先兆临产及临产的诊断

当孕妇出现先兆临产时，应及时送至医院，不能因可能为假临产致使时间耽误而错过接产时机；而如果错误地诊断临产，则可能导致不适当的干涉而加强产程，造成孕妇及新生儿损害。

一、先兆临产

分娩发动之前，出现的一些预示孕妇不久将临产的症状称先兆临产（threatened labor）。

（一）假临产

孕妇在分娩发动前，由于子宫肌层敏感性增强，常出现不规律宫缩。假临产的特点有：①宫缩持续时间短且不恒定，间歇时间长且不规律，宫缩强度不增加。②常在夜间出现而于清晨消失。③宫缩时只能引起下腹部轻微胀痛。④宫颈管不缩短，宫口扩张不明显。⑤给予镇静药物能抑制宫缩。

（二）胎儿下降感

胎儿下降感又称为轻松感、释重感。由于胎先露部下降进入骨盆入口，使宫底位置下降，孕妇感觉上腹部受压感消失，进食量增多，呼吸轻快。

（三）见红

在临产前 24～48 h 内，由于成熟的子宫下段及宫颈不能承受宫腔内压力而被迫扩张，使宫颈内口附着的胎膜与该处的子宫壁分离，毛细血管破裂而少量出血，与宫颈管内的黏液相混合并排出，称为见红，是分娩即将开始的比较可靠征象。若阴道流血超过平时月经量，则不应视为见红，应考虑是否有异常情况出现如前置胎盘及胎盘早剥等。

（四）阴道分泌物增多

分娩前 3 周左右，孕妇因体内雌激素水平升高，盆腔充血加剧，子宫颈腺体分泌增加，使阴道排出物增多，一般为水样，易与破水相混淆。

二、临产的诊断

临产（in labor）开始的重要标志为有规律且逐渐增强的子宫收缩，持续时间 30 s 或 30 s 以上，间歇 5～6 min，同时伴随进行性宫颈管消失、宫口扩张和胎先露部下降。用镇静药物不能抑制宫缩。

应连续观察宫缩，每次观察时间不能太短，至少观察 3～5 次宫缩。既要严密观察宫缩的频率，持续时间及强度。同时要在无菌条件下行阴道检查，了解宫颈的软度、长度、位置、扩张情况及先露部的位置。国际上常用 BISHOP 评分法判断宫颈成熟度（表 9-1），估计试产的成功率，满分为 13 分，大于 9 分均成功，7～9 分的成功率为 80%，4～6 分成功率为 50%，小于或等于 3 分均失败。

表 9-1 Bishop 宫颈成熟度评分法

指标	分数			
	0	1	2	3
宫口开大（cm）	0	1～2	3～4	大于或等于 5
宫颈管消退（%）（未消退为 2～3 cm）	0～30	40～50	60～70	大于或等于 80
先露位置（坐骨棘水平=0）	-3	-2	-1～0	+1～+2
宫颈硬度	硬	中	软	
宫口位置	朝后	居中	朝前	

第五节 正常产程和分娩的处理

分娩全过程是从开始出现规律宫缩到胎儿、胎盘娩出为止，称分娩总产程（total stage of labor），整个产程分为 3 部分。

第一产程（first stage of labor）（宫颈扩张期）：从间歇 5~6 min 的规律宫缩开始，到宫颈口开全（10 cm）。初产妇宫颈较紧，宫口扩张较慢，需 11~12 h，经产妇宫颈较松，宫口扩张较快，需 6~82 h。

第二产程（second stage of labor）（胎儿娩出期）：从宫口开全到胎儿娩出。初产妇需 1~2 h，经产妇一般数分钟即可完成，但也有长达 12 h 者，但不超过 12 h。

第三产程（third stage of labor）（胎盘娩出期）：从胎儿娩出后到胎盘娩出，需 5~15 min，不超过 30 min。

一、第一产程及其处理

（一）临床表现

第一产程的产科变化主要为规律宫缩、宫口扩张、胎头下降及胎膜破裂。

1. 规律宫缩

第一产程开始，出现伴有疼痛的子宫收缩，习称"阵痛"。开始时宫缩持续时间较短（20~30 s）且弱，间歇期较长（5~6 min）。随着产程的进展，持续时间渐长（50~60 s）且强度增加，间歇期渐短（2~3 min）。当宫口近开全时，宫缩持续时间可达 1 min 以上，间歇期仅 1 min 或稍长。

2. 宫口扩张

宫口扩张是临产后规律宫缩的结果。在此期间宫颈管变软、变短、消失，宫颈展平和逐渐扩大。宫口扩张分两期：潜伏期（latent phase）及活跃期（active phase）。潜伏期是从临产后规律宫缩开始，至宫口扩张到 3 cm。此期宫颈扩张速度较慢，平均 2~3 小时扩张 1 cm，需 8 h，超过 16 h 为潜伏期延长（prolonged latent phase）。活跃期是指从宫口扩张 3 cm 至宫口开全。此期宫颈扩张速度显著加快，约需 4 h，超过 8 h 为活跃期延长（prolonged active phase）。活跃期又分为加速期（acceleration phase）、最大加速期（maximum acceleration phase）和减速期（deceleration phase）（图 9-17）。加速期是指宫颈扩张 3~4 cm，约需 1.5 h；最大加速期是指宫口扩张 4~9 cm，约需 2 h，在产程图（partogram）上宫口扩张曲线呈直线倾斜上升；减速期是指宫口扩张 9~10 cm，约需 30 min。宫口开全后，宫口边缘消失，与子宫下段及阴道形成产道。

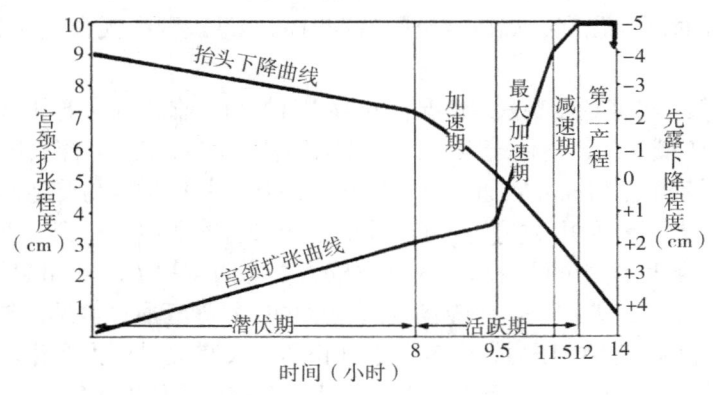

图 9-17 宫颈扩张与胎先露下降曲线分期的关系

3. 胎头下降

胎头能否顺利下降，是决定能否经阴道分娩的重要观察项目。胎头下降程度以胎头颅骨最低点与坐骨棘平面的关系标明；胎头颅骨最低点平坐骨棘平面时，以"0"表示；在坐骨棘平面上 1 cm 时，以"-1"表示；在坐骨棘平面下 1 cm 时，以"+1"表示，余依此类推（图 9-18）。一般初产妇在临产前胎头已经入盆，而经产妇临产后胎头才衔接。随着产程的进展，先露部也随之下降。胎头于潜伏期下降不明显，于活跃期下降加快，平均每小时下降 0.86 cm。

4. 胎膜破裂（rupture of membranes）

胎膜破裂简称破膜，胎儿先露部衔接后，将羊水分隔成前、后两部分，在胎先露部前面的羊水，称前羊水，约100 mL，其形成的囊称前羊水囊。宫缩时前羊水囊楔入宫颈管内，有助于扩张宫口。随着宫缩继续增强，羊膜腔内压力更高，当压力增加到一定程度时胎膜自然破裂。胎膜多在宫口近开全时破裂。

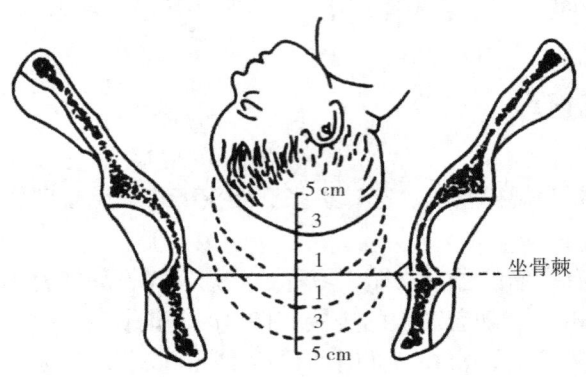

图9-18 胎头高低的判定

（二）产程观察及处理

入院后首先了解和记录孕妇的病史，全身及产科情况，初步得出是否可以阴道试产或需进行某些处理；外阴部应剃除阴毛，并用肥皂水和温开水清洗；对初产妇及有难产史的经产妇应行骨盆外测量；有妊娠合并症者应给予相应的治疗等。在整个分娩过程中，既要观察产程的变化，也要观察母儿的安危。及时发现异常，尽早处理。

1. 子宫收缩

产程中必须连续定时观察并记录宫缩规律性、持续时间、间歇时间及强度。

（1）触诊法：助产人员将手掌放于产妇腹壁上直接检查，宫缩时宫体部隆起变硬，间歇期松弛变软。并记录下宫缩持续时间、强度、规律性及间歇期时间。每次至少观察3~5次宫缩，每隔1~2 h观察一次。

（2）电子胎心监护仪：可客观反映宫缩情况，分为外监护和内监护两种类型。①外监护（external electronic monitoring）：临床最常用，适用于第一产程任何阶段。将宫缩压力探头固定在产妇腹壁宫体近宫底部，每隔1~2 h连续描记30 min或通过显示屏连续观察。外监护容易受运动、体位改变、呼吸和咳嗽的影响，过于肥胖的孕妇不适用。外监护可以准确地记录宫缩曲线，测到宫缩频率和每次宫缩持续的时间，但所记录的宫缩强度不完全代表真正的宫内压力。②内监护（internal electronic monitoring）：适用于胎膜已破，宫口扩张1 cm及以上。将充满生理盐水的塑料导管通过宫颈口越过胎头置入羊膜腔内，外端连接压力探头记录宫缩产生的压力，测定宫腔静止压力及宫缩时压力变化。内监护可以准确测量宫缩频率、持续时间及真正的宫内压力。但宫内操作复杂，有造成感染的可能，故临床上较少应用。

良好的宫缩应是间隔逐渐缩短，持续时间逐渐延长，同时伴有宫颈相应的扩张。国外建议用Montevideo单位（MU）来评估有效宫缩。其计算方法是：计数10 min内每次宫缩峰值压力（mmHg）减去基础宫内压力（mmHg）后的压力差之和；或者取宫缩产生的平均压力（mmHg）乘以宫缩频率（10 min内宫缩次数）。该法同时兼顾了宫缩频率及宫缩产生的宫内压力，使宫缩强度的监测有了量化标准。如产程开始时宫缩强度一般为80~100 MU，相当于10 min内有2~3次宫缩，每次宫缩平均宫内压力约为40 mmHg；至活跃期正常产程平均宫缩强度可达200~250 MU，相当于10 min内有4~5次宫缩，平均宫内压力则在50 mmHg；至第二产程在腹肌收缩的协同下，宫缩强度可进一步升到300~400 MU，仍以平均宫缩频率5次计算，平均宫内压力可达60~80 mmHg；而从活跃期至第二产程每次宫缩持续时间相应增加不明显，宫缩强度主要以宫内压力及宫缩频率增加为主，用此方法评估宫缩不仅使产妇个体间的比较有了可比性，也使同一个体在产程不同阶段的变化有了更合理的判定标准。活跃期后当宫缩强度小于 180 MU 时，可诊断为宫缩乏力。

2. 宫口扩张及胎头下降

描记宫口扩张曲线及胎头下降曲线，是产程图中重要的两项内容，是产程进展的重要标志和指导产程处理的主要依据。可通过肛门检查或阴道检查的方法测得。在国内一般采用肛门检查的方法，当肛门检查有疑问时可消毒外阴做阴道检查。但在国外皆用阴道检查来了解产程进展情况。

（1）肛门检查（简称肛查）

①方法：产妇取仰卧位，两腿屈曲分开，检查前用消毒纸遮盖阴道口避免粪便污染阴道。检查者站于产妇右侧，以戴指套的右手示指蘸取润滑剂后，轻轻置于直肠内，拇指伸直，其余各指屈曲以利示指深入。示指向后触及尾骨尖端，了解尾骨活动度，再触摸两侧坐骨棘是否突出并确定胎头高低，然后用指端掌侧探查宫口，摸清其四周边缘，估计宫颈管消退情况和宫口扩张厘米数。未破膜者在胎头前方可触到有弹性的前羊水囊；已破膜者能直接触到胎头，若无胎头水肿，还能扪清颅缝及囟门位置，确定胎方位。②时间与次数：适时在宫缩时进行，潜伏期每 2～4 h 查一次；活跃期每 1～2 h 查一次。同时也要根据宫缩情况和产妇的临床表现，适当的增减检查的次数。过频的肛门检查可增加产褥感染的机会。研究提示，肛门检查次数大于或等于 10 次的产妇，其阴道细菌种数及计数均显著提高，且肛门检查与阴道细菌变化密切相关，即细菌种数及其计数随肛门检查次数的增加而增加。而检查次数过少在产程进展十分迅速时则可能失去准备接生的时间，这在经产妇尤其应注意。③检查内容：宫颈软硬度、位置、厚薄及宫颈扩张程度；是否破膜；骶尾关节活动度，坐骨棘是否突出，坐骨切迹宽度，骶棘韧带的弹性、韧度及盆底组织的厚度；确定胎先露、胎方位以及胎头下降程度。

（2）阴道检查

①适应证：于肛查胎先露、宫口扩张及胎头下降程度不清时；疑有脐带先露或脱垂；疑有生殖道畸形；轻度头盆不称经阴道试产 4～6 h 产程进展缓慢者。对产前出血者应慎重，须严格无菌操作，并在检查前做好输液、输血的准备。②方法：产妇排空膀胱后，取截石位，消毒外阴和阴道。检查者戴好口罩，消毒双手，戴无菌手套，铺无菌巾后用左（右）手拇指和示指将阴唇分开，右（左）手示指、中指蘸消毒润滑剂，轻轻插入产妇阴道，注意防止手指触及肛门及大阴唇外侧。因反复阴道检查可增加感染机会，故每次检查应尽量检查清楚，避免反复插入阴道。③内容：测量骨盆对角径、坐骨棘间径、骶骨弧度、耻骨弓和坐骨切迹情况等；胎方位及先露下降程度；宫口扩张程度，软硬度及有无水肿情况；阴道伸展度，有无畸形；会阴厚薄和伸展度等，以决定其分娩方式。

肛查对于了解骨盆腔内的情况比阴道检查更清楚，但肛门检查对宫口、胎先露、胎方位、骨盆入口等情况的了解不及阴道检查直接明了。每次肛查或阴道检查所得的宫颈扩张大小及先露高度的情况均应做详细记录，并绘于产程图上。用红色"○"表示宫颈扩张程度，蓝色"×"表示先露下降水平，每次检查后用红线连接"○"，用蓝线连接"×"，绘成两条曲线。产程图横坐标标示时间，以小时为单位，纵坐标标示宫颈扩张及先露下降程度，以厘米为单位。正常情况下宫口开大与胎头下降是并行的，但胎头下降略为滞后。宫口开大的最大加速期是胎头下降的加速期，而胎头下降的最大加速期是在第二产程。对大多数产妇，尤其是初产妇，在宫口开全时胎头应达坐骨棘平面以下。但应指出，有相当一部分产妇胎头下降与宫口开大并不平行。因此，在宫口近开全时，胎头未下降到坐骨棘水平并不意味着不能经阴道分娩。有些产妇在破膜以后胎头才迅速下降，在经产妇尤为常见。1972 年 Philpott 介绍了在产程图上增加警戒线和处理线，其原理是根据活跃期宫颈扩张率不得小于 1 cm 进行产程估算，如果产妇入院时宫颈扩张为 1 cm，按宫颈扩张率每小时 1 cm 计算，预计 9 h 后宫颈将扩张到 10 cm，因此在产程坐标图上 1 cm 与 10 cm 标志点之处时间相距 9 h 画一斜行连线，作为警戒线，与警戒线相距 4 h 之处再画一条与之平行的斜线作为处理线，两线间为警戒区。临床上实际是以宫颈扩张 3 cm 作为活跃期的起点，因此可以宫颈扩张 3 cm 标志点处取与之相距 4 cm 的坐标 10 cm 的标志点处画一斜行连线，作为警戒线，与警戒线相距 4 h 之处再画一条与之平行的斜线作为处理线（图 9-19）。两线之间为治疗处理时期，宫颈扩张曲线越过警戒线者应进行处理，一般难产因素可纠正者的产程活跃期不超过正常上限，活跃期经过处理仍超过上限时，常提示难产因素不易纠正，需要再行仔细分析，并及时估计能否从阴道分娩。

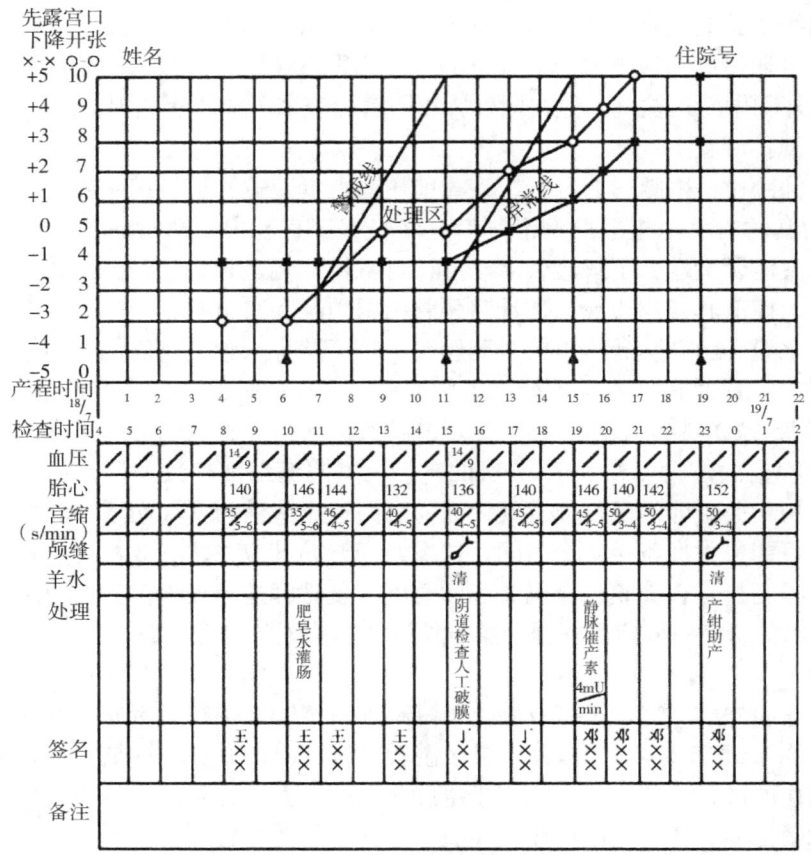

图 9-19 产程图表

3. 胎膜破裂及羊水观察

胎膜多在宫口近开全或开全时自然破裂，前羊水流出。一旦胎膜破裂，应立即听胎心，并观察羊水性状、颜色和流出量，记录破膜时间。

羊水粪染（meconium-stained amniotic fluid）与胎儿宫内窘迫的关系目前还有争论。对羊水粪染的发生机制大致可归纳为两种观点，即胎儿成熟理论及胎儿宫内窘迫理论。传统认为羊水粪染是胎儿缺血、缺氧的结果。当胎儿缺血、缺氧时，机体为了保证心、脑等重要脏器的血供，体内循环重新分配，消化系统的血供减少，胃肠道蠕动增加，肛门括约肌松弛，胎粪排出。胎儿成熟理论则认为羊水粪染是一种生理现象。

随着妊娠周数增加，胎儿迷走神经张力渐强，胃肠道蠕动渐频，胎粪渐多，羊水粪染率渐增。

羊水粪染的分度：Ⅰ度，羊水淡绿色、稀薄；Ⅱ度，羊水深绿色且较稠或较稀，羊水内含簇状胎粪；Ⅲ度，羊水黄褐色、黏稠状且量少。Ⅰ度羊水粪染一般不伴有胎儿宫内窘迫，Ⅱ～Ⅲ度羊水粪染考虑有胎儿宫内缺氧的存在。对羊水粪染者应做具体分析，既不要过高估计其严重性，也不要掉以轻心，重要的是应结合其他监测结果，明确诊断，及时处理，以降低围生儿的窒息率。在首次发现羊水粪染时，不论其粪染程度如何，均应作电子胎心监护。若 CST 阳性或者 NST 呈反应型而 OCT 又是阳性，提示胎儿宫内缺氧。如能配合胎儿头皮血 pH 测定而 pH 小于 7.2 时，提示胎儿处于失代偿阶段，需要立即结束分娩。如 CST 为阴性、pH 正常，可暂不过早干预分娩，但必须在电子胎心监护下严密观察产程进展，一旦出现 CST 阳性，则应尽快结束分娩。

4. 胎心

临产后应特别注意胎心变化，可用听诊法、胎心电子监护或胎儿心电图等方法观察。在观察胎心时，应注意胎心的频率、规律性和宫缩之后胎心率的变化及恢复的速度等。胎心的规律性和宫缩对胎心的影响较胎心率的绝对数更重要。

（1）听诊器听取：有普通听诊器、木质听诊器和电子胎心听诊器三种，现在通常使用电子胎心听诊器。胎心听取应在宫缩间歇时，宫缩时听诊不能听到胎心。潜伏期应每隔 1 h 听胎心一次，活跃期宫缩较频时，应每 15～30 min 听胎心一次，每次听诊 1 min。如遇有胎心异常，应增加听诊的次数。此法能方便获得每分钟胎心率，但不能分辨胎心率变异、瞬间变化及其与宫缩、胎动的关系。

（2）胎心电子监护：多用外监护描记胎心曲线。将测量胎心的探头置于胎心音最响亮的部分，固定于腹壁上；将测量宫压的探头置于产妇腹壁宫体近宫底部，亦固定于腹壁上。观察胎心率变异及其与宫缩、胎动的关系，每次至少记录 20 min，有条件者可应用胎儿监护仪连续监测胎心率。此法能较客观地判断胎儿在宫内的状态，如脐带受压、胎头受压、胎儿缺氧或（及）酸中毒等。值得注意的是，在胎头入盆、破膜、阴道检查、肛查及做胎儿内监护安放胎儿头皮电极时，可以发生短时间的早期减速，这是由于胎头受骨盆或宫缩压迫所致。

（3）胎儿心电图：分为直接法和间接法，因直接法需宫口开大到一定程度而且破膜后才能进行，并有增加感染的可能性，故较少采用。目前较多采用非侵入性的间接法，一般用三个电极，两个放在产妇的腹壁上，另一个置于产妇的大腿内侧。在分娩过程中如出现 PR 间期明显缩短、ST 段偏高和 T 波振幅加大，是胎儿缺氧的表现。胎儿发生严重的酸中毒时，则 T 波变形。有研究发现第二产程的胎儿心电图监测与产后胎儿脐动脉血 pH 及血气含量明显相关。

5. 胎儿酸血症的监测

胎儿头皮血 pH 与产时异常胎心率的出现，分娩后新生儿脐血 pH 及 Apgar 评分间存在着良好的相关性。因此胎儿头皮血 pH 被认为是判断胎儿是否存在宫内缺氧的最准确方法。胎儿头皮血 pH 正常值为 7.25～7.35。如 pH 为 7.20～7.24 为胎儿酸血症前期，应警惕有胎儿窘迫可能，此时应给孕妇吸氧。pH 小于 7.20 则表示重度酸中毒，是胎儿危险的征兆，应尽快结束分娩。胎儿头皮血血气分析值在正常各产程中的变化见表 9-2。

表 9-2 胎儿头皮血血气分析值在正常各产程中的变化

类别	第一产程早期	第一产程末期	第二产程
pH 值	7.33 ± 0.03	7.32 ± 0.02	7.29 ± 0.04
PCO_2（mmHg）	44.00 ± 4.05	42.00 ± 5.10	46.30 ± 4.20
PO_2（mmHg）	21.80 ± 2.60	21.30 ± 2.10	17.00 ± 2.00
HCO_3^-（mmol/L）	20.10 ± 1.20	19.10 ± 2.10	17.00 ± 2.00
BE（mmol/L）	3.90 ± 1.90	4.10 ± 2.50	6.40 ± 1.80

胎儿的 pH 值还受母体 pH 水平的影响。产程中母体饥饿、脱水、体力消耗可致代谢性酸中毒，过度通气可致呼吸性碱中毒，均可影响胎儿。为消除母源性酸中毒对胎儿头皮血血气分析的影响，可根据母儿间血气的差异进行判断：

（1）母子间血气 pH 差值（△pH）：小于 0.15 表示胎儿无酸中毒，0.15～0.20 为可疑，大于 0.20 为胎儿酸中毒。

（2）母子间碱短缺值：2.0～3.0 mEq/L 表示胎儿正常，大于 3.0 mEq/L 为胎儿酸中毒。

（3）母子间 Hb 5 g/dL 时的碱短缺值：小于 0 或由正值变为负值表示胎儿酸中毒。

胎儿头皮血 pH 测定是一种创伤性的检查方法，只能得到瞬时变化而不能连续监测，因而限制了它的应用。当电子胎心监护初筛异常时，可考虑行胎儿头皮血气测定，如临床及胎心监护已确定重度胎儿宫内窘迫，应迅速终止妊娠而抢救胎儿，不必再做头皮血气测定。

6. 母体情况观察

（1）生命体征：测量产妇的血压、体温、脉搏和呼吸频率并记录。一般第一产程期间宫缩时血压升高 5～10 mmHg，间歇期恢复原状。应每隔 4～6 h 测量一次。发现血压升高应增加测量次数。

（2）饮食：鼓励产妇少量多次进食，吃高热量易消化食物，并注意摄入足够水分，以保证充沛的精力和体力。

（3）活动与休息：宫缩不强且未破膜时，产妇可在室内适当活动，有助于产程进展和减轻产痛。待产时产妇的体位应以产妇感到舒适为准。已破膜者应该卧床，如果胎头已衔接，取平卧位即可，如胎头未衔接或臀位、横位时，应取臀高位，以免发生脐带脱垂。如产妇精神过度紧张，宫缩时喊叫不安，应安慰产妇，在宫缩时指导做深呼吸动作，也可用双手轻揉下腹部或腰骶部。产时镇痛可适当的应用哌替啶 50～100 mg 及异丙嗪 25 mg，可 3～4 h 肌内注射一次。也可选择连续硬膜外麻醉镇痛。

（4）排尿与排便：应鼓励产妇每 2～4 h 排尿一次，以免膀胱充盈影响宫缩及胎头下降。因胎头压迫引起排尿困难者，必要时可导尿。初产妇宫口扩张小于 4 cm，经产妇宫口扩张小于 2 cm 时可行温肥皂水灌肠，既能避免分娩时粪便污染，又能反射作用刺激宫缩加速产程进展。但胎膜早破、阴道流血、胎头未衔接、胎位异常、有剖宫产史、宫缩很强估计 1 h 内将分娩者或患严重产科并发症、合并症如心脏病等，均不宜灌肠。

二、第二产程及其处理

（一）临床表现

宫口开全后仍未破膜，常影响胎头的下降，应行人工破膜。破膜后宫缩常暂时停止，产妇略感舒适，随后宫缩重现且较前增强，每次持续时间可达 1 min，间歇期仅 1～2 min。当胎头降至骨盆出口压迫盆底组织时，产妇有排便感，不由自主向下屏气。随着产程进展，会阴会渐渐膨隆和变薄，肛门松弛。于宫缩时胎头露于阴道口，且露出部分不断增大；在宫缩间歇期又缩回阴道内，称为胎头拨露。随产程进展，胎头露出部分逐渐增多，宫缩间歇期胎头不再缩回，称为胎头着冠，此时胎头双顶径超过骨盆出口。会阴极度扩张，应注意保护会阴，娩出胎头。随后胎头复位和外旋转，前肩、后肩和胎体相继娩出，后羊水随之涌出。经产妇第二产程短，有时仅需几次宫缩即可完成胎头娩出。胎儿娩出后产妇顿感轻松。

（二）产程的观察和处理

1. 密切监护胎心及产程进展

第二产程宫缩频且强，应密切观察子宫收缩有无异常及胎先露的下降情况。警惕病理性缩复环及强直性子宫收缩的出现，同时密切观察胎心的变化，每 5～10 min 听胎心一次（或间隔 2～3 次宫缩听一次胎心），如有胎心异常则增加听胎心的次数，有条件者应使用胎心电子监护。尤其应注意观察胎心与宫缩的关系，若第二产程在胎头娩出前，由于脐带受压或受到牵引，可出现变异减速，除非反复多次出现中、重度变异减速，否则不被认为对胎儿有害。如出现胎心变慢且在宫缩后不恢复和恢复慢，应尽快结束分娩。发现第二产程延长，应及时查找原因，采取相应措施尽快结束分娩，避免胎头长时间受压，引起胎儿窘迫、颅内出血等并发症发生。

2. 指导产妇用力

宫口开全后，医护人员应指导产妇正确用力。方法是让产妇双膝屈曲外展，双脚蹬在产床上，双手握住产床的把手。一旦出现宫缩，产妇深吸气屏住，并向上拉把手，使身体向下用力如排便状，以增加腹压。子宫收缩间期时，产妇呼气，全身肌肉放松，安静休息。当宫缩再次出现时再用同样的屏气用力动作，以加速产程的进展。当胎头着冠后，宫缩时不应再令产妇用力，以免胎头娩出过快而使会阴裂伤。

指导产妇正确用力十分重要，若用力不当使产妇消耗体力或造成不应有的软产道裂伤。尤其应注意的是宫口尚未开全，不可过早屏气用力，因当胎头位置低已深入骨盆到达盆底时，也可使产妇产生排便感并不自觉地用力。但此时用力非但不利于加速产程的进展，反而使宫颈被挤压在骨盆和胎头之间，从而使宫颈循环障碍而造成宫颈水肿，影响宫口开大而造成难产。

3. 接产准备

初产妇宫口开全，经产妇宫口扩张 4 cm 且宫缩规律有力时，应将产妇送至产房做好接产准备工作。让产妇仰卧于产床上（或坐于特制的产椅上），两腿屈曲分开，露出外阴部，在臀下放一便盆或塑料布，用消毒纱布球蘸肥皂水擦洗外阴部，顺序是大小阴唇、阴阜、大腿内上 1/3、会阴及肛门周围（图 9-20）。然后用温开水冲掉肥皂水，为防止冲洗液流入阴道，用消毒干纱布盖住阴道口，最后以 0.1% 新洁尔灭冲洗或涂以碘附进行消毒，随后取下阴道的纱布球和臀下的便盆或塑料布，铺以消毒巾于臀下。接产者按无菌操作常规洗手后穿手术衣及戴手套，打开产包，铺好消毒巾，准备接产。

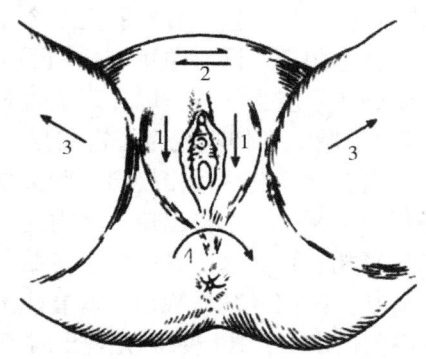

图 9-20　外阴消毒顺序

4. 接产的要领

产妇必须与接产者充分合作；保护会阴的同时协助胎头俯屈，让胎头以最小的径线（枕下前囟径）在宫缩间歇时缓慢的通过阴道口，是预防会阴撕裂的关键；控制胎肩娩出速度，胎肩娩出时也要注意保护会阴。

5. 产妇的产位

分娩时产妇的体位可分为仰卧位和坐位两种。

（1）仰卧位分娩：目前国内多数产妇分娩取仰卧位。

其优点：①有利于经阴道助产手术的操作如会阴切开术、胎头吸引术、产钳术等。②对新生儿处理较为便利。

但从分娩的生理来说，并非理想体位。

其缺点：①妊娠子宫压迫下腔静脉，使回心血量减少，产妇可出现仰卧位低血压。②仰卧位使骨盆的可塑性受限，且宫缩的效率较低，从而增加难产的机会。③胎儿的重力失去应有的作用，并导致产程延长。④增加产妇的不安和产痛等。

基于上述原因，仰卧位分娩时继发性宫缩乏力和胎儿窘迫的发生率较坐位分娩高，异常分娩也较多。所以它不是理想的分娩体位。

（2）坐位分娩。

其优点：①可提高宫缩效率，缩短产程。由于胎儿的纵轴和产轴一致，故能充分发挥胎儿的重力作用，可使抬头对宫颈的压力增加。②由于子宫胎盘的血供改善，也可使宫缩加强，胎儿窘迫和新生儿窒息的发生率降低。③可减少骨盆的倾斜度，有利于胎头入盆和分娩机制的顺利完成。④ X 线检查表明，由于仰卧位改坐位时，可使坐骨棘间距平均增加 0.76 cm。骨盆出口前后径增加 1~2 cm，骨盆出口面积平均增加 28%。⑤产妇分娩时感觉较舒适，由于产妇在分娩过程中可以环视周围的一切，并与医护人员保持密切联系，可减轻其紧张和不安的情绪。

其缺点：①分娩时间不宜过长，否则易发生阴部水肿。②坐位分娩时胎头娩出较快，易造成新生儿颅内出血及阴道、会阴裂伤。③接生人员需保护会阴和新生儿处理不便，这也是目前坐位分娩较少采用的主要原因。

自20世纪80年代以来，已对坐式产床做了不少的改进，其基本的构造包括靠背、坐椅、扶手和脚踏板等部分。产床的靠背部分是可调节的，在分娩过程中可根据宫缩的情况和胎头下降的程度适当的调整靠背的角度。在胎头即将娩出时可将靠背放平使产妇改为仰卧位，以便于助产者保护会阴和控制胎头娩出的速度。初产妇宫口开全或近开全，经产妇宫口开大 8 cm 时，在坐式产床上就坐，靠背角度为 60°～80°。在上坐式产床后 1 h 内分娩最好，时间过长容易引起会阴水肿。

6. 接产步骤（图9-21）

接产者站在产妇的右侧，当胎头拨露使阴唇后联合紧张时，开始保护会阴。

具体方法如下：在会阴部盖上一块消毒巾，接产者右肘支在产床上，右手拇指与其余四指分开，每当宫缩时以手掌大鱼际肌向内上方托住会阴部，同时左手应轻轻下压胎头枕部，协助胎头俯屈，且使胎头缓慢下降。宫缩间歇期，保护会阴的右手应当松弛，以免压迫过久引起会阴部水肿。当胎头枕部在耻骨弓下露出时，左手应按分娩机制协助胎头仰伸。此时若宫缩强，应嘱产妇张口哈气以缓解腹压的作用，让产妇在宫缩间歇期使稍向下屏气，以使胎头缓慢娩出。胎头娩出后，右手仍需保护会阴，不要急于娩出胎肩，而应先以左手自其鼻根向下颌挤压，挤出口、鼻内的黏液和羊水，然后协助胎头复位及外旋转，使胎儿双肩径与骨盆出口前后径相一致。接产者的左手将胎儿颈部向下轻压，使前肩自耻骨弓下先娩出，继之再托胎颈向上，使后肩从会阴前缘缓慢娩出。双肩娩出后，保护会阴的右手方可离开会阴部。最后双手协助胎体和下肢相继以侧位娩出，并记录胎儿娩出时间。

胎儿娩出后 1～2 min 内断扎脐带。若当胎头娩出时，见脐带绕颈一周且较松时，可用手将脐带顺胎肩推下或从胎头滑下。若脐带绕颈过紧或绕颈两周或两周以上，可先用两把血管钳将脐带一段夹住并从中间剪断，注意勿伤及胎儿颈部，待松弛脐带后协助胎肩娩出（图9-22）。

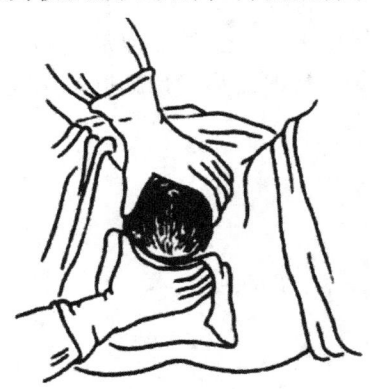
A. 保护会阴，协助胎头俯屈

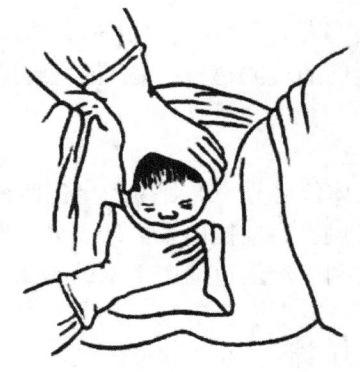
B. 协助胎头仰伸

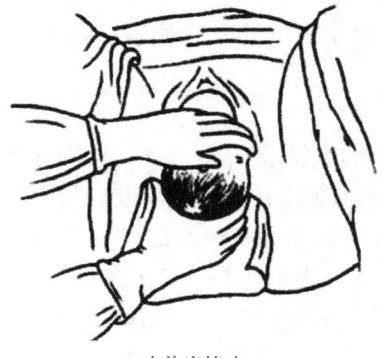
C. 助前肩娩出

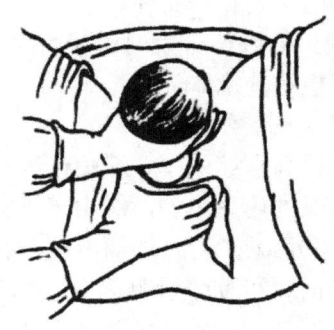
D. 助后肩娩出

图9-21　接产步骤

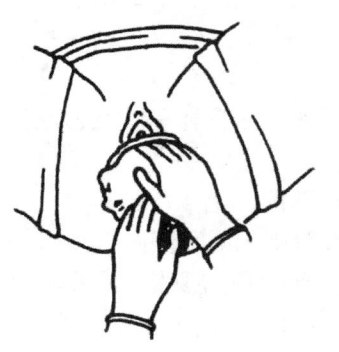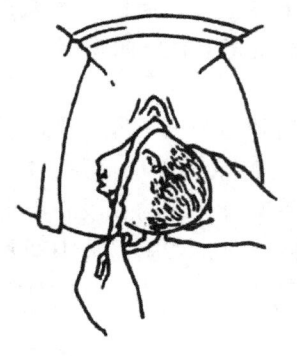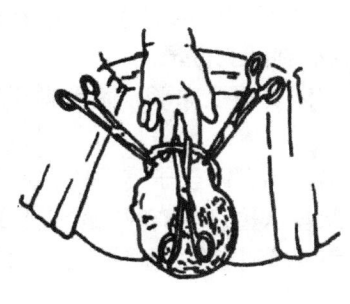

A.将脐带顺肩部推上　　　　B.把脐带从头上退下　　　　C.用两把血管钳夹住，从中间剪断

图9-22　脐带绕颈的处理

7. 会阴裂伤的诱因及预防

（1）会阴裂伤的诱因：会阴水肿、会阴过紧缺乏弹性，耻骨弓过低，胎儿过大，胎儿娩出过快等，均易造成会阴撕裂。

（2）会阴裂伤的预防：①指导产妇分娩时正确用力，防止胎儿娩出过快。②及时发现会阴、产道的异常，选择合适的分娩方式。如会阴坚韧、水肿或瘢痕形成，估计会造成严重裂伤时，可作较大的会阴切开术或改行剖宫产术。③提高接生操作技术，正确保护会阴。④初产妇行阴道助产前应作会阴切开，切开大小根据胎儿大小及会阴组织的伸展性。助产时术者与助手要密切配合，要求胎头以最小径线通过会阴，且不能分娩过快、过猛。

8. 会阴切开

（1）会阴切开的指征：会阴过紧或胎儿过大，产钳或吸引器助产，估计分娩时会阴撕裂不可避免者或母儿有病理情况急需结束分娩者。

（2）会阴切开的时间：①一般在宫缩时可看到胎头露出外阴口 3～4 cm 时切开，可以防止产后盆底松弛，避免膀胱膨出，直肠膨出及尿失禁；②也有主张胎头着冠时切开，可以减少出血；③决定手术助产时切开。过早地切开不仅无助于胎儿的娩出，反而会导致出血量的增加。

（3）会阴切开术（episiotomy）：包括会阴后一侧切开术（postrero-lateral episiotomy）和会阴正中切开（median episiotomy）。

常用以下两种术式：①会阴左侧后一侧切开术。阴部神经阻滞及局部浸润麻醉生效后，术者于宫缩时以左手食中两指伸入阴道内撑起左侧阴道壁，右手用钝头剪刀自会阴后联合中线向左侧45°，在宫缩开始时剪开会阴 4～5 cm。若会阴高度膨隆则需外旁开60°～70°。若会阴体短则以阴唇后联合上 0.5 cm 处为切口起点。会阴侧切时切开球海绵体肌，会阴深、浅横肌及部分肛提肌，切开后用纱布压迫止血。此法可充分扩大阴道口，适于胎儿较大及辅助难产手术，其缺点为出血多，愈合后瘢痕较大。②会阴正中切开术。局部浸润麻醉后，术者于宫缩时沿会阴后联合正中垂直剪开 2 cm。此法切开球海绵体肌及中心腱，出血少，术后组织肿胀疼痛轻微。但切口有自然延长撕裂肛门括约肌危险，胎儿大或接产技术不熟练者不宜采用。

（4）会阴缝合：一般在胎盘娩出后，检查软产道有无裂伤，然后缝合会阴切口。会阴缝合的关键必须彻底止血，重建解剖结构。缝合完毕后亦行肛指检查缝线是否穿过直肠黏膜，如确有缝线穿过黏膜，则应拆除重缝。

三、第三产程及其处理

（一）胎盘剥离的机制

胎儿娩出后，子宫底降至脐平，产妇有轻松感，宫缩暂停数分钟后再次出现。由于子宫腔容积突然明显缩小，而胎盘不能相应的缩小而与子宫壁发生错位而剥离，剥离面出血，形成胎盘后血肿。由于子宫继续收缩，剥离面积继续扩大，直至胎盘完全剥离而娩出。

（二）胎盘剥离的征象

（1）子宫体变硬呈球形，胎盘剥离后降至子宫下段，下段被扩张，子宫体呈狭长形被推向上，宫底升高达脐上。

（2）剥离的胎盘降至子宫下段，使阴道口外露的一段脐带自行延长。

（3）若胎盘从边缘剥离时有少量阴道流血，若胎盘从中间剥离时则无阴道流血。

（4）用手掌尺侧在产妇耻骨联合上方轻压子宫下段时，子宫体上升而外露的脐带不再回缩（图9-23）。

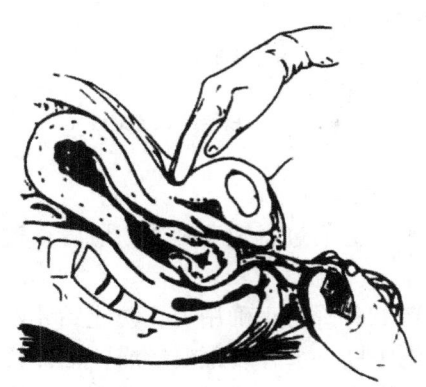

图9-23　胎盘剥离后在耻骨联合上方压子宫，脐带不再回缩

（三）胎盘娩出方式

胎盘剥离和娩出的方式有两种。

（1）胎儿面娩出式（Schulta mechanism），即胎盘以胎儿面娩出。胎盘从中央开始剥离，然后向周围剥离，剥离血液被包于胎膜内。其特点是胎盘先娩出，随后见少量的阴道流血。这种娩出方式多见。

（2）母体面娩出式（Duncan mechanism），即胎盘以母体面娩出。胎盘从边缘开始剥离，血液沿剥离面流出，最后整个胎盘反转娩出。其特点是先有较多的阴道流血随后胎盘娩出，这种方式较少。

（四）第三产程的处理

1. 协助胎盘胎膜娩出

正确处理胎盘娩出，可减少产后出血的发生率。为了使胎盘迅速剥离减少出血，可在胎肩娩出后，静脉注射缩宫素10 U。接产者切忌在胎盘尚未完全剥离之前，用手按揉、下压宫底或牵拉脐带，以免引起胎盘部分剥离出血或拉断脐带，甚至造成子宫内翻（inversion of uterus）。当确认胎盘完全剥离时，于宫缩时以左手握住宫底（拇指置于子宫前壁，其余四指放在子宫后壁）并按压，同时右手轻拉脐带、协助娩出胎盘（图9-24）。

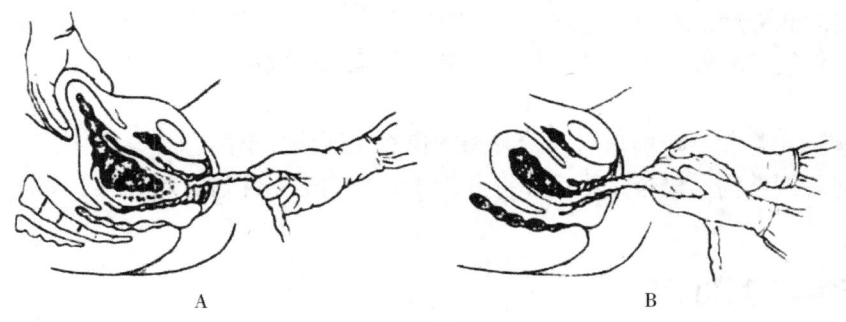

图9-24　协助胎盘胎膜娩出

当胎盘娩出至阴道口时,接产者用双手捧住胎盘,向一个方向旋转并缓慢向外牵拉,协助胎膜完整剥离娩出。若在胎盘娩出过程中,发现胎膜部分断裂,可用血管钳夹住断裂上端的胎膜,再继续向原方向旋转,直至胎膜完全娩出。胎盘胎膜娩出后,按摩子宫刺激其收缩以减少出血。在按摩子宫的同时注意观察出血量。

2. 检查胎盘胎膜

将胎盘铺平,先检查胎盘母体面的胎盘小叶有无缺损,疑有缺损时可用 Kustener 牛乳测试法(从脐静脉注入牛乳,若见牛乳自胎盘母体面溢出,则溢出部位为胎盘小叶缺损部位)。然后将胎盘提起,检查胎膜是否完整。再检查胎盘胎儿面边缘有无血管断裂,以便及时发现副胎盘(succenturiate placenta)。副胎盘为另一个小胎盘与正常的胎盘分离,但两者间有血管相连(图9-25)。若副胎盘、部分胎盘残留或大块胎膜残留,应无菌操作伸手入宫腔内取出残留组织。若仅有少量胎膜残留,可给予子宫收缩剂待其自然排出。详细记录胎盘娩出时间,方式,以及胎盘大小和重量。胎盘娩出后子宫应呈强直性收缩,硬如球状,阴道出血很少。

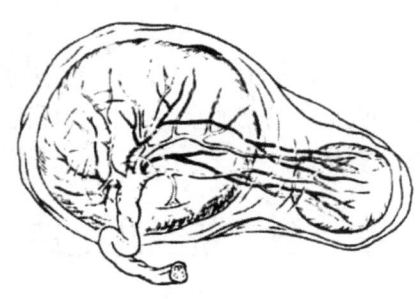

图 9-25 副胎盘

3. 检查软产道

胎盘娩出后,应仔细检查软产道(包括会阴、小阴唇内侧、尿道口周围、前庭、阴道和宫颈)有无裂伤。如有裂伤应立即按原来的解剖位置或层次逐层缝合。

4. 预防产后出血

正常分娩出血量多不超过 300 mL。对既往有产后出血史或易发生产后出血的产妇(如分娩次数大于或等于 5 次的多产妇、多胎妊娠、羊水过多、滞产等),可在胎儿前肩娩出后静脉注射麦角新碱 0.2 mg 或缩宫素 10 IU 加于 25% 葡萄糖液 20 mL 内静脉注射,也可在胎儿娩出后立即经胎盘部脐静脉快速注入加入 10 IU 缩宫素的生理盐水 20 mL,均能促使胎盘迅速剥离减少出血。若胎盘尚未完全剥离而阴道出血多时,应行手取胎盘术。若胎儿已娩出 30 min,胎盘仍未排出,出血不多时,应排空膀胱,再轻轻按压子宫及静脉注射缩宫素,仍不能使胎盘排出时,再行手取胎盘术。若胎盘娩出后出血多时,可经下腹部直接注入宫体肌壁内或肌内注射麦角新碱 0.2～0.4 mg,并将缩宫素 20 IU 加于 5% 葡萄糖液 500 mL 内静脉滴注。

手取胎盘时若发现宫颈内口较紧者,应肌内注射阿托品 0.5 mg 及哌替啶 100 mg。术者需更换手术衣及手套,外阴再次消毒后,将一手手指并拢呈圆锥状直接伸入宫腔。手掌面向着胎盘母体面,手指并拢以手掌尺侧缘缓慢将胎盘从边缘开始逐渐自子宫壁分离,另一手在腹部压宫底(图9-26)。待确认胎盘已全部剥离方可取出胎盘,取出后立即肌内注射子宫收缩剂。注意操作必须轻柔,避免暴力强行剥离或用手抓挖宫壁,防止子宫破裂。若找不到疏松的剥离面,不能分离者,可能是植入性胎盘,不应强行剥离。取出的胎盘立即检查是否完整,若有缺损应再次以手伸入宫腔清除残留胎盘及胎膜,应尽量减少进出宫腔次数。必要时可用大刮匙刮宫。

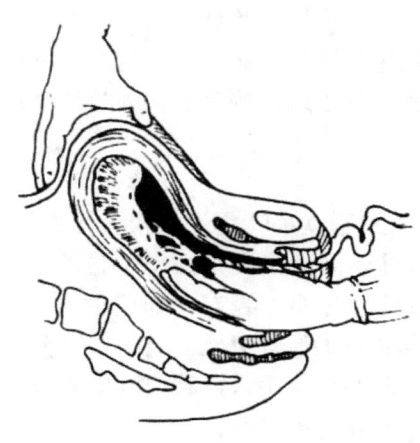

图 9-26 手取胎盘术

5. 产后观察

分娩结束后应仔细收集并记录产时的出血量。产妇应继续留产房观察 2 h，注意产妇的一般情况、子宫收缩、子宫底高度、膀胱充盈情况、阴道流血量、会阴及阴道有无血肿等，发现异常情况及时处理。产后 2 h 后，将产妇和新生儿送回病房。

第六节 新生儿处理

胎儿出生后四周内为新生儿期，是初生婴儿生理功能进行调整而逐渐适应宫外生活的时期。新生儿期的正确观察和处理是降低围生儿病率的重要手段。

一、正常足月新生儿的处理

凡胎龄满 37～42 周内出生的新生儿，体重在大于 2 500 g，小于 4 000 g 范围内、身长大于 47 cm 者，称为正常足月新生儿。

（一）正常新生儿出生时的处理

1. 清理呼吸道

新生儿呼吸道的及时清理对防止吸入性肺炎的发生十分重要。胎头娩出后应立即将其鼻腔和口腔中的黏液和羊水挤出。胎儿娩出后应继续用吸痰管清洗新生儿鼻腔和口腔中残余的羊水和黏液，吸引时间应小于 10 秒，吸引器的负压不超过 100 mmHg。当确认呼吸道内黏液和羊水已吸净而新生儿仍未啼哭时，可轻拍其足底和背部，新生儿大声啼哭，表示呼吸道已通畅。

2. Apgar 评分

新生儿 Apgar 评分是根据新生儿的心率、呼吸、肌张力、喉反射及皮肤颜色进行评分，每项 0～2 分，满分为 10 分，0～3 分为重度窒息，4～7 轻度窒息，8～10 分为正常（表 9-3）。

表 9-3 新生儿 Apgar 评分

体征	应得分数		
	0 分	1 分	2 分
每分钟心率	0	少于 100 次	100 次及以上
呼吸	0	浅慢且不规则	佳
肌张力	松弛	四肢稍屈	四肢活动
喉反射	无反射	有些动作	咳嗽、恶心
皮肤颜色	苍白	青紫	红润

新生儿娩出后由有经验的医师进行 Apgar 评分，娩出后 1 min 和 5 min 各评一次。若 5 minApgar 评分仍未达到 10 分，应继续每 5 min 评价一次直至复苏成功。出生后 1 min 的 Apgar 评分主要反映新生儿的酸碱平衡状态，评分越低，表示缺氧和酸中毒程度越重；出生后 5 minApgar 评分则是新生儿预后的指标。新生儿死亡率随 Apgar 评分的升高而降低，对新生儿复苏过程中出现 Apgar 倒评分情况，提示复苏方法不当或新生儿存在先天性疾患可能。

近年有不少学者对 Apgar 评分的价值提出疑义，认为它不能正确真实地反映新生儿的酸碱平衡状态，而且有较大的主观性。有研究显示，1 min Apgar 评分提示酸中毒存在的敏感性及阳性预测值均较差。提出如果有条件，于胎儿出生后立即做脐血的酸碱和血气分析更为准确。

3. 脐带血酸碱和血气分析

脐血酸碱和血气分析具有快捷、客观、无创伤性，能较客观地反映胎儿组织器官的代谢状态及新生儿的出生状况，与新生儿的预后密切相关。采集方法是在新生儿出生后尚未呼吸前即刻用两把血管钳钳夹并剪下一段脐带，立即用肝素化处理的无菌注射器分别抽取脐动、静脉各 1 mL，密封后送血气分析。一般认为脐血 pH 小于 7.2、脐静脉血 PO_2 小于 19 mmHg、母儿血 pH 差值大于 0.2 提示胎儿宫内缺氧，可用于分析胎儿窘迫的原因，评价母体病理情况对胎儿酸碱平衡和氧供的影响，指导新生儿窒息的处理及判断新生儿预后。

4. 处理脐带

在距脐带根部约 15 cm 处钳夹第一把血管钳，用手自第一把血管钳处向脐带远端加压挤出脐血管内残留血液，在距第一把血管钳 3～5 cm 处钳夹第二把血管钳（尽量使两把血管钳之间无残留血液，以避免断脐时脐带内血液飞溅污染术者），在两把血管钳之间剪断脐带。在距脐带根部约 0.5 cm 处剪断并结扎脐带，无菌纱布保护脐带断端周围，消毒脐带残端，药液不可接触新生儿皮肤，以免灼伤。待脐带断端干燥后用无菌纱布外包扎。

（1）新生儿断脐的时间：目前对胎儿娩出后断脐的最佳时间尚存在争议，主要有早断脐和晚断脐两种观点。

（2）断脐方法：目前断脐方法因所使用的断脐工具不同而不同，但均要严格遵循无菌原则，结扎前消毒脐根部周围。①气门芯套扎法：在平脐轮处到距脐根部 0.5 cm 处用止血钳钳夹脐带留止血钳印，借助止血钳将气门芯套入脐带下缘止血钳钳夹的印迹处，剪去气门芯上缘 0.5 cm 处脐带，消毒脐带断端后用脐带卷包扎。②线扎法：在距脐根部 0.5 cm 处用粗丝线结扎第一道，再在离脐根部 0.5～1.0 cm 处结扎第二道，在线外 0.5 cm 处剪断脐带，用脐带卷包扎。③脐带夹断脐法：在距脐根 0.5～1.0 cm 处夹上脐带夹，在脐带夹上 0.5 cm 处剪断脐带，用脐带卷包扎。④脐带剪断器断脐：消毒后，距脐轮 1 cm 处夹紧脐带后利用一次性脐带剪断器的内固定刀片迅速将脐带剪断，夹子留于脐带断端。

（3）脐带断端的消毒：胎儿出生后，对脐带断面的消毒处理是消灭新生儿脐炎、破伤风及降低围产儿病率的重要手段。常用的消毒方法有消毒剂消毒法、烧灼消毒法和微波消毒法等。①消毒剂消毒法：常用的断端消毒剂有 2.5% 碘酊、75% 乙醇。2.5% 碘酊用于脐带断端消毒需使用 75% 乙醇脱碘。②烧灼消毒法：高锰酸钾是一种强氧化剂，在消毒同时具有收敛作用，使脐带干燥，免包扎且感染率低，但要注意保护好新生儿皮肤以免灼伤。也可用 3% 碘酒消毒烧灼脐带断面，使脐血管闭合。③微波消毒法：断脐后，用无菌纱布擦干断面的残余血迹，无菌纱布保护好新生儿脐带周围皮肤，再用已预热消毒好的微波探头消毒断面，从而使脐动脉、脐静脉完全闭合。待整个脐带断面完全固化、变白后再将血管钳放开，暴露待其自然干燥。微波断脐可预防脐炎，缩短脱脐时间，并且断脐后不用包扎，护理观察方便。④其他消毒法：如脐粉、新生儿脐带结扎保护带等。脐粉主要由穿心莲、白芨、枯矾 3 种中草药组成。穿心莲对金黄色葡萄球菌、溶血性链球菌有抑制作用，能提高白细胞对金黄色葡萄球菌的吞噬能力。白芨具有消肿生肌收口作用，所含黏液质可增加血清的黏滞性，促进血液凝固，止血效果迅速。枯矾能抑制白假丝酵母生长，具有燥湿、解毒、止血、定痛及较强的收敛作用。使用方法是在平脐轮处用止血钳钳夹脐带，15～30 min 开放止血钳，沿止血钳印上缘剪断脐带，断面用 2.5% 碘酊涂擦，敷上经过高压消毒的脐粉，再轻压上大约 1.5 cm×1.5 cm 经过高压灭菌的纱布球。

国内有学者研究认为以胶圈（气门芯）套扎、残端高锰酸钾烧灼、不包扎法为最好，脱脐时间短，无出血，脐炎发生率少。而国外多以灭菌的脐带夹紧夹残端，很少感染。

5. 新生儿的一般处理

新生儿处理脐带后擦净面部及足底的胎脂及血迹，打足印及母亲右手拇指印于新生儿病例上，新生儿的手腕带和包被牌上注明新生儿性别、体重、出生时间、母亲姓名和床号。由新生儿科医生对新生儿做全面的体格检查。

（二）新生儿常见的几种特殊生理状态

1. 生理性黄疸

新生儿黄疸又称为新生儿高胆红素血症。约有75%的新生儿在出生后2~3天皮肤开始黄染，4~6天达高峰。这是新生儿肝脏功能还不健全造成的，一般在10~14天内会自行消退，不需要特殊治疗，预后良好。如果新生儿黄疸出现时间早、上升速度快，且逐渐加重，同时伴随不吃、不哭、不动或黄疸持续不退，需考虑病理性黄疸可能，拟进行特殊的检查及治疗。

2. 乳腺肿大

新生儿出生后3~5天乳房逐渐增大，有时还会分泌出乳汁，男女均可有。这主要与胎儿期受母体黄体酮及催乳素的影响有关，一般在出生后2~3周后症状会逐渐消失，不需要做任何处理。

3. 女婴阴道出血

有些女婴出生后数天内有阴道少许出血现象，一般持续1~3天。这主要与胎儿期受到母体雌激素影响有关，不需做任何处理。

4. 生理性体重下降

新生儿出生后第二天开始出现体重减轻5%~10%，一般于生后10天左右恢复。这是由于生后最初几天摄入少，加之大小便的排泄及呼吸、皮肤蒸发水分所致。

二、早产儿的处理

凡胎龄超过28周而未满37周出生的活产婴儿为早产儿。早产儿各种脏器生理功能不成熟，对外界适应能力差，在处理方面要针对其特点进行。

（一）早产儿出生时的处理

1. 体位

早产儿娩出后，使其躯体低于胎盘水平，面朝下或取头偏向一侧的仰卧位，用盐水纱布轻轻挤捏鼻腔及揩拭口腔，以防止新生儿的血液向胎盘逆流，促使咽喉部的黏液、血液和羊水排出。

2. 清理呼吸道

在第一次呼吸前，使新生儿的头部伸展，用电动负压或口衔导管吸净咽喉部液，然后轻击足底，刺激啼哭。如出生前胎盘功能良好，出生时多数能适应新环境而在娩出后1~2 min内开始自然呼吸。对不能建立自主呼吸的早产儿应迅速气管插管，吸出气管内液后，输氧、加压呼吸。对胎龄小于32周的早产儿，可通过气管插管给予肺表面活性物质，提高肺泡表面张力，促使肺泡尽早扩张，减少缺血缺氧对大脑的损害。

3. 断脐

在清理呼吸道、复苏的同时，过去的观点主张立即断脐，以减少高胆红素血症的发生而增加肝脏负担。但最近国外病例的对照研究认为，晚断脐带可增加早产儿红细胞量及血红蛋白含量，提高大脑的氧供，故主张晚断脐。

4. 保温

断脐后迅速擦干全身，但不必擦去皮肤表面可起保温作用的胎脂，以暖干布包裹躯体避免散热过多。对体重小于1 500 g的早产儿可采取塑料膜保温，出生后不擦干，将躯干四肢放于塑料膜中，头在外，可用一端开口的塑料袋或大的保鲜膜。

（二）早产儿出生后的护理

1. 保暖

早产儿体温调节中枢发育不成熟，体温受周围环境影响大，低温可使早产儿的代谢率增加，从而增加氧耗，加重缺氧。一般认为室温应保持在 24 ~ 26℃，相对湿度 55% ~ 65%。体重小于 2 000 g 的早产儿，应置于暖箱内。体重 1 501 ~ 2 000 g 者，暖箱温度为 30 ~ 32℃；体重 1 001 ~ 1 500 g 者，暖箱温度为 32 ~ 34℃。

2. 日常护理

除每日一次在固定时间（哺乳前）测一次体重外，喂奶、测体温、更换衣服与尿布等一切护理工作均在暖箱中完成。避免不必要的检查及移动。起初每 2 h 测腋下体温一次，于体温恒定后，每 4 ~ 6 h 测体温一次。体温应保持在皮温 36 ~ 37℃，肛温 36.5 ~ 37.5℃。

3. 供氧

高浓度、长时间吸氧，易引起早产儿眼晶体后纤维组织增生，导致视力障碍。故建议仅在发生青紫及呼吸困难时给予吸氧，且不宜长期使用。氧浓度以 30% ~ 40% 为宜。

4. 防止低血糖

早产儿肝糖原贮存不足，易于生后 2 ~ 36 h 内发生低血糖。据统计，出生后 1 天内，约半数早产儿出现低血糖，表现为衰弱无力、体温不升、嗜睡，甚至可发生呼吸暂停和惊厥。如出生后血糖值两次低于 1.1 mmol/L（20 mg/dL），即可诊断并立即治疗。可静脉推注葡萄糖 1 g/kg，此后以每分钟 10 mg/kg 的速度持续滴入，待血糖稳定后再维持 24 h，以后根据喂养情况逐渐减量。

5. 补充维生素及铁剂

早产儿体内各种维生素贮量少，生长快而需求量多，造成维生素相对缺乏，故出生后应给予维生素 C 50 ~ 100 mg 和维生素 K_1 1 ~ 3 mg，肌内注射或静脉滴注，共 2 ~ 3 天。生后第 10 天起，给予浓缩鱼肝油滴剂，由每日 1 滴渐增至每日 3 ~ 4 滴，或维生素 D_3 15 万 ~ 30 万 U，肌内注射一次。生后 1 个月，给予铁剂，10% 枸橼酸铁胺每日 2 mL/kg。出生体重小于 1500 g 者，生后第 10 天起，给予维生素 E 每日 30 mg，共 2 ~ 3 个月，以预防维生素 E 缺乏引起的溶血性贫血。

6. 喂养

目前主张早喂养以防止低血糖的发生。一般于出生后 4 h 先试喂糖水 1 ~ 2 次。6 h 开始母乳喂养。对体重过低或一般情况弱者，适当推迟喂奶，给予静脉补液。吮吸力差者，以胃管或肠管喂养。

7. 预防感染

加强早产儿室内日常清洁消毒，严格执行隔离制度。早产儿如有感染，应及时治疗。

三、新生儿窒息

新生儿窒息是指出生时无呼吸或仅有不规则、间歇而浅表的呼吸，可以是胎儿窘迫的延续，亦可是娩出过程中一些因素引起的呼吸循环障碍，是导致新生儿脑瘫、智力低下及死亡的重要原因。据统计 2000 年全球小于 5 岁儿童死亡 1 080 万，其中小于 28 天新生儿 390 万。全球 42 个发展中国家小于 5 岁死亡数占 90%，其中 33%（29% ~ 36%）为新生儿。其致死因素中新生儿窒息为第 1 位（占 29%）。根据我国妇幼卫生监测显示，2000 年我国小于 5 岁儿童前 3 位死亡原因为肺炎、出生窒息、早产或低出生体重，新生儿窒息在三大死因中排第 2 位，在城市感染性疾病得到控制后出生窒息已成为第 1 位死因。熟练的复苏技术及规范的复苏流程是提高新生儿复苏成功率，改善新生儿预后的重要手段。

（一）病因

凡能使血氧浓度降低的任何因素都可以引起窒息。新生儿窒息可因母体疾患、胎盘或脐带因素影响母体和胎儿间血液循环和气体交换引起。常见因素主要有以下几种。

（1）母体疾患如妊娠高血压疾病、急性失血、严重贫血、心脏病等使母亲血液含氧量减低而影响胎儿。

（2）脐带因素如脐带绕颈、打结或脱垂使脐带血流中断。

（3）胎盘因素如胎盘早剥、前置胎盘、胎盘功能不足等均影响胎盘的血液循环。

（4）胎儿因素如早产儿、巨大儿、呼吸道阻塞、宫内感染、先天性心血管系畸形和膈疝等导致肺不能充分扩张，无法有效通气，肺灌注不足。

（5）分娩因素如产程延长、产力异常、各种手术产如产钳、镇痛、麻醉、催产药物使用不当等。

（二）诊断

临床上主要通过病史和临床表现做出诊断。Apgar 评分 0～3 分为重度窒息，4～7 分为轻度窒息，8～10 分为正常。目前有学者对上述诊断依据提出质疑，建议结合脐血的 pH 及血气分析结果进行诊断。

（三）治疗

新生儿窒息的治疗是一项分秒必争的急救技术，要求在短时间内维持新生儿呼吸循环功能，提高血氧饱和度，减少缺氧对各脏器的损伤。因此，儿科、产科医生均需熟练掌握心肺复苏技术，并应紧密配合。

2019 年 11 月 AHA 发布了 2019 年版《心肺复苏与心血管急救指南更新：儿童基础生命支持更新要点》《心肺复苏与心血管急救指南更新：儿童高级生命支持更新要点》及《心肺复苏与心血管急救指南更新：新生儿复苏更新要点》。本次更新使用的推荐级别和证据分级依旧沿用 2015 年 AHA 指南更新中的评价体系，只对儿童基础生命支持、儿童高级生命支持及新生儿复苏中部分内容进行更新，其他内容仍遵循 AHA 以往发布的指南。

1. 复苏的准备工作

对可能出现新生儿窒息的情况，应提前准备好新生儿窒息复苏需要的物资及人员。

（1）物质准备：复苏前要准备好复苏的设备及器械并处于良好的工作状态。器械及设备见表 9-4。

表 9-4 新生儿复苏的器械及设备

保暖设备	检查设备	复苏器械	治疗用品	其他
辐射保暖台或加热器材	听诊器、血压表	吸痰器械：吸引器及吸管吸球	注射器、针头、脐静脉导管、脐静脉插管包	剪刀、纱布、输液架
		给氧器械：复苏气囊、各种型号面罩、氧源、喉镜、各型号的插管		
		药物：肾上腺素、纳洛酮、碳酸氢钠、扩容剂		

（2）复苏人员：凡是参与接生和新生儿处置的产科医生、助产士、护士和新生儿科医生均需受过新生儿复苏的训练并能熟练配合。而由于新生儿窒息常在未预料的情况下发生，故每次分娩时都应该有具备复苏能力的人员在场。

2. 复苏基本程序

包括评估－决策－措施，此程序在整个复苏中不断重复。主要根据呼吸、心率、肤色 3 个体征进行评估，通过评估进行决策是否需要进一步的复苏措施。

3. 复苏的步骤

包括通畅呼吸道、提供正压人工呼吸、施行胸外按压，建立循环及注入肾上腺素 4 个阶段。

（1）快速评估。出生后立即用 5～6 s 的时间对下述 4 项指标进行评估：足月妊娠？羊水清？有哭声或呼吸？肌张力好？如 4 项中有 1 项为"否"，则进行初步复苏。

（2）初步复苏。①保暖：将新生儿放在辐射保暖台上或预热的包被裹住新生儿以减少热量散失等。对体重小于 1500 g、孕周小于 32 周的极低出生体重儿可将婴儿的头部以下躯体和四肢放在灭菌的塑料袋或保鲜膜内置于辐射保暖台上。②体位：置新生儿头轻度仰伸位（鼻吸气位）。③吸引：在肩娩出前助产者即用手将新生儿的口咽及鼻中的分泌物挤出。娩出后，用吸球或吸管（8F 或 10F）先口咽后鼻清理分泌物。吸引时间小于 10 s，吸引器的负压不超过 100 mmHg（13.3 kPa）；当羊水有胎粪污染时，快速评估新生儿有无活力，新生儿有活力时，继续初步复苏，如无活力，采用胎粪吸引管进行气管内吸引。④擦干：用干纱布或毛巾快速擦干全身。⑤刺激：用手指轻弹或手拍打患儿的足底或摩擦背部2次以诱发自主呼吸，如无效表明新生儿处于继发性呼吸暂停，需要正压人工呼吸。

（3）气囊-面罩正压人工呼吸：正压呼吸需要 20～25 cmH_2O，少数病情严重的初生儿起初可用 2～3 次 30～40 cmH_2O 以后维持在 20 cmH_2O；频率 40～60 次 /min（胸外按压时为 30 次 /min）。经 30 s 100% 氧的充分人工呼吸后，如有自主呼吸且心率大于或等于 100 次 /min，可逐步减少并停止正压人工呼吸。如自主呼吸不充分或心率小于 100 次 /min，继续施行人工呼吸。

（4）喉镜下经口气管插管。以下情况需要气管插管复苏：①需要气管内吸引清除胎粪时；②囊面罩人工呼吸无效或要延长时；③胸外按压的需要；④经气管注入药物时；⑤特殊复苏情况，如先天性膈疝或超低出生体重儿。

插管后可根据以下方法确定导管位置是否正确：①胸廓起伏对称；②听诊双肺呼吸音一致，尤其是腋下，且胃部无呼吸音；③无胃部扩张；④呼气时导管内有雾气；⑤心率、肤色和新生儿反应好转。

（5）胸外按压：当 100% 氧充分正压人工呼吸 30 s 后心率小于 60 次 /min。在正压人工呼吸同时须进行胸外按压，可用拇指法及双指法进行。胸外按压和人工呼吸的比例应为 3∶1，即 90 次 /min 按压和 30 次 /min 呼吸，达到每分钟约 120 个动作。因此，每个动作约 0.5 s，2 s 内 3 次胸外按压 1 次正压呼吸。30 s 重新评估心率，如心率仍小于 60 次 /min，除继续胸外按压外，考虑使用肾上腺素。

（6）药物：在新生儿复苏时，很少需要用药。当心搏停止或在 30 s 的正压人工呼吸和胸外按压后，心率持续小于 60 次 /min，应自静脉或气管导管注入 1∶10 000 肾上腺素 0.1～0.3 mL/kg，3～5 min 可重复 1 次。急救扩容可使用等渗晶体液，推荐生理盐水。大量失血则需要输入与患儿交叉配血阴性的同型血或 O 型红细胞悬液。在新生儿复苏时不推荐使用碳酸氢钠和纳洛酮。

第十章 异常分娩

第一节 胎位异常

胎位异常是造成难产的常见因素之一。分娩时枕前位约占90%,而胎位异常约占10%。其中胎头位置异常居多。有因胎头在骨盆内旋转受阻的持续性枕横位、持续性枕后位。有因胎头俯屈不良呈不同程度仰伸的面先露、额先露;还有高直位、前不均倾位等。总计占6%~7%,胎产式异常的臀先露占3%~4%,肩先露极少见。此外还有复合先露。

一、持续性枕横位

在分娩过程中,胎头以枕后位或枕横位衔接,在下降过程中,强有力的宫缩多能使胎头向前转135°或90°,转成枕前位而自然分娩。如胎头持续不能转向前方,直至分娩后期,仍然位于母体骨盆的后方或侧方,致使发生难产者,称为持续性枕后位(图10-1)或持续性枕横位(persistent occipito transverse position,POTP),持续性枕后位(persistent occipito posterior position,POPP)。

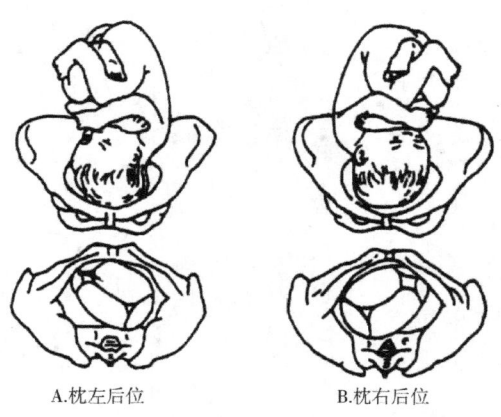

A.枕左后位　　B.枕右后位

图10-1　持续性枕后位

(一)原因

1. 骨盆狭窄

男人型骨盆或类人猿型骨盆,其特点是入口平面前半部较狭窄,后半部较宽大,胎头较容易以枕后位或枕横位衔接,又常伴中骨盆狭窄,影响胎头在中骨盆平面向前旋转,致使成为持续性枕后位或持续性枕横位。

2. 胎头俯屈不良

如胎头以枕后位衔接，胎儿脊柱与母体脊柱接近，不利于胎头俯屈，胎头前囟成为胎头下降的最低部位，而最低点又常转向骨盆前方，当前囟转至前方或侧方时，胎头枕部转至后方或侧方，形成持续性枕后位或持续性枕横位。

（二）诊断

1. 临床表现

临产后，胎头衔接较晚或俯屈不良，由于枕后位的胎先露部不易紧贴宫颈和子宫下段，常导致宫缩乏力及宫颈扩张较慢；因枕骨持续位于骨盆后方压迫直肠，产妇自觉肛门坠胀及排便感，致使宫口尚未开全时，过早使用腹压，容易导致宫颈前唇水肿和产妇疲劳，影响产程进展，常导致第二产程延长。

2. 腹部检查

头位胎背偏向母体的后方或侧方，母体腹部的 2/3 被胎体占有，而肢体占 1/3 者为枕前位，胎体占 1/3 而肢体占 2/3 为枕后位。

3. 阴道（肛门）检查

宫颈部分扩张或开全时，感到盆腔后部空虚，胎头矢状缝位于骨盆斜径上，前囟在骨盆右前方，后囟（枕部）在骨盆左后方为枕左后位，反之为枕右后位；当发现产瘤（胎头水肿）、颅骨重叠，囟门触不清时，需借助胎儿耳郭及耳屏位置及方向判定胎位。如耳郭朝向骨盆后方，则可诊断为枕后位；如耳郭朝向骨盆侧方，则为枕横位。

4. B 超检查

根据胎头颜面及枕部的位置，可以准确探清胎头位置以明确诊断。

（三）分娩机制

胎头多以枕横位或枕后位衔接。如在分娩过程中，不能转成枕前位时，可有以下两种分娩机制。

1. 枕左后（枕右后）

胎头枕部到达中骨盆向后行 45° 内旋转，使矢状缝与骨盆前后径一致，胎儿枕部朝向骶骨成枕后位。其分娩方式有两种。

（1）胎头俯屈较好：当胎头继续下降至前囟抵达耻骨弓下时，以前囟为支点，胎头俯屈，使顶部和枕部自会阴前缘娩出，继之胎头仰伸，相继由耻骨联合下娩出额、鼻、口、颏。此种分娩方式为枕后位经阴道分娩最常见的方式（图 10-2A）。

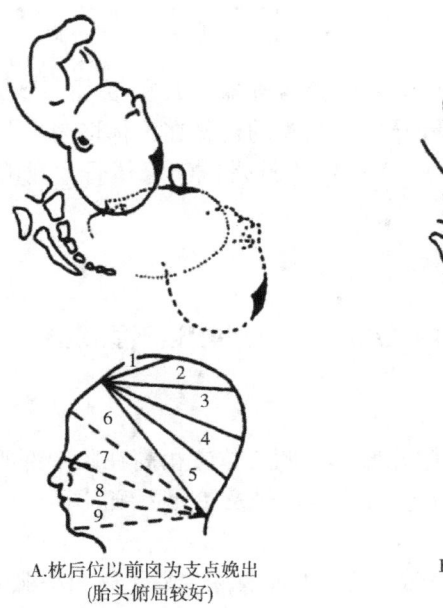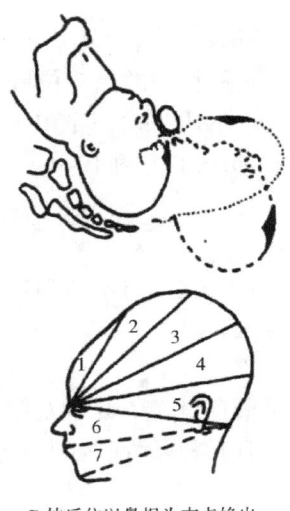

A. 枕后位以前囟为支点娩出
(胎头俯屈较好)

B. 枕后位以鼻根为支点娩出
(胎头俯屈不良)

图 10-2　枕后位分娩机制

（2）胎头俯屈不良：当鼻根出现在耻骨联合下缘时，以鼻根为支点，胎头先俯屈，从会阴前缘娩出前囟、顶及枕部，然后胎头仰伸，使鼻、口、颏部相继由耻骨联合下娩出（图10-2B）。因胎头以较大的枕额周径旋转，胎儿娩出困难，多需手术助产。

2. 枕横位

部分枕横位于下降过程中无内旋转动作，或枕后位的胎头枕部仅向前旋转45°成为持续性枕横位，多数需徒手将胎头转成枕前位后自然或助产娩出。

（四）对母儿的影响

1. 对产妇的影响

常导致继发宫缩乏力，产程延长，常需手术助产；且容易发生软产道损伤，增加产后出血及感染的机会；如胎头长时间压迫软产道，可发生缺血、坏死、脱落，形成生殖道瘘。

2. 对胎儿的影响

由于第二产程延长和手术助产机会增多，常引起胎儿窘迫和新生儿窒息，使围生儿发病率和死亡率增高。

（五）治疗

1. 第一产程

严密观察产程，让产妇朝向胎背侧方向侧卧，以利胎头枕部转向前方。如宫缩欠佳，可静脉滴注缩宫素。宫口开全之前，嘱产妇不要过早屏气用力，以免引起宫颈水肿而阻碍产程进展。如果产程无明显进展，或出现胎儿窘迫，需行剖宫产术。

2. 第二产程

如初产妇已近2 h，经产妇已近1 h，应行阴道检查，再次判断头盆关系，决定分娩方式。当胎头双顶径已达坐骨棘水平面或更低时，可先行徒手转儿头，待枕后位或枕横位转成枕前位，使矢状缝与骨盆出口前后径一致，可自然分娩，或阴道手术助产（低位产钳或胎头吸引器）；如转成枕前位有困难时，也可向后转成正枕后位，再以低产钳助产，但以枕后位娩出时，需行较大侧切，以免造成会阴裂伤。如胎头位置较高，或疑头盆不称，均需行剖宫产术，中位产钳禁止使用。

3. 第三产程

因产程延长，易发生宫缩乏力，故胎盘娩出后立即肌内注射宫缩剂，防止产后出血；有软产道损伤者，应及时修补。新生儿重点监护。手术助产及有软产道裂伤者，产后给予抗生素预防感染。

二、高直位

胎头以不屈不仰姿势衔接于骨盆入口，其矢状缝与骨盆入口前后径一致，称为高直位（sincipital presentation）。高直位是一种特殊的胎头位置异常：胎头的枕骨在母体耻骨联合的后方，称高直前位，又称枕耻位（occipito-pubic position）（图10-3）；胎头枕骨位于母体骨盆骶岬前，称高直后位，又称枕骶位（occipito-sacral position）（图10-4）

（一）诊断

1. 临床表现

临产后胎头不俯屈，胎头进入骨盆入口的径线增大，胎头迟迟不能衔接，胎头下降缓慢或停滞，宫颈扩张也缓慢，致使产程延长。

2. 腹部检查

枕耻位时，胎背靠近腹前壁，不易触及胎儿肢体，胎心位置稍高在腹中部听得较清楚；枕骶位时，胎儿小肢体靠近腹前壁，有时在耻骨联合上方，可清楚地触及胎儿下颏。

3. 阴道检查

阴道检查发现胎头矢状缝与骨盆前后径一致，前囟在耻骨联合后，后囟在骶骨前，为枕骶位，反之为枕耻位。由于胎头紧嵌于骨盆入口处，妨碍胎头与宫颈的血液循环，阴道检查时常可发现产瘤，其范围与宫颈扩张程度相符合。一般直径为3～5 cm，产瘤一般在两顶骨之间，因胎头有不同程度的仰伸所致。

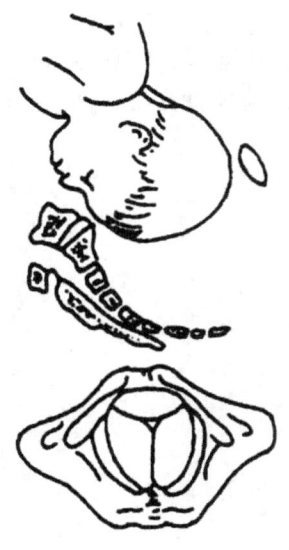

图 10-3　高直前位（枕耻位）

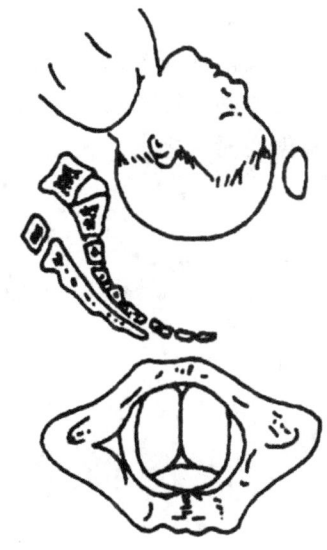

图 10-4　高直后位（枕骶位）

（二）分娩机制

1. 枕耻位

如胎儿较小，宫缩强，可使胎头俯屈、下降，双顶径达坐骨棘平面以下时，可能经阴道分娩；但胎头俯屈不良而无法入盆时，需行剖宫产。

2. 枕骶位

胎背与母体腰骶部贴近，妨碍胎头俯屈及下降，使胎头处于高浮状态，迟迟不能入盆。

（三）治疗

1. 枕耻位

可给予试产，加速宫缩，促使胎头俯屈，有望阴道分娩或手术助产，如试产失败，应行剖宫产。

2. 枕骶位

一经确诊，应行剖宫产。

三、枕横位中的前不均倾位

头位分娩中，胎头不论采取枕横位、枕后位或枕前位通过产道，均可发生不均倾势（胎头侧屈），枕横位时较多见，枕前位与枕后位时较罕见。而枕横位的胎头（矢状缝与骨盆入口横径一致）如以前顶骨先入盆则称为前不均倾（anterior asynclitism）。

（一）诊断

1. 临床表现

因胎头迟迟不能入盆，宫颈扩张缓慢或停滞，使产程延长，前顶骨紧嵌于耻骨联合后方压迫尿道和宫颈前唇，导致尿潴留，宫颈前唇水肿及胎膜早破。胎头受压过久，可出现胎头水肿（caput succedaneum），又称产瘤。左枕横时产瘤于右顶骨上，右枕横时产瘤于左顶骨上。

2. 腹部检查

前不均倾时胎头不易入盆。临产早期，于耻骨联合上方可扪到前顶部，随产程进展，胎头继续侧屈使胎头与胎肩折叠于骨盆入口处，因胎头折叠于胎肩之后，使胎肩高于耻骨联合平面，于耻骨联合上方只能触到一侧胎肩而触不到胎头。

3. 阴道检查

胎头矢状缝在骨盆入口横径上，向后移靠近骶岬，同时前后囟一起后移，前顶骨紧紧嵌于耻骨联合后方，致使盆腔后半部空虚，而后顶骨大部分嵌在骶岬之上（图 10-5）。

（二）分娩机制

以枕横位入盆的胎头侧屈，多数以后顶骨先入盆，滑入骶岬下骶骨凹陷区，前顶骨再滑下去，紧耻骨联合成为均倾姿势；少数以前顶骨先入盆，由于耻骨联合后面平直，前顶骨受阻，嵌顿于耻骨联合后面，而后顶骨架在骶岬之上，无法下降入盆。

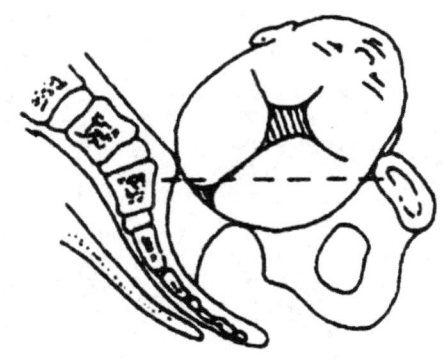

图 10-5　前不均倾位

（三）治疗

一经确诊为前不均倾位，应尽快行剖宫产术。

四、面先露

面先露（face presentation）多于临产后发现。系因胎头极度仰伸，使胎儿枕部与胎背接触。面先露以颏为指示点，有颏左前、颏左横、颏左后、颏右前、颏右横和颏右后六种胎位。以颏左前和颏右后多见，经产妇多于初产妇。

（一）诊断

1. 腹部检查

因胎头极度仰伸入盆受阻，胎体伸直，宫底位置较高。颏左前时，在母体腹前壁容易扪及胎儿肢体，胎心由胸部传出，故在胎儿肢体侧的下腹部听得清楚。颏右后时，于耻骨联合上方可触及胎儿枕骨隆突与胎背之间有明显的凹陷，胎心遥远而弱。

2. 阴道（肛门）检查

阴道检查可触到高低不平、软硬不均的颜面部，如宫口开大时，可触及胎儿的口、鼻、颧骨及眼眶，并根据颏部所在位置确定其胎位。

（二）分娩机制

1. 颏左前

胎头以仰伸姿势入盆、下降，胎儿面部达骨盆底时，胎头极度仰伸，颏部为最低点，故转向前方。胎头继续下降并极度仰伸，当颏部自耻骨弓下娩出后，极度仰伸的胎颈前面处于产道的小弯（耻骨联合），胎头俯屈时，胎头后部能够适应产道的大弯（骶骨凹），使口、鼻、眼、额、前囟及枕部自会阴前缘相继娩出（图10-6），但产程明显延长。

2. 颏右后

胎儿面部达骨盆底后，有可能经内旋转 135° 以颏左前娩出（图 10-7A）。如因内旋转受阻，成为持续性颏右后，胎颈极度伸展，不能适应产道的大弯，足月活胎不能经阴道娩出（图 10-7B）。

（三）对母儿的影响

1. 对产妇的影响

颏左前时因胎儿面部不能紧贴子宫下段及宫颈，常引起宫缩乏力，致使产程延长，颜面部骨质不能变形，易发生会阴裂伤。颏右后可发生梗阻性难产，如不及时发现，准确处理，可导致子宫破裂，危及产妇生命。

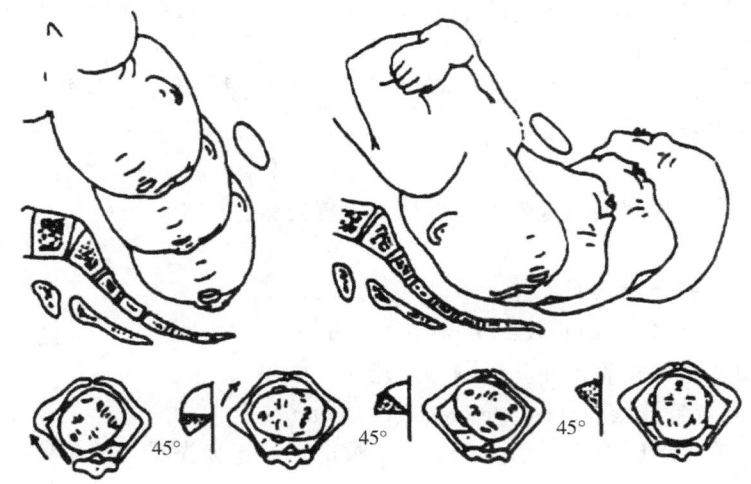

图 10-6 颜面位分娩机制

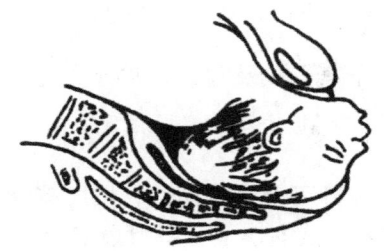
A.颏前位可以自然娩出

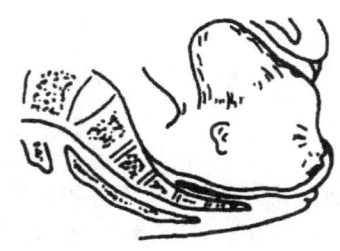
B.持续性颏后位不能自然娩出

图 10-7 颏前位及颏后位分娩示意图

2. 对胎儿和新生儿的影响

胎儿面部受压变形，颜面皮肤青紫、肿胀，尤以口唇为著，影响吸吮，严重时会发生会厌水肿影响呼吸和吞咽。新生儿常于出生后保持仰伸姿势达数日之久。

（四）治疗

1. 颏左前

如无头盆不称，产力良好，经产妇有可能自然分娩或行产钳助娩；初产妇有头盆不称或出现胎儿窘迫征象时，应行剖宫产。

2. 颏右后

应行剖宫产术。如胎儿畸形，无论颏左前或颏右后，均应在宫口开全后，全麻下行穿颅术结束分娩，术后常规检查软产道，如有裂伤，应及时缝合。

五、臀先露

臀先露（breech presentation）是最常见的异常胎位，占妊娠足月分娩的 3%～4%。因胎头比胎臀大，且分娩时后出胎头无法变形，往往娩出困难；加之脐带脱垂较常见，使围生儿死亡率增高，为枕先露的 3～8 倍。臀先露以骶骨为指示点，有骶左前、骶左横、骶左后、骶右前、骶右横和骶右后 6 种胎位。

（一）原因

妊娠 30 周以前，臀先露较多见，妊娠 30 周以后，多能自然转成头先露。持续为臀先露原因尚不十分明确，可能的因素有以下几种。

1. 胎儿在宫腔内活动范围过大

羊水过多、经产妇腹壁松弛以及早产儿羊水相对偏多，胎儿在宫腔内自由活动形成臀先露。

2. 胎儿在宫腔内活动范围受限

子宫畸形（如单角子宫、双角子宫等）、胎儿畸形（如脑积水等）、双胎、羊水过少、脐带缠绕致脐带相对过短等均易发生臀先露。

3. 胎头衔接受阻

狭窄骨盆、前置胎盘、肿瘤阻塞盆腔等，也易发生臀先露。

（二）临床分类

根据胎儿两下肢的姿势分为以下几种。

1. 单臀先露或腿直臀先露（frank breech presentation）

胎儿双髋关节屈曲，双膝关节直伸。以臀部为先露，最多见。

2. 完全臀先露或混合臀先露（complete breech presentation）

胎儿双髋关节及膝关节均屈曲，有如盘膝坐，以臀部和双足为先露，较多见。

3. 不完全臀先露（incomplete breech presentation）

胎儿以一足或双足、一膝或双膝或一足一膝为先露，膝先露是暂时的，随产程进展或破水后发展为足先露，较少见。

（三）诊断

1. 临床表现

孕妇常感肋下有圆而硬的胎头，由于胎臀不能紧贴子宫下段及宫颈，常导致宫缩乏力，宫颈扩张缓慢，致使产程延长。

2. 腹部检查

子宫呈纵椭圆形，胎体纵轴与母体纵轴一致，在宫底部可触到圆而硬、按压有浮球感的胎头；而在耻骨联合上方可触到不规则、软且宽的胎臀，胎心在脐左（或右）上方听得最清楚。

3. 阴道（肛门）检查

在肛查不满意时，阴道检查可扪及软而不规则的胎臀或触到胎足、胎膝，同时了解宫颈扩张程度及有无脐带脱垂发生。如胎膜已破，可直接触到胎臀，外生殖器及肛门，如触到胎足时，应与胎手相鉴别（图10-8）。

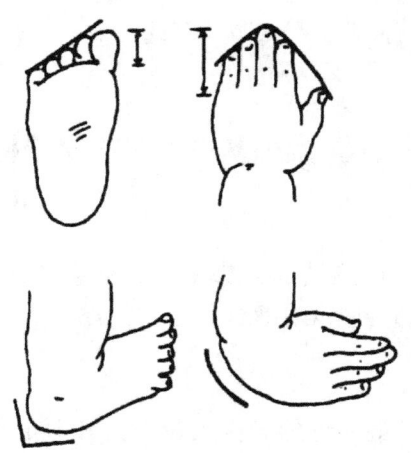

图10-8 胎手与胎足的区别

4. B型超声检查

B超能准确探清臀先露类型与胎儿大小，胎头姿势等。

（四）分娩机制

在胎体各部中，胎头最大，胎肩小于胎头，胎臀最小。头先露时，胎头一经娩出，身体其他部分随即娩出，而臀先露时则不同，较小而软的胎臀先娩出，最大的胎头则最后娩出。为适合产道的条件，胎臀、胎肩、胎头需按一定机制适应产道条件方能娩出，故需要掌握胎臀、胎肩及胎头3部分的分娩机制，以骶右前为例加以阐述。

1. 胎臀娩出

临产后，胎臀以粗隆间径衔接于骨盆入口右斜径上，骶骨位于右前方，胎臀继续下降，前髋下降稍快，故位置较低，抵达骨盆底遭到阻力后，前髋向母体右侧行45°内旋转，使前髋位于耻骨联合后方，此时粗隆间径与母体骨盆出口前后径一致。胎臀继续下降，胎体侧屈以适应产道弯曲度，后髋先从会阴前缘娩出，随即胎体稍伸直，使前髋从耻骨弓下娩出，继之，双腿双足娩出，当胎臀及两下肢娩出后，胎体行外旋转，使胎背转向前方或右前方。

2. 胎肩娩出

当胎体行外旋转的同时，胎儿双肩径衔接于骨盆入口右斜径或横径上，并沿此径线逐渐下降，当双肩达骨盆底时，前肩向右旋转45°转至耻骨弓下，使双肩径与骨盆中、出口前后径一致。同时胎体侧屈使后肩及后上肢从会阴前缘娩出。继之，前肩及前上肢从耻骨弓下娩出。

3. 胎头娩出

当胎肩通过会阴时，胎头矢状缝衔接于骨盆入口左斜径或横径上，并沿此径线逐渐下降，同时胎头俯屈，当枕骨达骨盆底时，胎头向母体左前方旋转45°，使枕骨朝向耻骨联合。胎头继续下降。当枕骨下凹到达耻骨弓下缘时，以此处为支点，胎头继续俯屈，使颏、面及额部相继自会阴前缘娩出，随后枕部自耻骨弓下娩出。

（五）对母儿的影响

1. 对产妇的影响

胎臀不规则，不能紧贴子宫下段及宫颈，容易发生胎膜早破或继发性宫缩乏力，增加产褥感染与产后出血的风险，如宫口未开全强行牵拉，容易造成宫颈撕裂，甚至延及子宫下段。

2. 对胎儿和新生儿的影响

胎臀高低不平，对前羊膜囊压力不均匀，常致胎膜早破，脐带脱垂，造成胎儿窘迫甚至胎死宫内。由于娩出胎头困难，可发生新生儿窒息、臂丛神经损伤及颅内出血等。

（六）治疗

1. 妊娠期

妊娠30周前，臀先露多能自行转成头位，如妊娠30周后仍为臀先露应注意寻找形成臀位原因。

2. 分娩期

分娩期应根据产妇年龄、胎次、骨盆大小、胎儿大小、臀先露类型以及有无并发症，于临产初期做出正确判断，决定分娩方式。

（1）择期剖宫产的指征：狭窄骨盆、软产道异常、胎儿体重大于3 500 g、儿头仰伸、胎儿窘迫、高龄初产、有难产史、不完全臀先露等。

（2）决定阴道分娩的处理：可根据不同的产程分别处理。

第一产程：产妇应侧卧，不宜过多走动，少做肛查，不灌肠，尽量避免胎膜破裂。一旦破裂，立即听胎心。如胎心变慢或变快，立即肛查，必要时阴道检查，了解有无脐带脱垂。如脐带脱垂，胎心好，宫口未开全，为抢救胎儿，需立即行剖宫产术。如无脐带脱垂，可严密观察胎心及产程进展。如出现宫缩乏力，应设法加强宫缩，当宫口开大4~5 cm时胎足即可经宫口娩出阴道。为了使宫颈和阴道充分扩张，消毒外阴之后，使用"堵"外阴方法。当宫缩时，用消毒巾以手掌堵住阴道口让胎臀下降，避免胎足先下降。待宫口及阴道充分扩张后才让胎臀娩出。此法有利于后出胎头的顺利娩出。在堵的过程中，应每隔10~15 min听胎心1次，并注意宫口是否开全。宫口已开全再堵易引起胎儿窘迫或子宫破裂。宫口近开全时，要做好接生和抢救新生儿窒息的准备。

第二产程：接生前，应导尿，排空膀胱。初产妇应做会阴侧切术。可有3种分娩方式：①自然分娩。胎儿自然娩出，不做任何牵拉，极少见，仅见于经产妇、胎儿小、产力好、产道正常者。②臀助产术。当胎臀自然娩出至脐部后，胎肩及后出胎头由接生者协助娩出。脐部娩出后，胎头娩出最长不能超过8 min。③臀牵引术。胎儿全部由接生者牵引娩出。此种手术对胎儿损伤大，不宜采用。

第三产程：产程延长，易并发子宫乏力性出血。胎盘娩出后，应静推或肌内注射缩宫素防止产后出血。手术助产分娩于产后常规检查软产道，如有损伤，应及时缝合，并给抗生素预防感染。

六、肩先露

胎体纵轴和母体纵轴相垂直为横产式（transverse lie），胎体横卧于骨盆入口之上，先露部为肩，称为肩先露（shoulder presentation）。肩先露占妊娠足月分娩总数的0.1%～0.25%，是对母儿最不利的胎位。除死胎和早产儿肢体可折叠娩出外，足月活胎不可能经阴道娩出。如不及时处理，容易造成子宫破裂，威胁母儿生命。根据胎头在母体左（右）侧和胎儿肩胛朝向母体前（后）方，分为肩左前、肩右前、肩左后和肩右后四种胎位。

（一）原因

与臀先露发生原因类似，初产妇肩先露首先必须排除狭窄骨盆和头盆不称。

（二）诊断

1. 临床表现

先露部胎肩不能紧贴子宫下段及宫颈，缺乏直接刺激，容易发生宫缩乏力，胎肩对宫颈压力不均匀，容易发生胎膜早破，破膜后羊水迅速外流，胎儿上肢或脐带容易脱出，导致胎儿窘迫，甚至胎死宫内。随着宫缩不断加强，胎肩及胸廓一部分被挤入盆腔内，胎体折叠弯曲，胎颈被拉长，上肢脱出于阴道口外，胎头和胎臀仍被阻于骨盆入口上方，形成嵌顿性或忽略性肩先露（图10-9）。

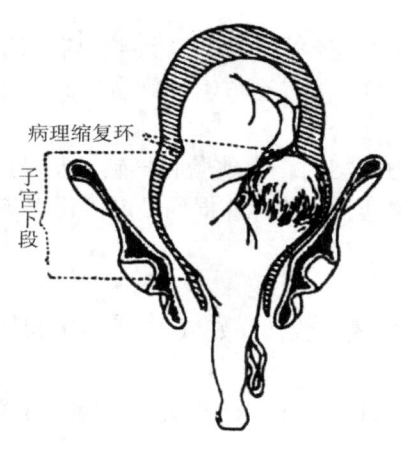

图10-9 忽略性肩先露

宫缩继续加强，子宫上段越来越厚，子宫下段被动扩张越来越薄，由于子宫上下段肌壁厚薄相差悬殊，形成环状凹陷，并随宫缩逐渐升高，甚至可达脐上，形成病理缩复环（pathologic retraction ring），是子宫破裂的先兆。如不及时处理，将发生子宫破裂。

2. 腹部检查

子宫呈横椭圆形，子宫底高度低于妊娠周数，子宫横径宽，宫底部及耻骨联合上方较空虚，在母体腹部一侧可触到胎头，另侧可触到胎臀。肩左前时，胎背朝向母体腹壁，触之宽大平坦。胎心于脐周两侧听得最清楚。根据腹部检查多可确定胎位。

3. 阴道（肛门）检查

胎膜未破者，因胎先露部浮动于骨盆入口上方，肛查不易触及胎先露部；如胎膜已破，宫口已扩张者，阴道检查可触到肩胛骨或肩峰、肋骨及腋窝。腋窝尖端示胎儿头端，据此可决定胎头在母体左（右）侧，肩胛骨朝向母体前（后）方，可决定肩前（后）位。例如胎头于母体右侧，肩胛骨朝向后方，则为肩右后位。胎手若已脱出阴道口外，可用握手法鉴别是胎儿左手或右手，因检查者只能与胎儿同侧手相握，例如肩右前位时左手脱出，检查者用左手与胎儿左手相握。余类推。

4. B超检查

B超检查能准确探清肩先露，并能确定具体胎位。

（三）治疗

1. 妊娠期

妊娠后期发现肩先露应及时矫正。可采用胸膝卧位或试行外倒转术转成纵产式（头先露或臀先露）并包扎腹部以固定产式。如矫正失败，应提前入院决定分娩方式。

2. 分娩期

根据胎产式、胎儿大小、胎儿是否存活、宫颈扩张程度、胎膜是否破裂、有无并发症等决定分娩方式。

（1）足月，活胎，未临产，择期剖宫产术。

（2）足月，活胎，已临产，无论破膜与否，均应行剖宫产术。

（3）已出现先兆子宫破裂或子宫破裂征象，无论胎儿存活，均应立即剖宫产，术中如发现宫腔感染严重，应将子宫一并切除（子宫次全切除术或子宫全切术）。

（4）胎儿已死，无先兆子宫破裂征象，如宫口已开全，可在全麻下行断头术或毁胎术。术后应常规检查子宫下段、宫颈及阴道有无裂伤。如有裂伤应及时缝合。注意预防产后出血，并需应用抗生素预防感染。

七、复合先露

胎先露部（胎头或胎臀）伴有肢体（上肢或下肢）同时进入骨盆入口，称为复合先露（compound presentation）。临床以头与手的复合先露最常见，多发生于早产者，发生率为1.43‰~1.60‰。

（一）诊断

当产程进展缓慢时，做阴道检查发现胎先露旁有肢体而明确诊断。常见胎头与胎手同时入盆。应注意与臀先露和肩先露相鉴别。

（二）治疗

（1）无头盆不称，让产妇向脱出的肢体对侧侧卧，肢体常可自然缩回。脱出的肢体与胎头已入盆，待宫口开全后于全麻下上推肢体，将其回纳，然后经腹压胎头下降，以低位产钳助娩，或行内倒转术助胎儿娩出。

（2）头盆不称或伴有胎儿窘迫征象，应行剖宫产术。

第二节　产道异常

产道包括骨产道（骨盆腔）与软产道（子宫下段、宫颈、阴道、外阴），是胎儿经阴道娩出的通道。产道异常可使胎儿娩出受阻，临床上以骨产道异常多见。

一、骨产道异常

骨盆径线过短或形态异常，致使骨盆腔小于胎先露部可通过的限度，阻碍胎先露部下降，称骨盆狭窄。狭窄骨盆可以为一个径线过短或多个径线同时过短，也可为一个平面狭窄或多个平面同时狭窄。当一个径线狭窄时要观察同一个平面其他径线的大小，再结合整个骨盆腔大小与形态进行综合分析，做出正确判断。

（一）分类

1. 骨盆入口平面狭窄

骨盆入口平面狭窄以扁平骨盆为代表，主要为入口平面前后径过短。狭窄分3级：Ⅰ级（临界性），绝大多数可以自然分娩，骶耻外径18 cm，真结合径10 cm；Ⅱ级（相对性），经试产来决定可否经阴道分娩，骶耻外径16.5～17.5 cm，真结合径8.5～9.5 cm；Ⅲ级（绝对性），骶耻外径小于或等于16.0 cm，真结合径小于或等于8.0 cm，足月胎儿不能经过产道，必须行剖宫产终止妊娠。在临床中常遇到的是前两种，我国妇女常见以下两种类型。

（1）单纯扁平骨盆：骨盆入口前后径缩短而横径正常。骨盆入口呈横扁圆形，骶岬向前下突。

（2）佝偻病性扁平骨盆：骨盆入口呈肾形，前后径明显缩短，骨盆出口横径变宽，骶岬前突，骶骨下段变直向后翘，尾骨呈钩状突向骨盆出口平面。髂骨外展，髂棘间径大于或等于髂嵴间径，耻骨弓角度增大（图10-10）。

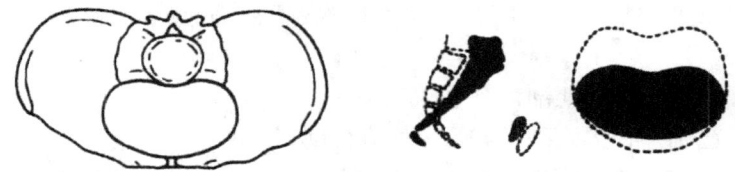

图10-10　佝偻病性扁平骨盆

2. 中骨盆及骨盆出口平面狭窄

狭窄分3级：Ⅰ级（临界性），坐骨棘间径10 cm，坐骨结节间径7.5 cm；Ⅱ级（相对性），坐骨棘间径8.5～9.5 cm，坐骨结节间径6.0～7.0 cm；Ⅲ级（绝对性），坐骨棘间径小于或等于8.0 cm，坐骨结节间径小于或等于5.5 cm。我国妇女常见以下两种类型。

（1）漏斗骨盆：骨盆入口各径线值均正常，两侧骨盆壁向内倾斜似漏斗得名。其特点是中骨盆及骨盆出口平面均明显狭窄，使坐骨棘间径、坐骨结节间径均缩短，耻骨弓角度小于90°。坐骨结节间径与出口后矢状径之和小于15 cm。

（2）横径狭窄骨盆：骨盆各横径径线均缩短，各平面前后径稍长，坐骨切迹宽，测量骶耻外径值正常，但髂棘间径及髂嵴间径均缩短。中骨盆及骨盆出口平面狭窄，产程早期无头盆不称征象，当胎头下降至中骨盆或骨盆出口时，常不能顺利地转成枕前位，形成持续性枕横位或枕后位造成难产。

3. 均小骨盆

骨盆外形属女型骨盆，但骨盆各平面均狭窄，每个平面径线较正常值小2 cm或更多，称均小骨盆。多见于身材矮小、体形匀称的妇女。

4. 畸形骨盆

骨盆失去正常形态称畸形骨盆。

（1）骨软化症骨盆：现已罕见。系因缺钙、磷、维生素D以及紫外线照射不足使成人期骨质矿化障碍，被类骨质组织所代替，骨质脱钙、疏松、软化。由于受躯干重力及两股骨向内上方挤压，使骶岬向前，耻骨联合前突，坐骨结节间径明显缩短，骨盆入口平面呈凹三角形（图10-11）。严重者阴道不能容两指，一般不能经阴道分娩。

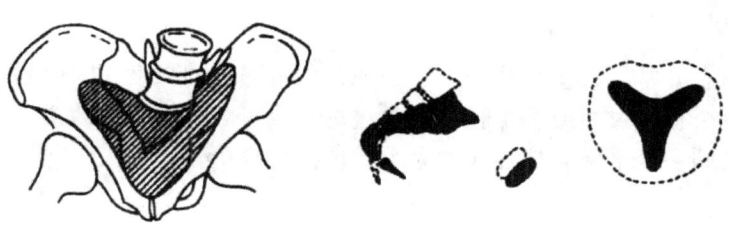

图10-11　骨软化症骨盆

（2）偏斜型骨盆：系骨盆一侧斜径缩短，一侧髂骨翼与髋骨发育不良所致骶髂关节固定，以及下肢及髋关节疾病（图10-12）。

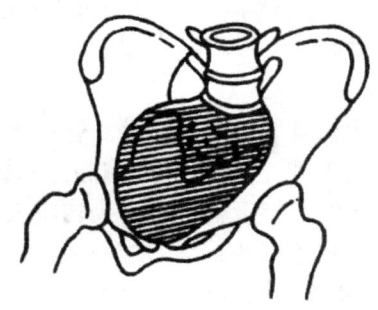

图10-12　偏斜型骨盆

（二）临床表现

1. 骨盆入口平面狭窄的临床表现

（1）胎头衔接受阻：一般情况下初产妇在妊娠末期，即预产期前1~2周或临产前胎头已衔接，即胎头双顶径进入骨盆入口平面，颅骨最低点达坐骨棘水平。若入口狭窄，即使已经临产，胎头仍未入盆，经检查胎头跨耻征阳性。胎位异常，如臀先露、面先露或肩先露的发生率是正常骨盆的3倍。

（2）若已临产，根据骨盆狭窄程度、产力强弱、胎儿大小及胎位情况不同，临床表现也不一样。①骨盆临界性狭窄：若胎位、胎儿大小及产力正常，胎头常以矢状缝在骨盆入口横径衔接，多取后不均倾势，即后顶骨先入盆，后顶骨逐渐进入骶凹处，再使前顶骨入盆，则于骨盆入口横径上成头盆均倾势。临床表现为潜伏期活跃早期延长，活跃后期产程进展顺利。若胎头迟迟不入盆，此时常出现胎膜早破，其发生率为正常骨盆的4~6倍。由于胎膜早破母儿可发生感染。胎头不能紧贴宫颈内口诱发宫缩，常出现继发性宫缩乏力。②骨盆绝对性狭窄：若产力、胎儿大小及胎位均正常，但胎头仍不能入盆，常发生梗阻性难产，这种情况可出现病理性缩复环，甚至子宫破裂。如胎先露部嵌入骨盆入口时间长，血液循环障碍，组织坏死，可形成泌尿生殖道瘘。在强大的宫缩压力下，胎头颅骨重叠，可出现颅骨骨折及颅内出血。

2. 中骨盆平面狭窄的临床表现

（1）胎头能正常衔接：潜伏期及活跃早期进展顺利，当胎头下降达中骨盆时，由于内旋转受阻，胎头双顶径被阻于中骨盆狭窄部位之上，常出现持续性枕横位或枕后位，同时出现继发性宫缩乏力，活跃后期及第二产程延长甚至第二产程停滞。

（2）胎头受阻于中骨盆：有一定可塑性的胎头开始变形，颅骨重叠，胎头受压，异常分娩使软组织水肿，产瘤较大，严重时可发生脑组织损伤、颅内出血、胎儿窘迫。若中骨盆狭窄程度严重，宫缩又较强，可发生先兆子宫破裂及子宫破裂。强行阴道助产可导致严重软产道裂伤及新生儿产伤。

（3）骨盆出口平面狭窄的临床表现：骨盆出口平面狭窄与中骨盆平面狭窄常同时存在。若单纯骨盆出口平面狭窄，第一产程进展顺利，胎头达盆底受阻，第二产程停滞，继发性宫缩乏力，胎头双顶径不能通过出口横径，强行阴道助产可导致软产道、骨盆底肌肉及会阴严重损伤，胎儿严重产伤，对母儿危害极大。

（三）诊断

在分娩过程中，骨盆是个不变因素，也是估计分娩难易的一个重要因素。狭窄骨盆影响胎位和胎先露部的下降及内旋转，也影响宫缩。在估计分娩难易时，骨盆是首先考虑的一个重要因素。应根据胎儿的大小及骨盆情况尽早做出有无头盆不称的诊断，以决定适当的分娩方式。

1. 病史

询问有无佝偻病、脊髓灰质炎、脊柱和髋关节结核以及骨盆外伤等病史。对经产妇应详细询问既往分娩史，如有无难产史或新生儿产伤史等。

2. 一般检查

测量身高，孕妇身高小于145 cm时应警惕均小骨盆。观察孕妇体型、步态，有无下肢残疾，有无脊柱及髋关节畸形，米氏菱形窝是否对称。

3. 腹部检查

观察腹型，检查有无尖腹及悬垂腹，有无胎位异常等。骨盆入口异常，因头盆不称、胎头不易入盆常导致胎位异常，如臀先露、肩先露。中骨盆狭窄则影响胎先露内旋转而导致持续性枕横位、枕后位等。部分初产妇在预产期前2周左右，经产妇于临产后胎头均应入盆。若已临产胎头仍未入盆，应警惕是否存在头盆不称。检查头盆是否相称具体方法：孕妇排空膀胱后，取仰卧，两腿伸直。检查者用手放在耻骨联合上方，将浮动的胎头向骨盆腔方向推压。若胎头低于耻骨联合，表示胎头可入盆（头盆相称），称胎头跨耻征阴性；若胎头与耻骨联合在同一平面，表示可疑头盆不称，称胎头跨耻征可疑阳性；若胎头高于耻骨联合，表示头盆明显不称，称胎头跨耻征阳性。对出现此类症状的孕妇，应让其取半卧位两腿屈曲，再次检查胎头跨耻征，若转为阴性，提示为骨盆倾斜度异常，而不是头盆不称。

4. 骨盆测量

（1）骨盆外测量：骶耻外径小于18 cm为扁平骨盆。坐骨结节间径小于8 cm，耻骨弓角度小于90°为漏斗骨盆。各径线均小于正常值2 cm或以上为均小骨盆。骨盆两侧斜径（以一侧髂前上棘至对侧髂后上棘间的距离）及同侧直径（从髂前上棘至同侧髂后上棘间的距离）相差大于1 cm为偏斜骨盆。

（2）骨盆内测量：对角径小于11.5 cm，骶骨岬突出为入口平面狭窄，属扁平骨盆。应检查骶骨前面弧度。坐骨棘间径小于10 cm，坐骨切迹宽度小于2横指，为中骨盆平面狭窄。如坐骨结节间径小于8 cm，则应测量出口后矢状径及检查骶尾关节活动度，如坐骨结节间径与出口后矢状径之和小于15 cm，为骨盆出口平面狭窄。

（四）对母儿影响

1. 对产妇的影响

骨盆狭窄影响胎头衔接及内旋转，容易发生胎位异常、胎膜早破、宫缩乏力，导致产程延长或停滞。胎先露压迫软组织过久导致组织水肿、坏死形成生殖道瘘。胎膜早破、肛查或阴道检查次数增多及手术助产增加产褥感染机会。剖宫产及产后出血者增多，严重梗阻性难产若不及时处理，可导致子宫破裂。

2. 对胎儿及新生儿的影响

头盆不称易发生胎膜早破、脐带脱垂，脐带脱垂可导致胎儿窘迫甚至胎儿死亡。产程延长、胎儿窘迫使新生儿容易发生颅内出血、新生儿窒息等并发症。阴道助产机会增多，易发生新生儿产伤及感染。

（五）分娩时处理

处理原则：根据狭窄骨盆类别和程度、胎儿大小胎心率、宫缩强弱、宫口扩张程度、胎先露下降情况、破膜与否，结合既往分娩史、年龄、产次有无妊娠合并症及并发症决定分娩方式。

1. 一般处理

在分娩过程中，应使产妇树立信心，消除紧张情绪和恐惧心理。保证能量及水分的摄入，必要时补液。注意产妇休息，监测宫缩、胎心，观察产程进展。

2. 骨盆入口平面狭窄的处理

（1）明显头盆不称（绝对性骨盆狭窄）：胎头跨耻征阳性者，足月胎儿不能经阴道分娩。应在临产后行剖宫产术结束分娩。

（2）轻度头盆不称（相对性骨盆狭窄）：胎头跨耻征可疑阳性，足月活胎估计体重小于3 000 g，胎心正常及产力良好，可在严密监护下试产。胎膜未破者可在宫口扩张3 cm时行人工破膜，若破膜后宫缩较强，产程进展顺利，多数能经阴道分娩。试产过程中若出现宫缩乏力，可用缩宫素静脉滴注加强宫缩。试产2~4 h胎头仍迟迟不能入盆，宫口扩张缓慢，或伴有胎儿窘迫征象，应及时行剖宫产术结束分娩。若胎膜已破，为了减少感染，应适当缩短试产时间。

（3）骨盆入口平面狭窄的试产：必须以宫口开大 3~4 cm，胎膜已破为试产开始。胎膜未破者在宫口扩张 3 cm 时可行人工破膜。宫缩较强，多数能经阴道分娩。试产过程中如果出现宫缩乏力，可用缩宫素静脉滴注加强宫缩。若试产 2~4 h，胎头不能入盆，产程进展缓慢，或伴有胎儿窘迫征象，应及时行剖宫产术。如胎膜已破，应适当缩短试产时间。骨盆入口平面狭窄，主要为扁平骨盆的妇女，妊娠末期或临产后，胎头矢状缝只能衔接于骨盆入口横径上。胎头侧屈使其两顶骨先后依次入盆，呈不均倾势嵌入骨盆入口，称为头盆均倾不均。前不均倾为前顶骨先嵌入，矢状缝偏后。后不均倾为后顶骨先嵌入，矢状缝偏前（图10-13）。当胎头双顶骨均通过骨盆入口平面时，即可顺利地经阴道分娩。

3. 中骨盆平面狭窄的处理

在分娩过程中，胎儿在中骨盆平面完成俯屈及内旋转动作。若中骨盆平面狭窄，则胎头俯屈及内旋转受阻，易发生持续性枕横位或持续性枕后位，产妇多表现为活跃期或第二产程延长及停滞、继发性宫缩乏力等。若宫口开全，胎头双顶径达坐骨棘平面或更低，可经阴道徒手旋转胎头为枕前位，待其自然分娩。宫口开全，胎心正常者可经阴道助产分娩。胎头双顶径在坐骨棘水平以上，或出现胎儿窘迫征象，应行剖宫产术。

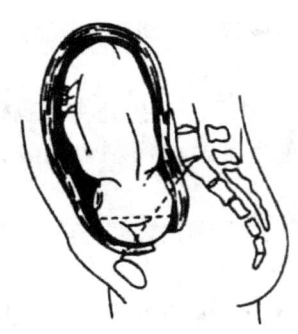

图 10-13 胎头嵌入骨盆姿势——后不均倾

4. 骨盆出口平面狭窄的处理

骨盆出口平面是产道的最低部位，应于临产前对胎儿大小、头盆关系做出充分估计，决定能否经阴道分娩，诊断为骨盆出口平面狭窄者，不能进行试产。若发现出口横径狭窄，耻骨弓角度变锐，耻骨弓下三角空隙不能利用，胎先露部后移，利用出口后三角空隙娩出。临床上常用出口横径与出口后矢状径之和来估计出口大小。出口横径与出口后矢状径之和大于 15 cm 时，多数可经阴道分娩，有时需阴道助产，应做较大的会阴切开。若两者之和小于 15 cm 时，不应经阴道试产，应行剖宫产术终止妊娠。

5. 均小骨盆的处理

胎儿估计不大，胎位正常，头盆相称，宫缩好，可以试产，通常可通过胎头变形和极度俯屈，以胎头最小径线通过骨盆腔，可能经阴道分娩。若有明显头盆不称，应尽早行剖宫产术。

6. 畸形骨盆的处理

根据畸形骨盆种类、狭窄程度、胎儿大小、产力等综合判断。如果畸形严重、明显头盆不称者，应及早行剖宫产术。

二、软产道异常

软产道包括子宫下段、宫颈、阴道及骨盆底软组织构成的弯曲管道。软产道异常所致的难产较少见，临床上容易被忽视。在妊娠前或妊娠早期应常规行双合诊检查，了解软产道情况。

（一）外阴异常

1. 外阴白色病变

皮肤黏膜慢性营养不良，组织弹性差，分娩时易发生会阴撕裂伤，宜做会阴后一侧切开术。

2. 外阴水肿

某些疾病如重度子痫前期、重度贫血、心脏病及慢性肾炎孕妇若有全身水肿，可同时伴有重度外阴水肿，分娩时可妨碍胎先露部下降，导致组织损伤、感染和愈合不良等情况。临产前可用50%硫酸镁液湿热敷会阴，临产后仍有严重水肿者，在外阴严格消毒下进行多点针刺皮肤放液；分娩时行会阴后一侧切开；产后加强会阴局部护理，预防感染，可用50%硫酸镁液湿热敷，配合远红外线照射。

3. 会阴坚韧

会阴坚韧尤其多见于35岁以上高龄初产妇。在第二产程可阻碍胎先露部下降，宜做会阴后一侧切开，以免胎头娩出时造成会阴严重裂伤。

4. 外阴瘢痕

瘢痕挛缩使外阴及阴道口狭小，且组织弹性差，影响胎先露部下降。如瘢痕的范围不大，可经阴道分娩，分娩时应做会阴后一侧切开。如瘢痕过大，应行剖宫产术。

（二）阴道异常

1. 阴道横膈

阴道横膈多位于阴道上段或中段，较坚韧，常影响胎先露部下降。因在横膈中央或稍偏一侧常有一小孔，常被误认为宫颈外口。在分娩时应仔细检查。

（1）阴道分娩：横膈被撑薄，可在直视下自小孔处将横膈作"X"形切开。横膈被切开后因胎先露部下降压迫，通常无明显出血，待分娩结束再切除剩余的隔，用可吸收线将残端做间断或连续锁边缝合。

（2）剖宫产：如横膈较高且组织坚厚，阻碍先露部下降，需行剖宫产术结束分娩。

2. 阴道纵隔

（1）伴有双子宫、双宫颈时，当一侧子宫内的胎儿下降，纵隔被推向对侧，阴道分娩多无阻碍。

（2）当发生于单宫颈时，有时胎先露部的前方可见纵隔，可自行断裂，阴道分娩无阻碍。纵隔厚时应于纵隔中间剪断，用可吸收线将残端缝合。

3. 阴道狭窄

产伤、药物腐蚀、手术感染可导致阴道瘢痕形成。若阴道狭窄部位位置低、狭窄程度轻，可经阴道分娩。狭窄位置高、狭窄程度重时宜行剖宫产术。

4. 阴道尖锐湿疣

分娩时，为预防新生儿患喉乳头瘤，应行剖宫产术。病灶巨大时可能造成软产道狭窄，影响胎先露下降时，也宜行剖宫产术。

5. 阴道壁囊肿和肿瘤

（1）阴道壁囊肿较大时，会阻碍胎先露部下降，可行囊肿穿刺，抽出其内容物，待分娩后再选择时机进行处理。

（2）阴道内肿瘤大妨碍分娩，且肿瘤不能经阴道切除时，应行剖宫产术，阴道内肿瘤待产后再行处理。

（三）宫颈异常

1. 宫颈外口黏合

宫颈外口黏合多在分娩受阻时发现。宫口为很小的孔，当宫颈管已消失而宫口却不扩张，一般用手指稍加压力分离，黏合的小孔可扩张，宫口即可在短时间内开全。但有时需行宫颈切开术，使宫口开大。

2. 宫颈瘢痕

因孕前曾行宫颈深部电灼术或微波术、宫颈锥形切除术、宫颈裂伤修补术等所致。虽可于妊娠后软化，但宫缩很强时宫口仍不扩张，应行剖宫产。

3. 宫颈坚韧

宫颈组织缺乏弹性，或精神过度紧张使宫颈挛缩，宫颈不易扩张，多见于高龄初产妇，可于宫颈两侧各注射0.5%利多卡因5～10 mL，也可静脉推注地西泮10 mg。如宫颈仍不扩张，应行剖宫产术。

4. 宫颈水肿

宫颈水肿多见于扁平骨盆、持续性枕后位或滞产，宫口没有开全而过早使用腹压，致使宫颈前唇长时间被压于胎头与耻骨联合之间，血液回流受阻引起水肿，影响宫颈扩张。多见于胎位异常或滞产。

（1）轻度宫颈水肿：①可以抬高产妇臀部。②同宫颈坚韧处理。③宫口近开全时，可用手轻轻上托水肿的宫颈前唇，使宫颈越过胎头，能够经阴道分娩。

（2）严重宫颈水肿：经上述处理无明显效果，宫口扩张小于 3 cm，伴有胎儿窘迫，应行剖宫产术。

5. 宫颈癌

宫颈硬而脆，缺乏伸展性，临产后影响宫口扩张，若经阴道分娩，有发生大出血、裂伤、感染及肿瘤扩散等危险，不应经阴道分娩，应考虑行剖宫产术，术后手术或放疗。

6. 子宫肌瘤

较小的肌瘤没有阻塞产道可经阴道分娩，肌瘤待分娩后再行处理。子宫下段及宫颈部位的较大肌瘤可占据盆腔或阻塞于骨盆入口，阻碍胎先露部下降，宜行剖宫产术。

第三节　产力异常

产力包括子宫收缩力、腹肌和膈肌收缩力以及肛提肌收缩力，其中以宫缩力为主。在分娩过程中，子宫收缩（简称宫缩）的节律性、对称性及极性不正常或强度、频率有改变时，称为子宫收缩力异常。临床上多因产道或胎儿因素异常造成梗阻性难产，使胎儿通过产道阻力增加，导致继发性产力异常。产力异常分为子宫收缩乏力和子宫收缩过强两类。每类又分协调性宫缩和不协调性宫缩（图 10-14）。

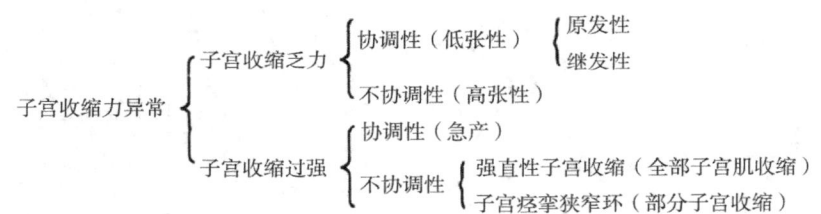

图 10-14　子宫收缩力异常的分类

一、子宫收缩乏力

（一）原因

子宫收缩乏力多由几个因素综合引起。

1. 头盆不称或胎位异常

胎先露部下降受阻，不能紧贴子宫下段及宫颈，因此不能引起反射性宫缩，导致继发性子宫收缩乏力。

2. 子宫因素

子宫发育不良，子宫畸形（如双角子宫）、子宫壁过度膨胀（如双胎、巨大胎儿、羊水过多等），经产妇的子宫肌纤维变性或子宫肌瘤等。

3. 精神因素

初产妇尤其是高龄初产妇，精神过度紧张、疲劳均可使大脑皮层功能紊乱，导致子宫收缩乏力。

4. 内分泌失调

临产后，产妇体内的雌激素、缩宫素、前列腺素的敏感性降低，影响子宫肌兴奋阈，致使子宫收缩乏力。

5. 药物影响

产前较长时间应用硫酸镁，临产后不适当地使用吗啡、哌替啶、巴比妥类等镇静剂与镇痛剂；产程中不适当应用麻醉镇痛等均可使宫缩受到抑制。

（二）临床表现

根据发生时期可分为原发性和继发性两种。原发性宫缩乏力是指产程开始即宫缩乏力，宫口不能如期扩张，胎先露部不能如期下降，产程延长；继发性宫缩乏力是指活跃期即宫口开大 3 cm 及以后出现宫缩乏力，产程进展缓慢，甚至停滞。子宫收缩乏力有两种类型，临床表现不同。

1. 协调性子宫收缩乏力（低张性子宫收缩乏力，hypotonic uterine inertia）

宫缩具有正常的节律性、对称性和极性，但收缩力弱，宫腔压力低（小于 2.0 kPa），持续时间短，间歇期长且不规律，当宫缩达极期时，子宫体不隆起和变硬，用手指压宫底部肌壁仍可出现凹陷，产程延长或停滞。由于宫腔内压力低，对胎儿影响不大。

2. 不协调性子宫收缩乏力（高张性子宫收缩乏力）

宫缩的极性倒置，宫缩不是起自两侧宫角。宫缩的兴奋点来自子宫的一处或多处，节律不协调，宫缩时宫底部不强，而是体部和下段强。宫缩间歇期子宫壁不能完全松弛，表现为不协调性子宫收缩乏力。这种宫缩不能使宫口扩张和胎先露部下降，属无效宫缩。产妇自觉下腹部持续疼痛，拒按，烦躁不安，产程长，可导致肠胀气，排尿困难，胎儿胎盘循环障碍，常出现胎儿窘迫。检查时，下腹部常有压痛，胎位触不清，胎心不规律，宫口扩张缓慢，胎先露部下降缓慢或停滞。

3. 产程曲线异常

子宫收缩乏力可导致产程曲线异常（图 10-15），常见以下 4 种。

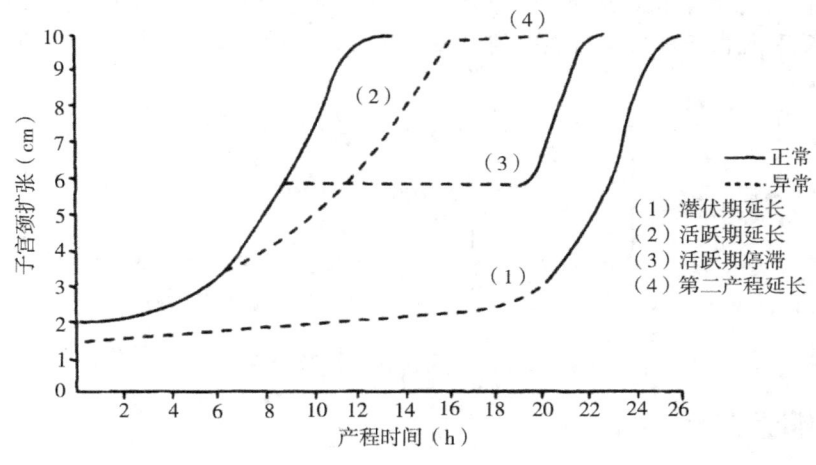

图 10-15　异常的宫颈扩张曲线

（1）潜伏期延长：从临产规律宫缩开始至宫口扩张 3 cm 称为潜伏期，初产妇潜伏期约需 8 h，最大时限为 16 h。超过 16 h 称为潜伏期延长。

（2）活跃期延长：从宫口扩张 3 cm 至宫口开全为活跃期。初产妇活跃期正常约需 4 h，最大时限 8 h，超过 8 h 为活跃期延长。

（3）活跃期停滞：进入活跃期后，宫颈口不再扩张达 2 h 以上，称为活跃期停滞，根据产程中定期阴道（肛门）检查诊断。

（4）第二产程延长：第二产程初产妇超过 2 h，经产妇超过 1 h 尚未分娩，称为第二产程延长。

以上 4 种异常产程曲线，可以单独存在，也可以合并存在。当总产程超过 24 h 称为滞产。

（三）对母儿影响

1. 对产妇的影响

产程延长，产妇休息不好，精神疲惫与体力消耗，可出现疲乏无力、肠胀气、排尿困难等，还可影响宫缩，严重时还可引起脱水、酸中毒。又由于产程延长，膀胱受压在胎头与耻骨联合之间，导致组织缺血、水肿、坏死，形成瘘，如膀胱阴道瘘或尿道阴道瘘。另外，胎膜早破以及产程中多次阴道（肛门）

检查均可增加感染机会；产后宫缩乏力，易引起产后出血。

2. 对胎儿的影响

宫缩乏力影响胎头内旋转，增加手术机会。不协调子宫收缩乏力不能使子宫壁完全放松，影响子宫胎盘循环。胎儿在宫内缺氧，胎膜早破，还易造成脐带受压或脱垂，造成胎儿窘迫，甚至胎死宫内。

（四）治疗

1. 协调性宫缩乏力

无论是原发性或继发性，一旦出现，首先寻找原因，如判断无头盆不称和胎位异常，估计能经阴道分娩者，考虑采取加强宫缩的措施。

（1）第一产程：消除精神紧张，产妇过度疲劳，可给予地西泮（安定）10 mg 缓慢静脉注射或哌替啶 100 mg 肌内注射或静脉注射，经过一段时间，可使宫缩力转强；对不能进食者，可经静脉输液，10% 葡萄糖液 500 ~ 1 000 mL 内加维生素 C 2 g，伴有酸中毒时可补充 5% 碳酸氢钠。经过处理，宫缩力仍弱，可选用下列方法加强宫缩。

人工破膜：宫颈口开大 3 cm 以上，无头盆不称，胎头已衔接者，可行人工破膜。破膜后，胎头紧贴子宫下段及宫颈，引起反射性宫缩，加速产程进展。Bishop 提出用宫颈成熟度评分法估计加强宫缩措施的效果。如产妇得分在小于或等于 3 分，加强宫缩均失败，应改用其他方法。4 ~ 6 分成功率约为 50%，7 ~ 9 分的成功率约为 80%，大于或等于 9 分均成功。

缩宫素（oxytocin）静脉滴注：适用于宫缩乏力、胎心正常、胎位正常、头盆相称者。将缩宫素 1 U 加入 5% 葡萄糖液 200 mL 内，以 8 滴/min，即 2.5 mU/min 开始，根据宫缩强度调整滴速，维持宫缩强度每间隔 2 ~ 3 min，持续 30 ~ 40 s。缩宫素静脉滴注过程应有专人看守，观察宫缩，根据情况及时调整滴速。经过上述处理，如产程仍无进展或出现胎儿窘迫征象，应及时行剖宫产术。

（2）第二产程：第二产程如无头盆不称，出现宫缩乏力时也可加强宫缩，给予缩宫素静脉滴注，促进产程进展。如胎头双顶径已通过坐骨棘平面，可等待自然娩出，或行会阴侧切后行胎头吸引器或低位产钳（low forceps）助产；如胎头尚未衔接或伴有胎儿窘迫征象，均应立即行剖宫产术（cesarean section）结束分娩。

（3）第三产程：为预防产后出血，当胎儿前肩露出于阴道口时，可给予缩宫素 10 U 静脉注射，使宫缩增强，促使胎盘剥离与娩出及子宫血窦关闭。如产程长，破膜时间长，应给予抗生素预防感染。

2. 不协调宫缩乏力

处理原则是镇静，调节宫缩，恢复宫缩极性。给予强镇静剂哌替啶 100 mg 肌内注射，使产妇充分休息，醒后多能恢复为协调宫缩。如未能纠正，或已有胎儿窘迫征象，立即行剖宫产术结束分娩。

（五）预防

（1）应对孕妇进行产前教育，解除孕妇思想顾虑和恐惧心理，使孕妇了解妊娠和分娩均为生理过程，分娩过程中医护人员热情耐心，家属陪产均有助于消除产妇的紧张情绪，增强信心，预防精神紧张所致的子宫收缩乏力。

（2）分娩时鼓励及时进食，必要时静脉补充营养。

（3）避免过多使用镇静药物，产程中使用麻醉镇痛应在宫口开全前停止给药，注意及时排空直肠和膀胱。

二、子宫收缩过强

（一）协调性子宫收缩过强

宫缩的节律性、对称性和极性均正常，仅宫缩过强、过频，如产道无阻力，宫颈可在短时间内迅速开全，分娩在短时间内结束，总产程不足 3 h，称为急产（precipitate labor），经产妇多见。

1. 对母儿影响

（1）对产妇的影响：宫缩过强过频，产程过快，可致宫颈、阴道以及会阴撕裂伤。接生时来不及消毒，可致产褥感染。产后子宫肌纤维缩复不良易发生胎盘滞留或产后出血。

（2）对胎儿和新生儿的影响：宫缩过强影响子宫胎盘的血液循环，易发生胎儿窘迫、新生儿窒息甚或死亡；胎儿娩出过快，胎头在产道内受到的压力突然解除，可致新生儿颅内出血；来不及消毒接生，易致新生儿感染；如坠地可致骨折，外伤。

2. 处理

（1）有急产史的产妇：在预产期前1~2周不宜外出远走，以免发生意外，有条件应提前住院待产。

（2）临产后不宜灌肠，提前做好接生和抢救新生儿窒息的准备。胎儿娩出时勿使产妇向下屏气。

（3）产后仔细检查软产道，包括宫颈、阴道、外阴，如有撕裂，及时缝合。

（4）新生儿处理：肌内注射维生素 K_1 每日 2 mg 日，共 3 日，以预防新生儿颅内出血。

（5）如属未消毒接生，母儿均给予抗生素预防感染，酌情接种破伤风免疫球蛋白。

（二）不协调性子宫收缩过强

1. 强直性宫缩

强直性宫缩多因外界因素造成，如临产后分娩受阻或不适当应用缩宫素，或胎盘早剥血液浸润子宫肌层，均可引起宫颈内口以上部分子宫肌层出现强直性痉挛性宫缩。

（1）临床表现：产妇烦躁不安，持续性腹痛，拒按，胎位触不清，胎心听不清，有时还可出现病理缩复环、血尿等先兆子宫破裂征象。

（2）处理：一旦确诊为强直性宫缩，应及时给予宫缩抑制剂，如25%硫酸镁20 mL加入5%葡萄糖液20 mL缓慢静脉推注。如属梗阻原因，应立即行剖宫产术结束分娩。

2. 子宫痉挛性狭窄环（constriction ring）

子宫壁某部肌肉呈痉挛性不协调性收缩所形成的环状狭窄，持续不放松，称为子宫痉挛性狭窄环。多在子宫上下段交界处，也可在胎体某一狭窄部，以胎颈、胎腰处常见（图10-16）。

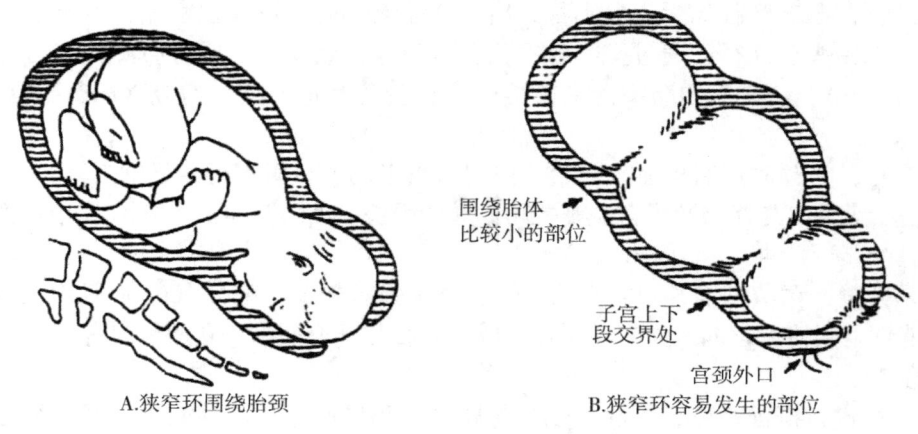

图 10-16 子宫痉挛性狭窄环

（1）原因：多因精神紧张、过度疲劳以及不适当地应用宫缩剂或粗暴地进行产科处理所致。

（2）临床表现：产妇出现持续性腹痛，烦躁不安，宫颈扩张缓慢，胎先露下降停滞。胎心时快时慢，阴道检查可触及狭窄环。子宫痉挛性狭窄环特点是此环不随宫缩上升。

（3）处理：认真寻找原因，及时纠正。禁止阴道内操作，停用缩宫素。如无胎儿窘迫征象，可给予哌替啶 100 mg 肌内注射，一般可消除异常宫缩。当宫缩恢复正常，可行阴道手术助产或等待自然分娩。如经上述处理，狭窄环不缓解，宫口未开全，胎先露部高，或已伴有胎儿窘迫，应立即行剖宫产术。如胎儿已死亡，宫口开全，则可在全麻下经阴道分娩。

第十一章 女性生殖系统炎症

第一节 滴虫性阴道炎

一、病因

滴虫性阴道炎是常见的阴道炎，由阴道毛滴虫所引起。滴虫呈梨形，后端尖，约为多核白细胞的 2～3 倍大小。虫体顶端有 4 根鞭毛，体部有波动膜，后端有轴柱凸出。活的滴虫透明无色，呈水滴状，诸鞭毛随波动膜的波动而摆动。滴虫的生活史简单，只有滋养体而无包囊期，滋养体生命力较强，能在 3～5℃生存两日；在 46℃时生存 20～60 min；在半干燥环境中约生存 10 天时间；在普通肥皂水中也能生存 45～120 min。在 pH 5 以下或 7.5 以上的环境中则不生长，滴虫性阴道炎患者的阴道 pH 一般为 5.1～5.4。隐藏在腺体及阴道皱裂中的滴虫于月经前后，常得以繁殖，引起炎症的发作。它能消耗或吞噬阴道上皮细胞内的糖原，阻碍乳酸生成。滴虫不仅寄生于阴道，还常侵入尿道或尿道旁腺，甚至膀胱、肾盂以及男性的包皮褶、尿道或前列腺中。

二、传染方式

有两种传染途径：①直接传染：由性交传播。滴虫常寄生于男性生殖道，可无症状，或引起尿道炎、前列腺炎或附睾炎。多数滴虫性阴道炎患者的丈夫有生殖器的滴虫病，滴虫常见于精液内。②间接传染：通过各种浴具如浴池、浴盆、游泳池、衣物、污染的器械等传染。

三、临床表现

主要症状为白带增多。分泌物呈灰黄色、乳白色或黄白色稀薄液体，或为黄绿色脓性分泌物，常呈泡沫状，有腥臭。严重时，白带可混有血液。多数患者有外阴瘙痒、灼热、性交痛等。有尿道感染时，可有尿频、尿痛甚至血尿。约有半数带虫者无症状。

检查可见阴道及宫颈黏膜红肿，常有散在红色斑点或草莓状突起。后穹窿有多量液性或脓性泡沫状分泌物。带虫而无症状者，阴道黏膜可无异常，但由于滴虫能消耗阴道内的糖原，改变阴道酸碱度，破坏防御机制而引起继发性细菌感染。妊娠期、月经期前后或产后，阴道 pH 增高，滴虫繁殖快，炎症易发作。

四、诊断

根据患者的病史、体征中特有的泡沫状分泌物，可以做出临床诊断。

五、辅助检查

阴道分泌物镜下检查找到滴虫，即可确诊。常用的检查方法是悬滴法：加一小滴生理盐水于玻片上，取少许阴道后穹窿处的分泌物，混于温盐水中，即可在低倍镜下找滴虫。滴虫离体过久，或标本已冷却，则滴虫活动差或不动，将影响对滴虫的识别。或用棉签蘸取阴道分泌物置于装有 2 mL 温生理盐水的小瓶中混匀，再取一小滴涂在玻片上检验。此项检查应在双合诊前进行，检查前不做阴道灌洗或局部用药，前 24～48 h 避免性生活。临床疑有滴虫性阴道炎而多次悬滴法未发现滴虫时，可作滴虫培养。

六、预防

加强卫生宣传，消灭传染源，开展普查普治。发现滴虫性阴道炎患者或无症状的带虫者均应积极治疗。患者的配偶也应同时治疗。

切断传播途径，严格管理制度，禁止患者及带虫者进入游泳池，应废除公共浴池，提倡淋浴，废除出租游泳裤及浴巾，改坐式便所为蹲式。医疗单位要做好器械的消毒及隔离，防止交叉感染。

七、治疗

（一）全身用药

滴虫性阴道炎患者常伴发泌尿系统及肠道内滴虫感染，又因滴虫不仅寄存于阴道黏膜的皱褶内，还可深藏于宫颈腺体中以及泌尿道下段，单纯局部用药不易彻底消灭滴虫，应结合全身用药获得根治。甲硝唑为高效口服杀滴虫药物，口服每次 200 mg，每日 3 次，连用 7 天。治疗后查滴虫转阴时，应于下次月经后继续治疗一疗程，以巩固疗效，配偶应同时治疗。近年来，有人主张用大剂量甲硝唑，口服 2 g/次，与 7 日法有相同疗效，较 7 日法方便、价廉。一次大剂量治疗无效者，可改用 0.5～1 g，2 次/日连用 7 日。未婚妇女阴道用药困难，口服甲硝唑即可。服甲硝唑，特别是大剂量一次用药后，个别病例可发生恶心、呕吐、眩晕及头痛等。早孕期服用，有导致胎儿畸形的可能，故在妊娠 20 周以前，应以局部治疗为主，不建议口服甲硝唑。

（二）局部治疗

（1）1∶5 000 高锰酸钾溶液冲洗阴道或坐浴，每日 1 次。

（2）甲硝唑栓 500 mg/次，每晚 1 次，塞阴道深部，10 日为一疗程；或甲硝唑阴道泡腾片 200 g/次，每晚 1 次塞阴道深部，7～10 日为一疗程。

八、预防与随访

（1）治疗结束后，于下次月经干净后复查，如阴性，再巩固 1～2 疗程，方法同前。经 3 次月经后复查滴虫均为阴性者方为治愈。

（2）滴虫可通过性交直接传染，故夫妇双方应同时服药，治疗期间应避免性生活或采用阴茎套。

（3）注意防止厕所、盆具、浴室、衣物等交叉感染。

第二节　念珠菌性阴道炎

一、病因

念珠菌性阴道炎是一种常见的阴道炎，习称霉菌性阴道炎，发病率仅次于滴虫性阴道炎。80%～90% 是由白色念珠菌感染引起的，10%～20% 为其他念珠菌及球拟酵母属感染，在治疗无效或经常复发的患者中，常可分离出这一类霉菌。最适于霉菌繁殖的阴道 pH 为 5.5。在 10%～20% 的正常妇女阴道中可能有少量白色念珠菌，但不引起症状，仅在机体抵抗力降低，念珠菌达到相当量时才致病。因此，机体细胞免疫力低下，如应用免疫抑制剂药物的患者易患霉菌性阴道炎。阴道上皮细胞糖原增多，酸性增强时，霉菌繁殖迅速引起炎症，霉菌性阴道炎、糖尿病及接受雌激素治疗的患者。孕妇肾脏的糖阈降低，尿糖含量增高，也使霉菌加速繁殖。广谱抗生素及肾上腺皮质激素的长期应用，可使机体的菌种菌群发生紊乱，导致霉菌生长。严重的传染性疾病、其他消耗性疾病以及复合维生素 B 的缺乏，均为念珠菌生长繁殖的有利条件。

念珠菌可存在于人的口腔、肠道及阴道黏膜上，这三个部位的念珠菌可互相感染，当局部环境条件适合时易发病。

二、临床表现

主要表现为外阴、阴道炎。常见症状有白带增多及外阴、阴道瘙痒，可伴有外阴、阴道灼痛，排尿时尤为明显。还可有尿频、尿痛及性交痛。

典型的霉菌性阴道炎，白带黏稠，呈白色豆渣样或凝乳样。有时白带稀薄，含有白色片状物或表现正常。

检查见小阴唇内侧及阴道黏膜附有白色片状薄膜，擦除后，可见整个阴道黏膜红肿，急性期还见受损的糜烂面或表浅溃疡。

三、诊断

典型的霉菌性阴道炎诊断并不困难，做阴道分泌物检查可证实诊断。一般采用悬滴法，直接取分泌物置于玻片上，加一小滴等渗氯化钠或10%氧化钾溶液，或涂片后革兰氏染色，显微镜下检查可找到芽孢和假菌丝。疑为霉菌性阴道炎，而多次检查阴性时，可作霉菌培养。对年老肥胖或顽固的病例，应查尿糖、血糖及糖耐量试验。详细询问有无应用大量雌激素或长期应用抗生素的病史，以寻找病因。

四、治疗

（一）一般处理

（1）2%~3%碳酸氢钠溶液冲洗外阴及阴道或坐浴，每日一次。

（2）有外阴瘙痒者，可选用达克宁霜、3%克霉唑软膏或复方康纳乐霜涂外阴。

（3）如有糖尿病应积极治疗。

（二）抗真菌治疗

可酌情选用下列方案。

（1）患者每晚临睡前用4%苏打水洗净外阴，用一次性推注器将克霉唑软膏推入阴道深处（用药量5 g/次），连续用药7天为一疗程。

（2）制霉菌素阴道栓剂或片剂10万U/栓或10万U/片，每晚1次塞入阴道深部，12次为一疗程。

（3）硝酸咪康唑栓0.2 g/次，每晚1次塞阴道深部，10日为一疗程。

（4）米可啶阴道泡腾片10万U/次，每晚1次塞阴道深部，10次为一疗程。

（5）0.5%~1%甲紫液涂阴道及宫颈，隔日一次，5次为一疗程。

（6）单剂量口服氟康唑片150 mg/次。孕妇及哺乳期慎用。

（7）口服伊曲康唑（斯皮仁诺）片200 mg，每日2次，一日治疗。重症者200 mg/次，口服，每日一次，7日为一疗程。孕妇及哺乳期不宜服用。

五、预防及随访

（1）治疗结束后，于下次月经干净后复查，如阴性再巩固1~2疗程，经3次月经后查真菌均为阴性者方为治愈。

（2）真菌性阴道炎可通过性交传染，治疗期间应避免性生活或采用阴茎套，夫妇双方应同时治疗。

（3）避免厕所、盆具、毛巾、浴室交叉感染。

（4）孕妇患真菌性阴道炎以局部用药为宜。

（5）长期用抗生素、皮质激素治疗者，需防真菌性阴道炎。

第三节　阿米巴性阴道炎

阿米巴性阴道炎临床较少见，多由阿米巴原虫引起，常继发于阴道感染后，临床表现主要为阴道分泌物增多，呈血性浆液或黄色脓性黏液，有腥味，检查发现阴道有典型的不规则浅表溃疡，边缘隆起为特征，患者常有腹泻或痢疾病史。

一、病因

本病由阿米巴原虫引起。阿米巴滋养体随大便排出后直接感染外阴及阴道，当机体全身情况差、健康水平下降或生殖器有损伤时，阿米巴滋养体易侵入损伤部位，分泌溶组织酶造成黏膜组织破坏，导致生殖道溃疡。

二、临床表现

主要表现为阴道分泌物多，呈血性浆液或黄色黏稠脓性分泌物，有腥味，常伴有外阴、阴道痒感或疼痛。检查发现，阴道黏膜充血，形成溃疡时，其周边隆起，呈虫蚀状，溃疡可散在或融合成片。基底部呈现黄色坏死碎片，触之易出血、质脆，有触痛。有的患者由于阴道和（或）宫颈结缔组织反应明显，可似肿瘤样增生，应与恶性肿瘤或结核相鉴别。

三、辅助检查

（一）阴道分泌物涂片

查找阿米巴滋养体。

（二）活检

阴道溃疡处做活体组织病理检查，可找到阿米巴原虫。

（三）培养

取阴道分泌物做特殊培养，阳性率较前两者高。

四、诊断

详细询问病史，如有腹泻或痢疾病史以及典型的虫蚀状的阴道浅表溃疡，常可做出诊断。确诊时需做分泌物涂片或在溃疡处刮片找到阿米巴滋养体即可确诊，必要时做分泌物培养。溃疡处应做活检与生殖道恶性肿瘤、结核等鉴别。

五、治疗

（一）局部治疗

注意外阴清洁，防止粪便污染外阴、阴道。治疗期间禁止性生活。局部每日用质量浓度为10 g/L（1%）的乳酸或1∶5 000的高锰酸钾冲洗阴道，每日1次。冲洗后上甲硝唑0.2 g，每日1次，7～10天为1个疗程。

（二）药物治疗

1. 甲硝唑

0.2～0.4 g/次，每日3次，10～14天。此药对阿米巴原虫有杀伤作用，对包囊也有效，毒性小，疗效高。

2. 双碘喹啉

一次400～600 mg/次，每日3次，连用2～3周，重复治疗间隔为2～3周。

3. 盐酸依米丁

对阿米巴滋养体有杀灭作用，但对包囊无作用。口服胃肠反应大，多用深部肌内注射，1 mg/（kg·d），最多不超过60 mg/d，连用6天为1个疗程。因此药毒性大、排泄缓慢，临床使用较少。

4. 奥硝唑（氯醇硝唑）

0.5 g/次，每日4次，连用3天，对肠内外阿米巴疾病均有效。孕妇禁用。

第十二章 女性生殖系统肿瘤

第一节 子宫内膜癌

一、概念及概述

子宫内膜癌又称子宫体癌，发生在子宫体的内膜。发病率在女性生殖道恶性肿瘤中仅次于子宫颈癌居第二位，发病年龄在 58～61 岁，其平均发病年龄为 60 岁左右。

二、病因

子宫内膜癌的病因尚不清楚，可能与子宫内膜长期受雌激素刺激而无黄体酮对抗；体质因素如肥胖、高血压、糖尿病、不孕不育、绝经延迟；子宫内膜增生性病变；遗传因素等有关。1987 年，国际妇科病理协会（ISGP）将子宫内膜增生性病变分为单纯增生、复合增生和不典型增生，分别约有 1%、3%、30% 可发展成为子宫内膜癌。

三、病理

（一）巨检
根据病变形态和范围分为两种类型。

1. 局限型

常发生于宫底部，病灶常发生于部分黏膜，呈息肉状或小菜花状，表面有溃疡，易出血。

2. 弥散型

在内膜内蔓延，子宫内膜大部分或全部被癌组织侵犯，使之增厚或呈不规则息肉状，质脆，色灰白或浅黄色，表面有出血及坏死。

（二）镜检
按组织细胞学特征分为以下类型。

1. 内膜样腺癌

其最常见，占子宫内膜癌的 80%～90%。

2. 浆液性乳头状腺癌

其约占 10%，恶性程度很高，常见于年老的晚期患者。

3. 透明细胞癌

其约占 4%，恶性程度较高，易早期转移。

4. 其他

其他包括鳞状细胞癌、黏液性癌。

四、转移途径

早期病变局限于子宫内膜。其特点为生长缓慢，转移较晚。转移途径主要是直接蔓延和淋巴转移，晚期可血行转移。

1. 直接蔓延

癌灶沿子宫内膜蔓延，可侵犯输卵管、卵巢以及盆腹腔；侵犯宫颈、阴道；侵犯肌层甚至浆膜并可广泛种植在盆腔腹膜、大网膜等。

2. 淋巴转移

淋巴转移为主要的转移途径。当癌灶浸润至深肌层，或扩散到宫颈管，或癌组织分化不良时，易发生淋巴转移。其转移途径与癌灶生长部位有关。

五、临床分期

现多采用FIGO年提出的子宫内膜癌临床分期标准，见表12-1。

表12-1 子宫内膜癌临床分期

期别	肿瘤范围
0期	腺瘤样增生或原位癌（不列入治疗效果统计）
Ⅰ期	癌局限于子宫体
Ⅰa期	宫腔长度小于或等于8 mm
Ⅰb期	宫腔长度大于8 mm
	根据组织学分类，Ⅰa及Ⅰb期又分为3个亚期。G_1，高分化腺癌；G_2，中分化腺癌；G_3，未分化癌
Ⅱ期	癌已侵犯宫颈
Ⅲ期	癌扩散到子宫以外盆腔内（阴道或宫旁组织可能受累），但未超出真骨盆
Ⅳ期	癌超出真骨盆或侵犯膀胱黏膜或直肠黏膜，或有盆腔以外的播散
Ⅳa期	癌侵犯附近器官，如膀胱、直肠
Ⅳb期	癌有远处转移

六、临床表现

（一）症状

极早期患者可无明显症状，一旦出现症状则可表现如下。

1. 阴道流血

阴道流血是最重要和最早出现的症状，常在绝经后出血，血量不多。绝经前患者月经周期紊乱，表现为不规则出血或持续性出血。

2. 阴道排液

早期往往为浆液性或浆液血性白带，合并感染可出现脓性或脓血性排液，有恶臭。

3. 疼痛

晚期肿瘤可累及盆腔，引起剧烈疼痛，多为下腹及腰骶部疼痛，并可向腿部放射。

4. 全身症状

晚期患者可出现贫血、消瘦、恶病质、全身衰竭等。

（二）体征

早期患者妇科检查子宫正常大小，稍晚子宫可增大变软。有时可扪及转移性结节或肿块。

七、诊断

对近绝经期有异常阴道流血、绝经后阴道流血或排液的妇女,特别是有高危因素者,应考虑到有子宫内膜癌的可能,需做以下检查以明确诊断。

(一)分段诊断性刮宫

确诊子宫内膜癌需根据病理检查结果,分段诊刮是最常用的刮取内膜的方法。先刮颈管,再刮子宫内膜,刮出物分别送病理检查。诊刮时操作要轻柔,以免引起穿孔,尤其是当刮出物为豆渣样组织,高度怀疑为子宫内膜癌时,只要组织已足够送病检,应停止操作。

(二)宫腔细胞学检查

用特制的宫腔吸管或宫腔刷放入宫腔,吸取分泌物做细胞学检查,可提高阳性率,可作为内膜癌的筛选手段。

(三)宫腔镜检查

宫腔镜可直接观察宫腔情况、估计肿瘤的范围,并可在直视下取材做组织学检查。

(四)B超检查

子宫增大,内膜增厚,失去线性结构,宫腔内有不规则回声增强光团,内膜与肌层边界模糊,内部回声不均。有时还可判断肌层浸润等情况。

(五)其他

有条件或必要时可选用MRI、CT、血清CA125等检查,以协助诊断。

八、鉴别诊断

(1)功能性子宫出血、子宫黏膜下肌瘤、子宫内膜息肉均可有不规则阴道流血,诊刮及宫腔镜检查有助于与子宫内膜癌鉴别。

(2)子宫颈癌也可有不规则阴道流血及白带增多,可行妇科检查、宫颈刮片及活检鉴别。

(3)老年性阴道炎及老年性子宫内膜炎主要表现为血性白带,妇科检查见内、外生殖器萎缩,阴道壁充血或黏膜有散在出血点,宫腔镜检查可见子宫内膜薄,有点片状出血。抗感染治疗有效。

九、处理

(一)手术治疗

手术治疗是治疗子宫内膜癌的主要方法。术中应探查全腹并进行腹水或腹腔洗液细胞学检查,并根据临床分期选择手术范围。对Ⅰ期癌选择行子宫全切术及双附件切除术。必要时行盆腔及腹主动脉旁淋巴结活检或清扫术。Ⅱ期癌应行广泛子宫切除术及双侧盆腔淋巴结、腹主动脉旁淋巴结清扫术。

(二)手术加放射治疗

Ⅰ期患者腹水中找到癌细胞或深肌层有浸润、淋巴结可疑或已有转移,手术后都需加用放疗,以 ^{60}Co 或直线加速器外照射。Ⅱ、Ⅲ期癌根据病灶大小,术前可先行腔内或体外照射,灭活癌细胞,减少手术复发及远处转移的可能,放射治疗结束后1~2周内手术。体外照射结束后4周手术。

(三)放射治疗

放射治疗包括 ^{60}Co、^{157}Cs(铯)腔内照射及 ^{60}Co 直线加速器体外照射。子宫内膜癌对放射线不甚敏感,但对老年或有严重内科并发症不能耐受手术者,以及晚期不宜手术者,可行放疗,仍有一定疗效。

(四)孕激素治疗

手术后有残余癌、复发或转移癌,宜加用孕激素治疗,可抑制癌细胞生长。常用的药物有己酸羟黄体酮、甲羟黄体酮及甲地黄体酮。一般用较大的冲击量数周。以后逐渐减至维持量,维持1~2年。如甲羟黄体酮每日200~400mg,每周治疗两次,至少用10~12周才可评价疗效。

(五)化学治疗

疗效不肯定。主要用于晚期不能手术或治疗后复发以及有高危因素患者的辅助治疗。常用的药物有顺铂、环磷酰胺、氟尿嘧啶、多柔比星（阿霉素）等。

十、随访与预后

完成治疗后应定期随访，了解有无复发。术后两年内，每 3~6 个月 1 次，术后 3~5 年内，每半年 1 次。

子宫内膜癌患者，Ⅰ期和Ⅱ期病例占 80%，5 年生存率约 80%。

第二节 子宫肌瘤

一、概念与概述

子宫肌瘤是女性生殖系统最常见的良性肿瘤，多见于 30~50 岁的妇女。由于很多患者无症状，或肌瘤较小不易发现，因此，临床报告肌瘤的发生率仅为 4%~11%，低于实际发生率。子宫肌瘤确切的发病因素尚不清楚，一般认为主要与女性激素刺激有关。近年来研究还发现，子宫肌瘤的发生与孕激素、生长激素也有一定关系。

二、分类

按肌瘤生长的部位可分为子宫体肌瘤和子宫颈肌瘤，前者占 92%，后者仅占 8%。子宫体肌瘤可向不同的方向生长，根据其发展过程中与子宫肌壁的关系分为以下三类（图 12-1）。

（一）肌壁间子宫肌瘤

其最常见，占 60%~70%。肌瘤位于子宫肌壁内，周围均为肌层包围。

（二）浆膜下子宫肌瘤

这类肌瘤占 20%。肌瘤向子宫体表面生长、突起，上面覆盖子宫浆膜层。若肌瘤继续向浆膜面生长，仅有一蒂与子宫肌壁相连，称带蒂的浆膜下肌瘤。宫体肌瘤向宫旁生长突入阔韧带前后叶之间，称为阔韧带肌瘤。

（三）黏膜下肌瘤

临床较少见，约占 10%。肌瘤向宫腔方向生长，突出于子宫腔，表面覆盖子宫黏膜，称为黏膜下肌瘤。黏膜下肌瘤易形成蒂，子宫收缩使肌瘤经宫颈逐渐排入阴道。子宫肌瘤大多数为多个，称为多发性子宫肌瘤。也可为单个肌瘤生长。

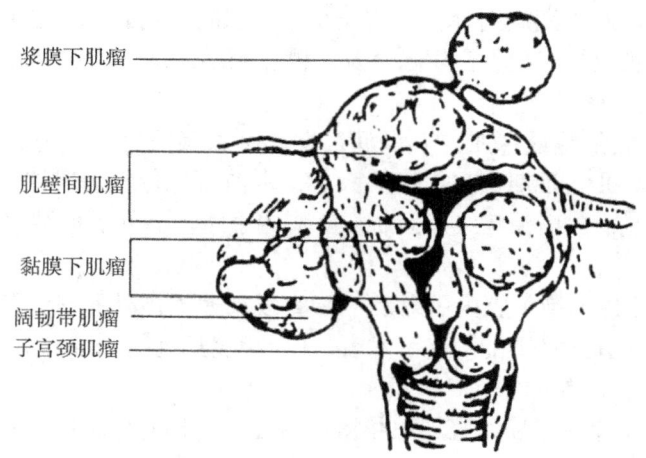

图 12-1 各型子宫肌瘤示意

三、病理

(一) 巨检

典型的肌瘤为实质性的球形结节，表面光滑，与周围肌组织有明显界限。肌瘤虽无包膜，但由于其周围的子宫肌层受压形成假包膜。切开假包膜后肌瘤突出于切面。肌瘤剖面呈灰白色漩涡状或编织状。纤维组织成分多者肌瘤质硬，肌细胞多者肌瘤偏软。

(二) 镜检

肌瘤由平滑肌与纤维组织交叉排列组成，呈漩涡状。细胞呈梭形，大小均匀，核染色较深。

四、继发变性

肌瘤失去原有典型结构和外观时，称为继发变性，可分为良性和恶性两类。

(一) 良性变性

1. 玻璃样变

最多见，肌瘤部分组织水肿变软，剖面漩涡结构消失，代之以均匀的透明样物质，色苍白。镜下见病变区肌细胞消失，呈均匀粉红色无结构状，与周围无变性区边界明显。

2. 囊性变

常继发于玻璃样变，组织液化，形成多个囊腔，也可融合成一个大囊腔。囊内含清澈无色液体，并可自然凝固成胶冻状。囊壁由透明变性的肌瘤组织构成。

3. 红色变性

多发于妊娠期或产褥期，其发生原因尚不清。肌瘤体积迅速增大，发生血管破裂。血红蛋白渗入瘤组织，故剖面呈暗红色，如同半熟烤牛肉，有腥臭味，完全失去原漩涡状结构。

其他良性变性还有脂肪变性、钙化等。

(二) 恶性变

恶性变即为肉瘤变，占子宫肌瘤的 0.4% ~ 0.8%。恶变后肌瘤组织脆而软，与周围界限不清，切面漩涡状结构消失，呈灰黄色，似生鱼肉，多见于年龄较大、生长较快与较大的肌瘤。对子宫迅速增大或伴不规则阴道流血者，考虑有恶变可能。

五、临床表现

(一) 症状

肌瘤的典型症状为月经过多和继发贫血，但多数患者无症状，仅于盆腔检查时发现。症状与肌瘤的生长部位、生长速度及有无变性有关。

1. 阴道流血

阴道流血为肌瘤患者的主要症状。浆膜下肌瘤常无出血，黏膜下肌瘤及肌壁间肌瘤表现为月经量过多，经期延长。黏膜下肌瘤若伴有坏死、溃疡，则表现为不规则阴道流血。

2. 腹部包块

偶然情况下扪及包块。包块常位于下腹正中，质地硬，形态可不规则。

3. 白带增多

肌瘤使子宫腔面积增大，内膜腺体分泌旺盛，故白带增多。黏膜下肌瘤表面感染、坏死，可产生大量脓血性排液。

4. 腹痛、腰酸

一般情况下不引起疼痛，较大肌瘤引起盆腔瘀血，出现下腹部坠胀及腰骶部酸痛，经期由于盆腔充血，症状更加明显。浆膜下肌瘤发生蒂扭转时，可出现急性腹痛。肌瘤红色变性时可出现剧烈疼痛，伴恶心、呕吐、发热、白细胞升高。

5. 压迫症状

压迫膀胱可发生尿频、尿急，压迫尿道可发生排尿困难或尿潴留，压迫直肠可发生便秘等。

6. 不孕

不孕占 25%～40%，肌瘤改变宫腔形态，妨碍孕卵着床。

7. 全身症状

出血多者有头晕、全身乏力、心悸、面色苍白等继发性贫血表现。

（二）体征

1. 腹部检查

较大的肌瘤可升至腹腔，腹部检查可扪及肿物，一般居下腹部正中，质硬，表面不规则，与周围组织界限清。

2. 盆腔检查

由于肌瘤生长的部位不同，检查结果各异。

（1）浆膜下肌瘤：肌瘤不规则增大，表面呈结节状。带蒂肌瘤有细蒂与子宫体相连，可活动；阔韧带肌瘤位于子宫一侧，与子宫分不开，常把子宫推向对侧。

（2）肌壁间肌瘤：子宫呈均匀性增大，肌瘤较大时，可在子宫表面摸到突起结节或球形肿块，质硬。

（3）黏膜下肌瘤：窥器撑开阴道后，可见带蒂的黏膜下肌瘤脱出于宫颈口外，质实，表面为充血暗红的黏膜包围，可有溃疡及继发感染坏死。宫口较松，手指进宫颈管可触到肿瘤蒂部。如肌瘤尚未脱出宫口外，只能扪及子宫略呈均匀增大，而不能摸到瘤体。

六、诊断及鉴别诊断

根据经量增多及检查时子宫增大，诊断多无困难。对不能确诊者通过探测宫腔、子宫碘油造影、B超检查、宫腔镜及腹腔镜检查等协助诊断。

子宫肌瘤常易与下列疾病相混淆，需加以鉴别。

（一）妊娠子宫

子宫肌瘤透明变性或囊性变时质地较软，可被误认为妊娠子宫，尤其是 40～50 岁高龄孕妇。如忽视病史询问，亦可能将妊娠子宫误诊为子宫肌瘤。已婚生育期妇女有停经史、早孕反应史，结合尿 hCG 测定、B 超检查一般不难诊断。

（二）卵巢肿瘤

多为囊性或囊实性，位于下腹一侧，可与子宫分开，亦可为双侧，很少有月经改变。而子宫肌瘤质硬、位于下腹正中，随子宫移动，常有月经改变。必要时可用 B 超、腹腔镜检查明确诊断。

（三）盆腔炎性包块

盆腔炎性包块与子宫紧密粘连，患者常有生殖道感染史。检查时包块固定有压痛，质地较肌瘤软，B 超检查有助于诊断。抗感染治疗后症状、体征好转。

此外，子宫肌瘤应与子宫腺肌病、子宫肥大症、子宫畸形、子宫颈癌等疾病相鉴别。

七、处理

应根据患者年龄、生育要求、肌瘤大小和部位、有无并发症及子宫出血程度等情况综合考虑。

（一）随访观察

围绝经期妇女，如肌瘤小、无自觉症状，一般不需治疗，可每 3～6 个月随访检查一次。

（二）药物治疗

肌瘤不超过 8 周妊娠子宫大小，症状轻，近绝经年龄，或全身情况不能承受手术者，可给药物保守治疗。

1. 雄激素

抗雌激素，使子宫内膜萎缩，减少出血，使近绝经期妇女提前绝经。常用药物有甲睾酮及丙酸睾酮。每月总量不超过 300 mg，以免引起男性化。

2. 黄体生成素释放激素类似物（LHRH-α）

用于治疗与雌激素有关的疾病包括子宫肌瘤。使用后患者经量减少或闭经，肌瘤缩小，但停药后肌瘤常又逐渐增大，目前主要作为术前的辅助治疗或近绝经患者的治疗。

3. 米非司酮

作为抗孕激素药物近年用于子宫肌瘤的治疗，也可作为术前辅助治疗或近绝经患者的治疗。

4. 其他药物

月经量多时可使用子宫收缩药及其他止血补血药物。

（三）手术治疗

1. 手术适应证

月经量过多造成贫血、保守治疗无效者；妇科检查子宫超过孕 10 周大小；黏膜下肌瘤；肿瘤压迫膀胱或直肠出现压迫症状者；短期内肿瘤生长迅速或疑有恶变者；肌瘤影响生育功能，患者有生育要求者。

2. 手术方式

（1）经阴道肌瘤摘除术：突出于阴道内的黏膜下肌瘤可经阴道摘除，对位于宫腔内的黏膜下肌瘤，部分病例可在宫腔镜下行电切术。

（2）经腹肌瘤摘除术：适用于年轻、希望生育且输卵管通畅，浆膜下、肌壁间单个或数量较少的肌瘤患者。

（3）子宫切除术：对肌瘤较大，症状明显，经药物治疗无效，不需保留生育功能或怀疑恶变者，可行子宫全切术。切除宫颈有困难者也可行子宫全切术。

八、护理措施

（一）生活护理

（1）保持充足睡眠、合理营养，纠正贫血；鼓励早期下床活动，有利胃肠功能恢复。

（2）保持会阴清洁干燥，勤换消毒卫生垫。

（二）病情监测

（1）密切观察患者生命体征，注意阴道流血及腹痛情况。

（2）观察手术切口有无异常，体温有无升高；患者用药后有无异常反应。

（3）定期检查，监测肌瘤生长情况，根据病情变化调整处理方案。

（三）心理护理及健康教育

及时与患者及家属沟通，宣传有关医学知识，以消除患者思想顾虑，积极配合治疗。术后患者出院后 1 个月到门诊复查，术后 3 个月内禁止性生活及重体力劳动。非手术患者按医嘱用药，每 3~6 个月复查 1 次，增强患者自我保护意识，定期接受妇科检查，及时发现病情变化，及时处理。

第三节　输卵管肿瘤

输卵管肿瘤在妇女中发生率极低，良性更少见，常见为腺瘤样肿瘤，术前很难诊断，一般行患侧输卵管切除。

输卵管恶性肿瘤分原发和继发两种，继发肿瘤占 80% 左右，主要来源于子宫、卵巢。本节将重点阐述原发性输卵管癌。

原发性输卵管癌发生率甚低，约占妇科恶性肿瘤的 0.5%，多发生在绝经后（50~55 岁），由于部位隐匿及恶性程度高，发现时常为晚期。其病因尚不清楚，炎症可能与其发病相关。

一、病理

因来自高度分化多能性的苗勒管上皮,输卵管癌可以分为浆液性腺癌、子宫内膜样癌及黏液性上皮癌。大体标本见病变多为单侧,双侧约占1/3。输卵管膨大增粗,形似腊肠,肿块多在3~6cm,癌瘤多发生在壶腹部,伞端常闭锁,因此,输卵管的增大除肿瘤的生长外,多由液体潴留和坏死组织积聚压迫管腔所致。镜下以乳头状腺癌为主(95%),大多为中、低分化,恶性度高。中等分化有乳头和腺样结构;高分化则以乳头为主。

二、转移

输卵管癌的转移方式包括局部蔓延、淋巴和血行转移。局部蔓延:可由开放的伞端直接种植到盆、腹腔;或经宫体向下侵犯宫颈及阴道;向对侧侵犯另一侧输卵管;也可穿透浆膜层扩散至腹膜及盆腔内邻近器官。淋巴转移:可直接转移至腹主动脉旁淋巴结,其转移率可高达33%。部分输卵管淋巴引流可达髂血管淋巴结,或通过圆韧带至腹股沟淋巴结。血行播散:晚期患者可以通过血液循环转移至远处器官。

三、临床分期

目前应用为FIGO输卵管癌手术与病理分期(表12-2)。

表12-2 输卵管癌分期法

期别	肿瘤范围
Ⅰ期	病变局限于输卵管
Ⅰa	病变局限于一侧输卵管,侵及黏膜下和(或)肌层,但未穿至浆膜表面;无腹水
Ⅰb	病变局限于双侧输卵管,侵及黏膜下和(或)肌层,但未穿至浆膜表面;无腹水
Ⅰc	Ⅰa或Ⅰb病变,侵及浆膜表面;或腹水中找到瘤细胞或腹腔冲洗液阳性
Ⅱ期	病变累及一侧或双侧输卵管,伴有盆腔内扩散
Ⅱa	病变扩散和(或)转移至子宫和(或)卵巢
Ⅱb	病变扩散至其他盆腔组织
Ⅱc	Ⅱa或Ⅱb病变,腹水中找到瘤细胞或腹腔冲洗液阳性
Ⅲ期	病变累及一侧或双侧输卵管,伴有盆腔外的腹腔内种植和(或)腹膜后或腹股沟淋巴结阳性。肝表面转移属于Ⅲ期
Ⅲa	病变大体所见局限于盆腔,淋巴结阴性,但腹腔腹膜面有镜下种植
Ⅲb	腹膜种植瘤直径小于2cm,淋巴结阴性
Ⅲc	腹膜种植瘤直径超过2cm和(或)腹膜后或腹股沟淋巴结阳性
Ⅳ期	病变累及一侧或双侧输卵管伴有远处转移,有胸腔积液应找到瘤细胞,肝实质转移

四、临床表现

(一)病史

(1)年龄:绝经后妇女,50~55岁为好发年龄。
(2)约70%的输卵管癌有慢性输卵管炎病史,约50%有不孕史。

(二)症状

阴道排液、盆腔肿块、腹痛被认为是诊断该病的"三联征"。目前认为,"二联征"(阴道排液和盆腔包块)更为多见。

1. 阴道排液

阴道水样分泌物是输卵管癌患者最具特殊性的症状。排出液为淡黄色或血性稀薄液体。

2. 盆腔肿块

盆腔肿块位于子宫一侧或后下方可及3~6cm囊性或囊实性肿物,活动受限。

3. 腹痛

大约半数患者有患侧间歇性钝痛或绞痛。盆腔脓肿刺激腹膜可致剧烈腹痛。

输卵管癌发展过程中，输卵管伞端被肿瘤组织所堵塞，当管内液体淤积，内压升高，为了克服峡部对液体的排除障碍，输卵管蠕动增强，临床出现腹痛，随后阴道排出淡黄色或血性稀薄液体，量可多可少，因而出现其他肿瘤所罕见的典型症状。即在腹痛发作后，阴道排液量增加，随即腹痛减轻，腹部肿块明显缩小，甚至消失。

（三）体征

1. 腹部肿块

腹部肿块常在子宫一侧或后、下发方扪及囊性或囊实性肿物，大小不等，活动受限或固定。

2. 腹水

腹水与卵巢癌不同，本病合并腹水者较少见。腹水可呈淡黄色或血性。

五、诊断

由于输卵管癌罕见，术前诊断率极低，常被误诊为卵巢癌或子宫内膜癌，或是在输卵管积水、输卵管积脓等的诊断下手术发现的。近年来，术前诊断率大大提高。

1. 临床特征

有不正常阴道排液与出血、盆腔包块及患侧腹痛的"三联征"可作为本病的诊断依据。

2. 实验室诊断

（1）阴道细胞学检查：具备二联征时，阴道细胞学检查阳性率达 50% 左右，特别在涂片中见到不典型腺上皮纤毛细胞，高度可疑为输卵管癌。如行宫腔或输卵管吸液可提高细胞学检测的阳性率。

（2）分段刮宫排除了宫颈癌和子宫内膜癌时，应考虑输卵管癌的诊断。子宫内膜检查：对于绝经后不规则阴道排液与出血者，应行分段刮宫或宫腔镜检查以排除宫颈管及内膜其他疾病。

（3）B 超及 CT、MRI 扫描：可确定肿块位置、大小、性质及腹水情况，并了解盆腔其他器官及腹膜后淋巴结有无转移。

（4）血清 CA125 检测：CA125 广泛存在于间皮细胞组织和苗勒管上皮及其衍生物所发生的肿瘤中，故 CA125 可以用来对输卵管癌进行诊断、监测及预后评估。

六、鉴别诊断

（一）附件炎

性包块仅凭盆腔肿块，很难区别性质如何。如有阴道排液，则应考虑输卵管癌。

（二）卵巢肿瘤

由于两者病变解剖位置临近，易造成诊断上的困难；卵巢良性瘤，一般表面光滑而活动良好；而输卵管癌肿块较固定且表面呈结节或腊肠样改变。此外，腹水、晚期盆、腹腔广泛种植与粘连多为卵巢恶性肿瘤。

（三）子宫内膜癌

有时也有阴道排液现象而与本病相混淆，区别要点是子宫内膜癌无子宫外肿块，诊刮可明确诊断。

（四）继发性输卵管癌

输卵管的继发性或转移性肿瘤远比原发性输卵管癌多见，常为其周围器官肿瘤直接蔓延侵犯，尤其是卵巢与宫体癌发病率较高，而输卵管又位于两者之间，因此，任何一方恶性肿瘤均可累及输卵管而难以鉴别是继发或是原发病灶。Finn 和 Jave 于 1949 年提出如下病理标准以区分继发性输卵管癌：①输卵管黏膜上皮全部或部分被癌组织代替；②癌细胞与输卵管黏膜上皮类似；③子宫内膜和卵巢正常或有良性病变，或具有某些恶性病灶，但其大小分布与组织特点表明是由输卵管病变侵犯所致；④病变以输卵管黏膜为主，周围管壁肌层和输卵管系膜淋巴无或极少累及；⑤输卵管无结核性病变。

七、治疗

由于输卵管癌与卵巢癌在临床与转移途径上一致，与卵巢癌治疗手段基本相同，以手术为主，辅以化疗和放疗。

（一）手术治疗

原则同卵巢癌的肿瘤细胞减灭术，包括全子宫、双附件、大网膜及阑尾切除，对盆、腹腔脏器的转移种植病灶，应尽力彻底切除，必要时可行部分脏器切除。同时行后腹膜淋巴结清除术。

（二）化学治疗

黏膜壁受侵的患者，复发率约50%，术后应进行辅助化疗。多采用以顺铂为主的联合化疗（PAC方案）缓解率可达50%。如有盆腔残留灶或腹水，采用铂类为主的腹腔化疗，可取得明显疗效。性激素治疗仍在试用阶段。

（三）放射治疗

放射治疗适用于癌瘤浸润肌层及Ⅱ、Ⅲ期病例术后肉眼无残留、腹水及冲洗液细胞学阴性、淋巴无转移者。术后3～4周加用全腹3 000 cGY/5～6周、盆腔5 000 cGY/4～6周。

八、预后

影响输卵管癌患者预后的主要因素是期别、手术范围及肿瘤组织的分化程度等。由于输卵管癌腹腔播散的特性，5年生存率与原发灶穿透管壁的程度有关：黏膜内病变者为91%，黏膜壁受侵者为53%，输卵管黏膜穿透者为25%或略低。随着人们对本病认识的提高和新的诊治手段的应用，5年生存率有了很大提高，即使Ⅲ、Ⅳ期者5年生存率仍可达50%左右。早期及输卵管伞端闭锁患者预后较好。

积极预防和治疗输卵管炎是防止发生输卵管癌很好的预防措施。

第四节 卵巢肿瘤

一、概述

卵巢肿瘤是常见女性生殖道肿瘤，其中卵巢恶性肿瘤的发病率在女性生殖道癌瘤中占第二位，仅次于子宫颈癌，但死亡率居首位。由于卵巢位于盆腔深部，不易扪及，待患者有自觉症状就诊时，70%以上的患者已属晚期，这些患者的5年生存率仅为30%左右。

卵巢肿瘤组织类型复杂。卵巢肿瘤在各种年龄均可发病，发生最多的为上皮性肿瘤，以50～55岁居多；其次为生殖细胞肿瘤，以年轻者为多。上皮性肿瘤又分为良性、交界性及恶性三种。另外卵巢肿瘤需与卵巢瘤样病变鉴别，在临床上诊断有一定困难。

（一）卵巢肿瘤发病的高危因素

卵巢肿瘤病因尚不明确。目前认为以下因素与卵巢肿瘤发生有关。

（1）流行病学特点表明种族间存在差异。

（2）环境因素：如工业污染、饮食中高胆固醇均可导致癌的发生。

（3）遗传因素：20%～25%的卵巢恶性肿瘤患者有家族史。

（4）内分泌因素：两种学说认为与发生机制有关，即持续排卵学说及高促性腺激素学说。妊娠期停止排卵，卵巢上皮减少损伤；而卵巢癌患者平均妊娠次数低，反映持续排卵与卵巢肿瘤发生有一定关系。乳腺癌、子宫内膜癌合并卵巢癌较一般妇女高2～3倍。

（5）卵巢肿瘤的发生可能与某些癌基因的激活，或抑癌基因的失活有关，已成为目前研究卵巢癌发病机制的重点。

（二）卵巢肿瘤的组织学分类

卵巢肿瘤组织学类型非常复杂，已几易其分类。1973年世界卫生组织（WHO）提出分类后已被国际广泛采用。经过多年补充和修正 Scully 于 1992 提出的分类，被病理学界认为是当前最全面和最有权威性的方案。下面将 WHO 分类列出（图 12-2）。

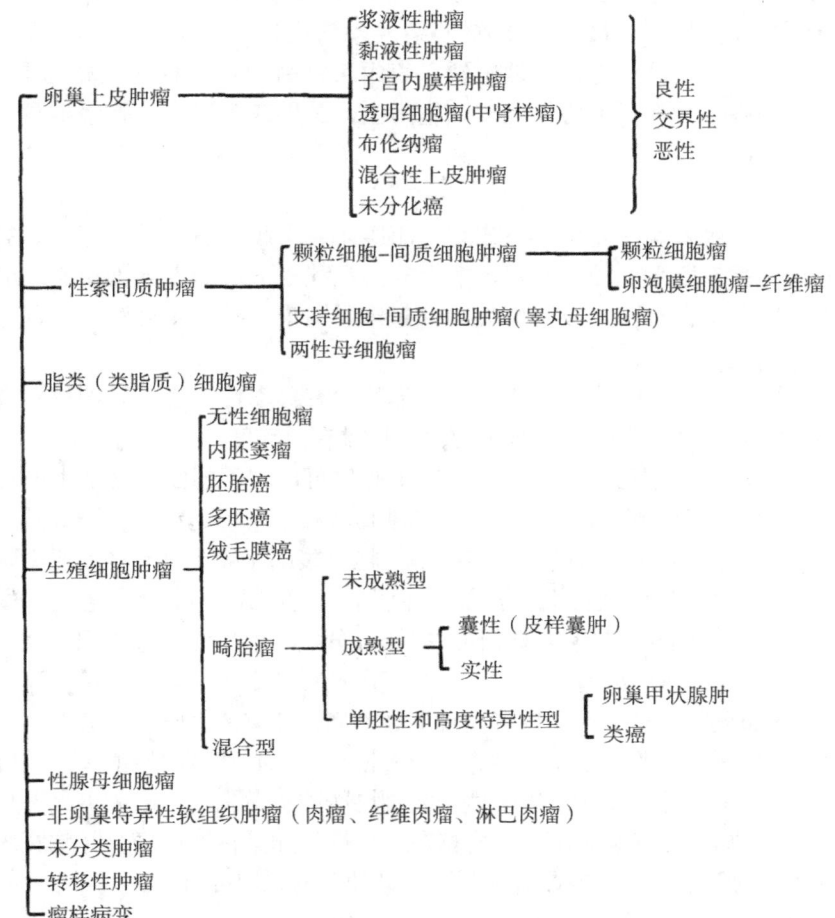

(妊娠黄体瘤、卵巢间质增生和卵泡膜细胞增生、卵巢重度水肿、单发性滤泡囊肿、多发性滤泡囊肿、多发性黄素花滤泡囊肿和多发性黄体、子宫内膜异位症、表面上皮包涵囊肿(生发上皮包涵囊肿)、单纯囊肿、炎性病变、卵巢冠囊肿等)。

图 12-2　卵巢肿瘤组织学分类

二、卵巢上皮性肿瘤

卵巢上皮性肿瘤是卵巢肿瘤中最常见的一种，约占所有原发卵巢肿瘤的 2/3，发病年龄在 30～60 岁。由于卵巢表面上皮与腹腔间皮均来自原始体腔上皮，因此具有向各种苗勒管上皮分化的潜能，导致了卵巢上皮性肿瘤的多样性。常见的几种卵巢上皮性肿瘤的细胞特征，分别与苗勒管上皮所分化的组织上皮相符合。当向输卵管上皮分化，成为浆液性肿瘤；向宫颈黏膜分化，成为黏液性肿瘤；向子宫内膜分化，成为子宫内膜样肿瘤；向中肾管上皮分化，成为透明细胞肿瘤。上皮性肿瘤又分为良性、交界性及恶性三种，交界性介于良恶性之间，预后较恶性好，但又较良性差。

（一）卵巢良性上皮性肿瘤

1. 病理特点

（1）浆液性囊腺瘤：占卵巢良性肿瘤的 25%，常见于 30～40 岁的患者。肿瘤大小不一，表面光滑，多为单侧，也可有双侧性，囊内充满淡黄色液体。单纯型者多为单房，囊壁光滑；乳头型者常为多房；囊壁内可见乳头，偶也可见向囊外生长，此种情况必须详查有无恶性存在；前者恶变率为 35%，后者则可达 50%。镜下囊壁为单层立方或柱状上皮，间质内可见砂粒体，是浆液性囊腺瘤的特点。

（2）黏液性囊腺瘤：占卵巢良性肿瘤的 20%，多发生于生育年龄，少数儿童也可发生。囊壁厚，多为单侧、可生长较大，以至引起压迫症状。肿瘤剖面可见大小数目不等的多房。内容物呈胶冻样，为黏蛋白或糖蛋白。镜下见囊壁为单层高柱状上皮细胞，分泌黏液，胞核位于底部，富有胞浆。高柱状上皮之间有杯状细胞，与宫颈内膜及肠的黏液细胞相似，特殊染色可见嗜银细胞。此瘤恶变率为5%～10%。

（3）卵巢勃勒纳瘤：占所有卵巢肿瘤中的0.5%～1.7%，绝大多数为良性。多位于皮质或皮质、髓质交界处，极少位于卵巢门。单侧多，实性为主，质地坚硬，表面灰白色，大小不一。无包膜，但周围受挤压的卵巢组织形成分界清楚的肿瘤境界。镜检以上皮细胞为主，圆形或多边形，胞浆丰富，核较小，常见明显核纵沟，呈咖啡豆样外观。

2. 临床表现

（1）症状：肿瘤较小时多无症状，生长至一定大小方出现。①腹胀：下腹不适、下坠感。②盆腹腔肿块：下腹部自行发现肿物，或自觉腹部增大、腰围变粗。③内分泌紊乱：可影响内分泌功能，出现月经紊乱，阴道不规则出血等。④压迫症状：有腹水或肿瘤大可引起排尿困难、排便困难等。⑤合并腹水或肿瘤过大时可引起呼吸困难、心悸、下肢水肿。

（2）体征：①腹部隆起，并可触及肿瘤。②合并腹水时，腹部叩诊有移动性浊音。③妇科检查，子宫旁一侧或双侧可触及肿块，多为囊性，边界清楚，表面光滑，蒂长时有活动度。

（3）并发症的临床表现：①蒂扭转：为常见并发症，10%卵巢肿瘤可出现蒂扭转。蒂部由卵巢固有韧带、骨盆漏斗韧带、部分阔韧带及输卵管构成。蒂扭转时，肿物缺血坏死，可引起继发感染或破裂。患者突然一侧下腹剧痛，常伴有恶心呕吐，呈阵发性或持续性疼痛等。检查腹部压痛，可有轻度肌紧张及反跳痛。妇科检查，于患侧可及张力大肿块，肿块表面尤以蒂部压痛明显。②破裂：3%卵巢肿瘤可发生。自发性破裂常因肿瘤增长过快引起；外伤性破裂可因腹部外伤或挤压、分娩、性生活、过于用力地妇科检查或腹部穿刺引起。腹痛因破口大小，流入腹腔内囊液性质及多少而出现程度不等。当破口小，流入腹腔内囊液少，患者仅感轻度腹痛。大的卵巢肿瘤破裂后，患者出现下腹剧痛，伴有恶心呕吐，甚至休克，有时出现内出血、继发腹膜炎。检查腹部压痛，肌紧张及反跳痛。妇科检查，原有卵巢肿瘤消失，或可扪及缩小、张力不大的肿块。③感染：多发生于肿瘤扭转或破裂后，或阑尾脓肿扩散引起。临床可见发热、腹痛、腹肌紧张。腹部肿物有压痛、反跳痛。白细胞升高。④梅格斯综合征：卵巢良性肿瘤合并胸腹水者在肿瘤切除后胸腹水即消失。1%～5%的纤维瘤及少数黏液性囊腺瘤、勃勒纳瘤均可出现。

3. 诊断

（1）妇科检查：在子宫一侧或双侧触及肿物，肿物多为囊性，少数也可为囊实性，甚或实性。界限清楚，与子宫能分开。蒂长的肿瘤活动度大。肿物较大时，多可向上进入腹腔，只能在盆腔检查时触及肿物下端，但应注意辨别肿物位于子宫的侧、前或后方。应作妇科三合诊检查。

（2）辅助检查：①B超检查，尤其经阴道B超，或彩色多普勒超声观察肿瘤血流情况更有助于诊断。②有腹水时可行腹穿，并查腹水常规及细胞学检查，查找有无癌细胞。③必要时可行消化道影像学检查（X线、CT、MRI）或内窥镜检查（胃镜、纤维结肠镜）除外消化道肿瘤。④肿瘤标记物检查（CA125，CA19-9，CEA，AFP，hCG，SA等）除外恶性肿瘤。⑤必要时行腹腔镜检查。

4. 鉴别诊断

（1）非卵巢肿瘤的鉴别：①滤泡囊肿：常见多囊卵巢及黄素囊肿，滤泡囊肿单侧为多，壁薄，直径很少大于5 cm。黄素囊肿有时也可较大，多并发于滋养细胞疾病，血hCG阳性。多囊卵巢直径不大，常为双侧卵巢增大，多伴有闭经。②盆腔炎性肿物：多有盆腔炎病史，或经过急性或亚急性盆腔炎后，形成炎性肿物甚至脓肿，包括卵巢肿瘤合并感染，输卵管积水，卵巢、输卵管脓肿。结核性腹膜炎多有肺结核史，消瘦、盗汗、乏力、午后低热，B超检查可协助鉴别，必要时行腹腔镜或剖腹探查确诊。③子宫内膜异位症：卵巢子宫内膜异位囊肿，可于子宫直肠凹陷处触及不规则肿物和结节，血清CA125也可轻度升高，与卵巢恶性肿瘤不易鉴别。患者多有痛经史，B超检查可协助鉴别，必要时行腹腔镜检查。

（2）子宫肌瘤：有蒂的浆膜下子宫肌瘤，子宫肌瘤囊性变或红色变性时，不易与卵巢肿瘤鉴别。此时子宫多增大，常有月经增多症状，肿瘤与子宫关系密切，B超可协助诊断。

（3）妊娠子宫：妊娠早、中期子宫增大变软，易误诊为卵巢肿瘤。早妊子宫有停经史及早妊反应，妊反阳性，B超检查可见胎囊或胎心搏动。中期妊娠时子宫大小与停经月份相符，于腹部可闻及胎心，B超可见胎儿及胎心搏动。

（4）充盈膀胱：妇科检查前未排空膀胱，或其他原因引起慢性尿潴留，而患者又自述能排尿，会造成误诊。故任何妇科检查一定注意先排空尿，必要时可导尿后再检查。

（5）卵巢良恶性肿瘤的鉴别：良、恶性肿瘤临床特点不同。良性约5%为双侧，病程较长，逐渐长大；妇科检查表面光滑，多为囊性，活动度好。恶性约70%为双侧性，病程较短，增长较快；表面不光滑或呈结节状，活动度较差或固定，常于子宫直肠凹陷处触及结节状物或乳头状物，晚期出现腹水及全身恶病质。

（6）腹水的鉴别诊断：①巨大卵巢囊肿：平卧时腹部表现为中央隆起，妇科检查尤其是三合诊时能触及肿物。腹水则形如蛙腹。腹部叩诊有移动性浊音，盆腔检查未触及肿物。②内科疾病所致腹水：如肝病，心脏病，或胃肠道病史等，通过辅助检查如B超、X线胃肠造影、胃肠内镜检查等有助于诊断。

5. 手术治疗

（1）指征：卵巢肿瘤一经确诊，即有手术指征。当发现卵巢实性肿瘤或超过5 cm囊肿时，应考虑手术治疗。生育年龄妇女不除外卵巢瘤样病变时应定期检查，在月经前后对比观察，或行腹腔镜检查确诊。绝经期前后应特别警惕有无卵巢恶性肿瘤的可能。有扭转、破裂等并发症时应急诊手术。

（2）范围：根据年龄，生育要求及对侧卵巢情况决定手术范围。

年轻患者，为单侧卵巢肿瘤，对侧卵巢正常，可行肿瘤剥除术；当肿瘤较大时，可做患侧附件切除；对侧有明显病变时，患侧行肿瘤剥除，对侧应剖视检查；双侧卵巢均有肿瘤时，视情况行肿瘤剥除术，或一侧附件切除，一侧肿瘤剥除，以保留部分正常卵巢组织。绝经前后患者，多行全子宫及双附件切除或一侧附件切除。

巨大卵巢肿瘤应尽量完整切除，尤其是黏液性囊腺瘤。切口宜大，必要时术中可先穿刺放液，待体积缩小后再取出，穿刺时应用纱垫防护穿刺部位周围的组织，避免囊液外溢。放液速度不能过快，以免腹压骤降引起休克。

（3）手术前后注意事项：任何良性卵巢肿瘤在未经病理检查之前，均不能绝对肯定无恶变的可能。当术前可疑为恶性时应向患者及家属详细交代病情，并做好扩大手术的准备，术前应常规消毒阴道以备切除子宫之需要。

手术时腹部切口宜大，使肿瘤可完整取出；如可疑恶性，开腹后留腹腔冲洗液；术中应仔细探查子宫与双附件；切下肿物后，应立即切开肉眼检查，对可疑处送冰冻切片病理组织学检查。

6. 预后

卵巢良性肿瘤预后均较好，但确诊后需及时治疗，并注意有无恶性的可能。

（二）卵巢上皮性癌

卵巢恶性肿瘤占全部卵巢肿瘤的2%~3%，妇科恶性肿瘤的27%，而死亡率却极高。可发生于任何年龄，上皮性卵巢癌以50岁以后居多，生殖细胞肿瘤多发生于20岁以后。来自卵巢表面上皮及间质的恶性肿瘤占原发卵巢恶性肿瘤的75%~90%。

1. 病理特点

（1）浆液性囊腺癌：占卵巢恶性肿瘤的40%~60%，大部分呈囊实性、少数为囊性、实性。乳头位于瘤内壁，或呈菜花状向外生长伴坏死及出血，囊液为浆液血性。镜下见瘤细胞异形性明显，有间质浸润，间质内可见砂粒体。细胞分化程度差者，腺样结构少。

（2）黏液性囊腺癌：占卵巢恶性肿瘤的10%~20%。良性，交界性及恶性常同时存在。可为囊性或实性，囊腔中有混浊的黏性或血性液体。囊腔多数境界不清，内有出血或坏死。上皮细胞异形性明显，腺体密集，间质有明显浸润。根据细胞分化及腺样结构多少决定分化程度。

（3）内膜样癌：占卵巢恶性肿瘤的10%~20%。组织形态与子宫内膜腺癌相似。包膜光滑或有外生乳头，瘤内可有内生乳头，液体清亮。癌细胞为立方形或柱状，基底膜清楚。

（4）透明细胞癌：在原发卵巢恶性肿瘤中低于6%，囊实性或实性。其特点为可见透明细胞或鞋钉样细胞。较易伴发子宫内膜异位症。

2. 卵巢癌的手术 – 病理分期和组织学分级

（1）卵巢癌的分期：强调必须经规范的手术，并经组织病理学检查才能确定，称为手术 – 病理分期。现多采用 FIGO 制定的统一标准（表 12-3）。

（2）组织学分级：采用的是 WHO 分级标准，根据组织结构和细胞分化程度分为 1、2、3 级（grade 1、2、3，或缩写为 G_1、G_2、G_3），分别代表高、中、低分化。级别越高，预后越差。

表 12-3　卵巢恶性肿瘤分期

期别	肿瘤范围
Ⅰ期	肿瘤局限于卵巢
Ⅰa	肿瘤局限于一侧卵巢，表面无肿瘤，包膜完整，无腹水
Ⅰb	肿瘤局限于双侧卵巢，表面无肿瘤，包膜完整，无腹水
Ⅰc*	Ⅰa或Ⅰb期肿瘤已穿出卵巢表面；或包膜破裂；或腹水或腹腔冲洗液中找到恶性细胞
Ⅱ期	肿瘤累及一侧或双侧卵巢，伴盆腔转移
Ⅱa	肿瘤扩展或转移至子宫或输卵管
Ⅱb	肿瘤扩展至其他盆腔组织
Ⅱc*	Ⅱa或Ⅱb期病变，肿瘤已穿出卵巢表面；或包膜破裂；或在腹水或腹腔冲洗液中找到恶性细胞
Ⅲ期	肿瘤累及一或双卵巢，伴盆腔以外种植或腹膜后淋巴或腹股沟淋巴结转移，肝浅表转移属于Ⅱ期
Ⅲa	肿瘤局限在盆腔，淋巴结阴性，腹腔腹膜面有镜下种植
Ⅲb	腹腔腹膜种植小于 2 cm，淋巴结阴性
Ⅲc	腹腔腹膜种植大于 2 cm，或伴有腹膜后或腹股沟淋巴结转移
Ⅳ期	肿瘤侵及一侧或双侧卵巢并有远处转移，出现胸腔积液细胞学检查阳性，肝转移需累及肝实质

3. 转移途径

（1）直接蔓延和种植：卵巢癌的转移途径主要是直接蔓延和腹腔种植。肿瘤穿破包膜，直接种植在邻近器官，并广泛种植在腹膜及大网膜，甚至横膈，引起全腹腔转移。

（2）淋巴转移：可由卵巢淋巴管向上至腹主动脉旁淋巴结，向外至髂内、外及髂总淋巴结；也可经圆韧带至腹股沟淋巴结。横膈是淋巴转移的好发部位，特别是右膈下因淋巴丛密集，更易发生肿瘤种植和转移。

（3）血行转移：发生较少，晚期癌可经血行转移到肺、肝、骨骼、脑等。

4. 临床表现

（1）症状：①年龄：卵巢上皮性癌多发生在 40 岁以上。②腹胀和腹部不适：可有消化不良，腹部发胀，腰围增粗，进食后肠胃胀气伴腹痛，此时常已有腹部包块，或合并腹水。如出现破裂，出血等，常为急腹痛。③月经不调及内分泌功能障碍：部分肿瘤可出现月经量增多，月经紊乱，闭经或量少。绝经的患者也可出现绝经后阴道流血。④消瘦：晚期患者出现较多，严重时可表现为恶病质。

（2）体征：①妇科检查（双合诊及三合诊）：于子宫旁触及肿物，可为单或双侧，实性或囊实性，不规则，活动度较差，直径大于 5 cm。三合诊于后穹窿处可触及结节。对绝经 3 年后仍可触及卵巢者应注意鉴别有无恶性。②全身检查：腹部常有包块，伴腹水时可有移动性浊音；晚期全身淋巴结增大、肝脾因有转移可增大。

5. 诊断

（1）根据病史及临床表现、妇科检查及全身检查的特点进行诊断。盆腔包块与卵巢癌三联征（年龄大于 40 岁，有胃肠道症状及卵巢功能障碍）同时存在时，应高度怀疑卵巢癌的可能。同时应进行必要的辅助检查。

（2）超声检查：应注意有无腹水，肿物囊实性，边界是否完整，单房或多房，腔内有无乳头状突起，或回声不均。最好行经阴道彩色多普勒超声检查，测定肿物的血流情况有助于诊断。通常卵巢癌的血流丰富，且为低阻血流（RI 小于 0.45）。

（3）肿瘤标记物：有助于恶性肿瘤的诊断，也是恶性患者治疗中及治疗后随访观察的指标。多项肿瘤标记物联合应用多更为有效。① CA125：对浆液性乳头状癌更具有特异性，临床符合率达80%～90%。而黏液性癌阳性率较低。② AFP：对卵巢内胚窦瘤有特异性，对未成熟畸胎、无性细胞瘤有参考意义。③ β-hCG：对卵巢原发绒癌有意义，对胚胎癌有参考意义。④性激素：颗粒细胞瘤，泡膜细胞瘤均可产生较高水平的雌激素；黄素化时，亦可有睾丸素分泌。浆液性、黏液性或纤维上皮瘤，也可分泌一定的雌激素。

（4）CT及MRI：能发现一些小的肿瘤或淋巴结有无转移。

（5）PET：对卵巢癌及其转移的诊断，特别是复发性卵巢癌的诊断具有较高的价值。

（6）细胞学检查：取腹水、经后穹隆穿刺或经皮局部细针穿刺，细胞学检查找癌细胞，均有助于诊断。

（7）腹腔镜检查：可直视下观察肿块情况，对有粘连或有手术史者，肿瘤广泛转移者慎用。

6. 鉴别诊断

（1）与卵巢良性肿瘤鉴别。

（2）子宫内膜异位症盆腔或后穹隆也可触及结节，但多有痛经史而无恶病质，伴低热，消瘦等。卵巢内膜异位囊肿，血CA125也可阳性。B超可协助诊断，必要时可做腹腔镜检查。

（3）生殖器结核常有低热，消瘦，食欲缺乏等，CA125可为阳性，但多有不孕或其他部位结核病史，月经过少或闭经。盆腔检查也可触及包块或后穹隆结节，有时需短时间抗结核治疗观察疗效，必要时开腹探查，根据病理检查确定。B超、CT或MRI等有助于诊断。

（4）非肿瘤性腹水应先做三合诊，非肿瘤性腹水于盆腔或后穹隆处不应触及肿块。

（5）非卵巢的生殖器恶性肿瘤有时需与子宫内膜癌，妊娠性绒癌，输卵管癌、原发腹膜癌等鉴别。根据临床表现、肿瘤部位、肿瘤标记物等鉴别，确诊常需组织病理学诊断。

7. 治疗

治疗原则：早期应首选手术，有高危因素时辅以化疗；晚期则以手术为主，加用化疗、放疗、生物治疗等综合治疗。

（1）手术是治疗卵巢恶性肿瘤的主要方法，根据临床分期及组织学类型等决定是否辅以其他治疗。有以下几种手术。①分期手术：通常在早期卵巢癌采用此种手术，通过手术明确分期，包括以下内容：行腹部纵切口（从耻骨联合至脐上4横指）；留腹水或腹腔冲洗液检查癌细胞；经仔细探查并行横膈、肝表面、可疑腹膜等部位细胞学刮片后，进行全子宫切除术、双侧附件切除术、大网膜大部切除术、腹主动脉旁和盆腔淋巴结切除术、阑尾切除术。对可疑病灶及易转移部位也可多处取材送病理检查，以明确分期。②肿瘤细胞减灭术：对Ⅱ期以上的晚期患者，手术应尽可能切除原发及转移病灶，使残留病灶直径不超过2 cm（满意的肿瘤细胞减灭术）。手术范围应视能否满意切除肿瘤而定。如肿瘤切除满意，手术范围参见分期手术，必要时还可行肠切除+吻合术、膀胱部分切除术+成形术，及必要的造瘘术。如肿瘤残余较大，可不必进行盆、腹腔淋巴结切除术。③保守性手术：即保留生育功能的手术，手术除保留子宫及健侧附件外，其他同分期手术。须严格掌握手术指征。在上皮性癌患者中符合以下条件者，可考虑保留一侧卵巢。年轻渴望生育、Ⅰa G_1期、对侧卵巢外观正常或活检阴性、腹腔冲洗液细胞学检查阴性、术中探查阴性、有随诊条件者。但完成生育后应再行手术切除子宫及对侧附件。

（2）化疗：为重要的辅助治疗，因卵巢恶性肿瘤对化疗属中度敏感，除Ⅰa G_1者外，几乎其他所有患者均需化疗，特别是晚期癌患者。对切除病灶满意者可巩固疗效，预防复发；对未切净者可经化疗消灭残留病灶；对晚期无法手术者，可使肿瘤缩小，为手术创造条件。早期癌患者有以下情况均应化疗：无精确分期、组织类型为透明细胞癌、肿瘤分化G_2或G_3、卵巢表面有肿瘤生长、肿瘤破裂或包膜不完整、肿瘤与盆腔粘连、腹水或腹腔冲洗液细胞学检查阳性。化疗途径有：静脉全身给药，超选择动脉介入插管化疗，腹腔化疗等途径。用药应根据个体化的原则。常用化疗方案如下。① TC方案：为目前国际公认的首选方案。紫杉醇135～175 mg/m^2、卡铂AUC4-6联合应用。每21天重复。② PC方案：顺铂（DDP）75 mg/m^2、环磷酰胺（CTX）500 mg/m^{2}联合给药。每21天重复。该方案目前在国内还较常用。

（3）放射治疗：放疗多不甚敏感，仅用于局部复发的姑息治疗。

8. 预后与监测

（1）预后相关因素预后与年龄、手术病理分期、组织类型及分化程度、治疗方法、全身情况等有关。

（2）随访卵巢癌治疗后易复发，高峰期在 2～3 年。患者初次治疗结束后，应终生定期随访。每次复查均应了解有无临床症状，常规行全身和妇科三合诊检查、肿瘤标记物的动态检测；并定期进行腹部及盆腔的影像学检查。

（三）卵巢交界性肿瘤

卵巢交界性肿瘤占全部卵巢肿瘤的 10%～20%，在组织学上位于良性及恶性之间，又称为低度潜在恶性。诊断主要依据病理，以浆液性、黏液性交界性瘤常见，其他组织类型的交界性肿瘤均极少见。发病可能同卵巢恶性肿瘤有关因素。

1. 病理特点

（1）浆液性交界瘤：占所有卵巢浆液性肿瘤的 15%。双侧发生情况较良性多，与浆液性囊腺瘤相似。根据形态特征，可分为典型型和微乳头型两种类型。90% 浆液性交界性肿瘤为典型型，其特点：有典型的分支乳头结构，乳头被覆上皮复层化达 2～3 层，伴乳头或上皮簇形成；上皮有轻度或中度非典型性；核分裂象少见；一般无间质浸润，少数可以出现间质微浸润灶。囊液及间质中常可见到砂粒体。

卵巢浆液性交界性肿瘤经常伴有较高频率的卵巢外病变。有 20%～46% 的浆液性交界性肿瘤出现盆腹腔浆膜及网膜表面的种植。腹膜种植分为浸润性种植和非浸润性种植。前者容易复发，预后差，通常需按癌处理。淋巴结出现类似卵巢交界性的上皮增生，称为淋巴结受累。一般不影响预后。

（2）黏液性交界性瘤：占所有黏液性卵巢肿瘤 6%～13%，外观与良性黏液性囊腺瘤无明显区别。有肠型和宫颈内膜型之分。两者共同的特点为：上皮复层化不超过 3 层，伴有乳头和上皮簇形成；细胞轻至中度不典型性，伴黏液分泌异常，可见杯状细胞；核分裂象少；无间质浸润，或不超过微浸润的界限；可有腹膜表面种植但无深部浸润。卵巢黏液性囊腺瘤合并腹膜假黏液瘤时，多预后不好。

2. 分期

同卵巢恶性肿瘤相同。

3. 临床表现

与卵巢浸润性癌相似，但发病高峰较卵巢恶性肿瘤患者年轻。一般早期症状很难发现，有时可有腹部增大，包块，腹痛，不规则出血等。由于生长不快，转移率低，以局部扩展和盆腔腹膜种植为主，远处转移症状少见。

4. 诊断及鉴别诊断

（1）诊断：同卵巢上皮性恶性肿瘤，主要依靠病史、临床表现和辅助检查。其中阴式彩色超声多可做出初步判断。浆液性交界性肿瘤 CA125 约 50% 升高。

（2）鉴别诊断：主要与浸润癌鉴别，需依据病理（表 12-4）。

表 12-4 交界性和浸润性卵巢癌鉴别诊断

	交界性	浸润性
腹膜种植	很少见	较常见
双侧性	少见	常见
发病年龄	45	65
乳头生长	多在囊内壁	腔内外均可见
坏死出血	罕见	常见
核异型性	轻至中度	重度
核分裂象	小于 4/10 高倍镜	多见，大于 1/ 高倍镜
细胞复层	小于 3 层	大于 3 层
间质浸润	无或仅为微浸润	有

5. 治疗

卵巢交界性肿瘤的治疗主要为手术治疗,除特殊病例外,现多不主张加用辅助治疗。

(1)手术治疗:手术范围应视患者年龄,生育状况,临床分期及病理类型等决定。有生育要求的Ⅰ期卵巢交界性肿瘤可行患侧附件切除术;囊肿剥除术仅限于双侧交界性卵巢肿瘤或已有一侧卵巢切除的患者;术后要求密切随访。术后病理检查如为癌,可根据情况进行卵巢癌再分期手术和(或)加用化疗。对有生育要求的晚期卵巢交界性肿瘤行保留生育功能的手术应慎重。原则是应尽可能切除所有肉眼可见病灶,其余范围同早期卵巢癌的保留生育功能手术。

已完成生育的Ⅰ期交界性肿瘤,标准术式应与早期卵巢癌的分期手术基本相同。Ⅱ、Ⅲ、Ⅳ期者可行肿瘤细胞减灭术。

(2)辅助治疗:卵巢交界性肿瘤一般不需要辅助治疗。化疗仅用于手术后有残留病灶和存在腹膜浸润性种植的患者。但应明确不能期待利用化疗改善预后,因交界性肿瘤对化疗不敏感;化疗应有别于卵巢上皮癌,宜选用较温和的方案,疗程不宜过多和过于集中。

6. 预后与随访

(1)影响预后的因素:组织类型,临床分期,初次手术后残存肿瘤大小,DNA为非整倍体、细胞异型性及有丝分裂指数。对黏液性囊腺瘤有无腹膜种植尤其重要。合并腹膜假黏液性瘤的交界性卵巢瘤,平均生存期为两年,而大多数患者在6年内死亡,无并发症者,20年生存率可达85%。

(2)预后较恶性肿瘤预后好,5年生存率可达95%,Ⅰ期可达100%,Ⅲ期为56%~73%,与以上各因素均有关。

(3)随访虽然交界性肿瘤预后较恶性好,但对保守治疗的患者,定期随访尤其重要。随访原则与卵巢恶性肿瘤相同。

三、卵巢生殖细胞肿瘤

卵巢生殖细胞肿瘤来源于原始生殖细胞,发生率高,仅次于上皮性肿瘤。患者以青少年者为多,占60%~90%,绝经后仅占约4%。

(一)病理特点

1. 良性肿瘤

(1)畸胎瘤:由多胚层构成,偶见单胚层成分,多数为囊性,少数为实性。成熟性畸胎瘤为良性肿瘤,未成熟性畸胎瘤为恶性肿瘤。

成熟畸胎瘤:占所有卵巢肿瘤的10%~30%,占生殖细胞肿瘤的85%~97%,是卵巢良性肿瘤中最常见者。包括实性成熟畸胎瘤,囊性成熟畸胎瘤,又称皮样囊肿。畸胎瘤可发生于任何年龄,5%~24%为双侧。9%~17%可发生扭转,出现急腹痛。肿瘤中等大小,外观圆形或椭圆形,包膜薄,光滑,呈白、灰、棕黄等色。囊内可见来自外、中、内三层胚叶的分化成熟的各种组织,如鳞状上皮、毛发、牙齿以及皮脂样物。囊壁内常有一处较突起,即所谓"头节",各种胚叶组织最易于此处找到,"头节"上皮易恶变,是病理检查切片时需注意之处。此瘤恶变率为2%~3%,多发生在老年患者。

(2)卵巢甲状腺肿:很少见,占卵巢畸胎瘤2%~2.7%,为单胚层肿瘤,具有高度特异性。诊断标准是甲状腺组织要占卵巢肿瘤成分的50%以上;或虽少于50%,但临床有甲状腺功能亢进症状,并证明不是由于颈部甲状腺肿引起。有10%~30%的卵巢甲状腺肿合并甲亢,患者年龄多在30~50岁。肿瘤多单侧,外观呈多房,囊性,表面光滑或结节状。剖面呈红木色,含有胶质,镜下可找到成熟的甲状腺组织。恶变率1%~5%。

2. 恶性肿瘤

恶性生殖细胞肿瘤好发于青少年,15岁以前幼女发现的肿瘤80%为恶性。

(1)无性细胞瘤:来源于尚未分化的原始生殖细胞,为中等恶性肿瘤,占卵巢恶性肿瘤的2%~5%,占原始生殖细胞恶性肿瘤50%,好发于青春期和生育期。肿瘤中等大小,质硬,多实性,包膜多完整，可有出血，坏死或囊性变，剖面色灰黄或黄色。镜下细胞圆形或多边形，胞浆丰富。对放疗敏感，预后较好。

（2）内胚窦瘤：也称卵黄囊瘤，占卵巢恶性肿瘤的1%，占原始卵巢生殖细胞肿瘤的20%，儿童和年轻者多，生长迅速，易发生早期转移，恶性度高，预后差。一般圆形或椭圆形，体积较大，白色或灰白色，质硬而脆，如豆腐脑样或胶冻样，有出血坏死及囊性变。细胞扁平，立方或低柱状，核膜清晰。囊内乳头中间含血管，形成Schiller-Duva小体。瘤细胞产生甲胎蛋白（AFP），故血中AFP阳性，为诊断及检测该肿瘤的重要标志。

（3）恶性畸胎瘤：①未成熟畸胎瘤：占所有畸胎瘤中不到1%，占原始生殖细胞肿瘤的20%，瘤体大，呈分叶状，包膜不坚实，常自行破裂。瘤内三种胚层组织均可找到，并可见未成熟的幼稚成分，其中以外胚层的幼稚神经组织最多见。根据未成熟组织所占比例、分化程度、幼稚神经成分所占比例多少决定肿瘤恶性程度，易复发和转移，但存在恶性逆转，再次手术时可见到肿瘤未成熟组织向成熟组织转化。②成熟型畸胎瘤恶变：发生率为1%～3%，瘤中任何一种成分均可发生恶变，恶变多在实性部分，易发生在乳头或头节附近。最常见为鳞癌，约占80%，其次为腺癌等。恶变者易直接扩散，直接浸润和腹膜种植，并常转移至淋巴结，预后差，5年存活率仅15%～30%。肉瘤变者主要为血行转移。

（二）临床表现

1. 年龄

可发生于任何年龄，但好发于儿童及年轻妇女。

2. 临床症状

（1）下腹部肿块：多为单侧。除成熟畸胎瘤为囊性或囊实性外，多为实性肿物。

（2）腹胀、腹痛、腹水：恶性时由于肿瘤增长迅速，易发生破裂、转移，出现腹水。

（3）内分泌紊乱：大多数胚胎癌具有内分泌紊乱表现。儿童半数以上性早熟，青春期后有闭经、阴道不规则出血，少数有男性化，如多毛。

（4）贫血、发热：内胚窦瘤时，由于肿瘤坏死出血，患者可出现贫血、发热。

3. 体征

（1）下腹部实性肿块：妇科检查于宫旁一侧或双侧扪及边界清楚，表面光滑的实性肿物。

（2）合并胸腔积液、腹水：恶性肿瘤增长迅速时，可有腹水，甚至胸腔积液产生。

4. 辅助检查

除影像学检查外，内胚窦瘤测定AFP，胚胎癌测定AFP、hCG，绒毛膜癌测定hCG，均有诊断价值并可作为预后的观察指标。

（三）诊断与鉴别诊断

1. 诊断

根据年龄、病史、体征诊断。

2. 鉴别诊断

主要为恶性肿瘤与其他类型的卵巢恶性肿瘤鉴别。上皮性癌多为囊实性肿物伴腹水；转移性癌多为双侧、肾形、活动度大的实性肿物，有消化道癌病史或有消化道症状。

3. 转移途径

同卵巢上皮癌。转移特点主要在盆腹腔腹膜及脏器表面种植。

（四）治疗

根据年龄、临床分期、肿瘤包膜是否完整及分化程度具体制订治疗方案。治疗以手术为主，恶性需术后辅以化疗。

1. 手术

（1）良性肿瘤：对年轻患者，如为单侧卵巢肿瘤，对侧卵巢正常，可行肿瘤剥除术；当肿瘤较大时，可做患侧附件切除；对侧有明显病变时，患侧行肿瘤剥除，对侧应剖视检查；双侧卵巢均有肿瘤时，视情况行肿瘤剥除术，或一侧附件切除，另一侧肿瘤剥除，以保留部分正常卵巢组织，保存其功能。

（2）恶性肿瘤：因恶性生殖细胞肿瘤大多为单侧，患者年轻，术中对侧卵巢正常时，可行患侧附件切除，保留对侧卵巢和子宫，保留生育功能。术后应化疗和密切随访。40岁以上或不需保留生育功能的患者，手术原则可与卵巢上皮癌相同。

2. 辅助治疗

化疗多采用PEB方案、PVB方案。由于对放疗不敏感，一般不采用放疗。

（五）预后

内胚窦瘤、胚胎癌、原发性绒癌是恶性度极高的肿瘤，预后差。

四、卵巢性索间质肿瘤

（一）卵巢性索间质肿瘤

其来源于原始性腺的性索及间质组织，性索衍化为颗粒细胞或支持细胞，间质衍化为卵泡膜或睾丸型间质细胞，发生肿瘤后各保持原分化特性并具有其相应的内分泌特性。该类肿瘤分为三类：颗粒细胞—间质细胞瘤为来源于性索的颗粒细胞及来源于间质的纤维母细胞和泡膜细胞，其中颗粒细胞瘤为恶性，纤维瘤和泡膜细胞瘤为良性；支持细胞-间质细胞肿瘤（睾丸母细胞瘤）；两性母细胞瘤，这后两类均多为恶性肿瘤。

（二）泡膜细胞瘤

泡膜细胞瘤占全部卵巢肿瘤的0.5%~1%，肿瘤可分泌雌激素，是卵巢具有内分泌功能肿瘤中最常见者。多发现于绝经期前后，可有绝经后出血、月经过多，常合并子宫内膜增生，甚至腺癌，可与颗粒细胞瘤同时存在。

（三）纤维瘤

纤维瘤较常见，占所有卵巢肿瘤的2%~45%。多发生于中老年妇女。单侧居多，仅约10%为双侧。实性，大小不等，由于质地硬，肿瘤中等大小时易扭转。内分泌功能症状较泡膜细胞瘤低。有时患者可合并胸腔积液、腹水，称梅格斯综合征，手术切除后，胸腹水自行消失。

（四）颗粒细胞瘤

颗粒细胞瘤为低度恶性肿瘤，占卵巢肿瘤3%~6%，占性索间质肿瘤80%。肿瘤可分泌雌激素，青春期患者出现假性早熟，生育期可有月经紊乱，绝经后有阴道不规则出血伴内膜增生甚至腺癌。颗粒细胞瘤分为两种类型：幼年型颗粒细胞瘤约占5%，大多发生在30岁以前，10岁以下占45%。单侧多，平均直径12 cm，体积较大，成囊实性或实性。瘤细胞胞浆丰富，黄素化明显。细胞核圆深染，多在2年内复发；成人型颗粒细胞瘤占所有卵巢肿瘤的1.5%~2%，占卵巢恶性肿瘤的10%。1/3发生在生殖年龄，其余在绝经后。单侧多，大小不一，囊性或囊实性，表面光滑。细胞呈小多边形，极少成圆形或卵圆形，细胞核具典型的核沟，像咖啡豆样，可见颗粒细胞环绕成小囊腔，菊花样排列，称为Call Exner小体。多在10年左右复发，主要在腹腔内扩散。

（五）支持细胞-间质细胞瘤

支持细胞-间质细胞瘤又称睾丸母细胞瘤。占所有卵巢肿瘤的0.2%，是卵巢肿瘤中最常见男性化瘤，但只有3/4表现男性化。75%发生在30岁以下。多单侧，平均直径10 cm，表面光滑，实性。支持细胞块状或小柱状，间质细胞可成簇或成片，有时可找到Reinke结晶或有异源性成分。中及低分化预后不好，属恶性肿瘤，易有远处转移。

（六）两性母细胞瘤

两性母细胞瘤占性索间质肿瘤的10%，恶性程度不高，各年龄均可发生。肿瘤实性为主，部分有囊性变。可同时找到有Call Exner小体的颗粒细胞及有Reink结晶的Leydig细胞。由于细胞成分比例不同，雌或雄激素分泌的比例也不同，因而出现不同的男、女性化症状。

卵巢性索间质肿瘤的诊断主要根据年龄、病史和体征等。女性激素水平检测可能有助于诊断。恶性性索间质肿瘤需与其他类型的卵巢恶性肿瘤，特别是与也同样以实性为主的转移性癌鉴别。卵巢恶性性索间质肿瘤的临床分期与卵巢上皮性癌相同。

治疗原则：以手术为主，原则分别与卵巢上皮性良、恶性肿瘤相同；恶性肿瘤需术后辅以化、放疗。根据年龄、临床分期、肿瘤包膜是否完整及分化程度具体制定治疗方案。卵巢恶性性索间质肿瘤术后多采用 PEB 方案或 PVB 方案化疗。

卵巢恶性性索间质肿瘤多属低度恶性肿瘤，预后较好。但可晚期复发，故需终身定期随访。

五、继发性（转移性）肿瘤

任何部位的恶性肿瘤均可转移到卵巢成为转移性肿瘤，占卵巢肿瘤的 5%～10%。来自胃肠道肿瘤主要为转移性型腺癌，即库肯勃瘤，多为双侧实性，呈肾形或卵圆形，表面光滑，包膜较薄灰黄或淡棕色。镜下见细胞核常被挤至细胞边沿呈星月形，形成典型的印戒细胞，间质少，细胞多为梭形。来自乳腺的转移癌多保留原乳腺癌的肿瘤形态。来自生殖道转移癌中 5%～13% 来自子宫，1% 来自宫颈，来自输卵管、外阴、阴道的很少。来自泌尿道中以膀胱移行细胞癌较多，但应与原发卵巢移行细胞癌鉴别。

六、卵巢肿瘤合并妊娠

卵巢肿瘤合并妊娠比较常见，较非妊娠期危害大。良性 90% 以上为成熟性囊性畸胎瘤及浆液性或黏液性囊腺瘤。恶性肿瘤合并妊娠较少见，占妊娠合并卵巢肿瘤的 5%，但危害更严重，年轻孕妇常为无性细胞瘤，其次为胚胎癌，未成熟畸胎瘤及内胚窦瘤。40 岁左右孕妇以上皮性卵巢癌较多见。由于妊娠盆腔充血肿瘤增长迅速，恶性则易扩散。早期妊娠可因肿瘤嵌入盆腔引起流产；中期妊娠时随子宫增大，肿瘤易发生蒂扭转，成为急腹症；妊娠晚期可导致胎位异常，分娩时可引起肿瘤破裂或出现梗阻性难产。其临床症状不明显，常在早孕三合诊或出现并发症时发现，需根据病史，临床表现，B 超检查诊断。根据妊娠时间，肿瘤大小、性质决定治疗。

一般情况下，如卵巢肿瘤高度怀疑为恶性，为保全孕妇性命，均应尽早手术治疗，而不以妊娠作为主要考虑。当考虑良性肿瘤时，可参考下列情况进行处理。

（1）早期妊娠：如卵巢肿瘤小于 5 cm，不能完全排除妊娠期黄体囊肿，因此，时期手术易诱发流产，可密切观察其消长情况。

（2）中期妊娠：妊娠 14～16 周期间，最宜施行手术，可根据情况行单侧附件切除或肿瘤剔除术，术后应注意保胎防止流产。

（3）妊娠 28 周以后：手术较难进行，且易引起流产，最好能等待至产后进行。

（4）妊娠晚期：如肿瘤已被推至盆腔外，无阻塞产道可能，可在产后手术。如肿瘤阻塞产道，可根据情况行剖宫产同时切除肿瘤。

妊娠期发生卵巢肿瘤并发症：如卵巢肿瘤扭转，破裂或可疑恶性，均应立即手术。

第十三章 妊娠滋养细胞疾病

第一节 葡萄胎

葡萄胎又称为水疱状胎块，妊娠后胎盘绒毛滋养细胞异常增生，终末绒毛水肿而成水疱，其间相连成串，形如葡萄因而得名。葡萄胎是一种良性的绒毛病变，分为完全性葡萄胎和部分性葡萄胎两类。大多为完全性葡萄胎，发生子宫局部侵犯和远处转移的概率为15%和4%。少数为部分性葡萄胎，即胎盘的部分绒毛变性，可伴有胚胎及其附属物，恶变少见。

一、临床表现

（一）停经后阴道流血

其为最常见的症状。多数患者停经2～4个月后，出现不规则阴道流血，也可反复大量出血，在流出血液中，有时可见水疱状组织。如未及时治疗，可出现贫血和继发感染。

（二）子宫异常增大

其因绒毛水肿及宫腔积血，约2/3的患者子宫大于停经月份，质地柔软。因水疱退变，少数患者子宫大小与停经月份相符或小于停经月份。当子宫增大如孕5个月大小时，触不到胎体，听不到胎心音。

（三）卵巢黄素囊肿

其常为双侧，大小不等，一般无症状，偶可急性扭转而发生急腹痛。葡萄胎组织清除后，黄素囊肿可于2～4个月内自行消退。

（四）妊娠剧吐及子痫前期征象

葡萄胎时妊娠呕吐出现较早，症状重且持续时间长，严重者可导致妊娠剧吐；在孕中期即可出现高血压、水肿、蛋白尿等子痫前期征象，多发生于子宫迅速增大者。

（五）甲状腺功能亢进现象

约7%的患者合并轻度甲状腺功能亢进，葡萄胎消除后甲状腺功能亢进症状迅速消失。

二、病因与病理

（一）病因

葡萄胎的确切发病原因不明。葡萄胎的发生可能与年龄、病毒感染、种族、细胞遗传异常、营养不良及社会经济状况相关。其中年龄是一显著相关因素，20岁以下及40岁以上的妇女妊娠后葡萄胎的发生率较高。细胞遗传学研究表明，葡萄胎的发生与异常受精有关，完全性葡萄胎染色体核型为二倍体，均来自父方，部分性葡萄胎染色体核型为三倍体，多余的一套染色体来自父方。我国葡萄胎的患病率平均为0.78‰。

（二）病理

1. 肉眼观

完全性葡萄胎时，整个宫腔充满水疱，水疱大小不等，相连成串，壁薄，内含黏性液体，常混有血液及凝血块；部分性葡萄胎可见部分正常绒毛组织，胎儿多已死亡。由于滋养细胞异常增生产生大量绒毛膜促性腺激素（hCG），刺激卵泡内膜细胞发生黄素化而形成囊肿，称卵巢黄素囊肿。卵巢黄素囊肿表面光滑、色黄、壁薄，切面呈多房，囊液清亮。

2. 组织学特点

（1）完全性葡萄胎的组织学特点主要为：①滋养细胞不同程度增生。②绒毛间质水肿。③绒毛间质内血管消失。

（2）部分性葡萄胎为部分绒毛水肿，间质内可见胎源性血管。

三、诊断与鉴别诊断

（一）诊断

1. 病史及体征

凡停经后不规则阴道流血，妊娠呕吐严重且出现时间早，妇科检查子宫异常增大、变软，触不到胎体，听不到胎心音，应怀疑葡萄胎。较早出现子痫前期征象、甲状腺功能亢进表现以及双侧卵巢囊肿，均支持诊断。若在阴道排出物中见到水疱组织，则诊断基本成立。

2. 辅助检查

（1）绒毛膜促性腺激素（hCG）测定：葡萄胎时血 hCG 在 100 000 U/L 以上，常超过 1 000 000 U/L，且持续不降，应注意血 hCG 的动态变化。

（2）超声检查：B 超检查见增大的子宫腔内充满弥散分布的光点和小囊样无回声区，呈"落雪状"或"蜂窝状"图像，见不到妊娠囊及胎心搏动。可探及一侧或双侧卵巢黄素囊肿。彩色多普勒超声检查见子宫动脉血流丰富，但子宫肌层内无血流或血流稀疏。

（二）鉴别诊断

1. 流产

有停经史及阴道流血症状，妊娠试验阳性，葡萄胎患者最初易被误诊为先兆流产。葡萄胎患者子宫多大于停经月份，hCG 水平显著增高，超过孕 12 周时仍不见下降，B 超图像显示葡萄胎特点。

2. 双胎妊娠

其与同期正常单胎妊娠相比，子宫较大，hCG 水平亦稍高，易与葡萄胎混淆，双胎妊娠无阴道流血症状，B 超检查可以确诊。

3. 羊水过多

羊水过多时子宫增大较迅速，应与葡萄胎鉴别，羊水过多无阴道流血症状，B 超检查可鉴别。

四、处理

（一）清除宫腔内容物

葡萄胎一经确诊，应及时清除宫腔内容物。一般采用吸刮术。术前应做好输液、配血准备，操作时应选用大号吸管吸引，子宫明显缩小后应轻柔刮宫。为减少出血和预防子宫穿孔，术中可应用缩宫素静脉滴注，为防止宫缩时滋养细胞被挤入宫壁血窦，造成肺栓塞和转移，一般在充分扩张宫颈管和大部分葡萄胎组织排出后开始使用缩宫素。1 次清宫吸净困难时，可于 1 周后行第 2 次刮宫。每次刮出物均需送病理检查，应注意选择近宫壁的小水疱组织送检。

（二）子宫切除术

对于年龄超过 40 岁、无生育要求者，可行子宫切除术，保留双侧卵巢。单纯子宫切除并不能阻止葡萄胎发生子宫外转移。

（三）预防性化疗

预防性化疗可减少远处转移的发生，且减少子宫局部侵犯，因化疗药的毒副作用，只适用于下列高危病例：①年龄超过 40 岁；② hCG 异常增高或葡萄胎排出后 hCG 下降曲线不呈进行性下降；③第 2 次刮宫仍可见滋养细胞增生活跃；④子宫明显大于停经月份；⑤卵巢黄素囊肿直径超过 6 cm；⑥伴有咯血者；⑦无条件随访者。一般在清宫前或清宫时采用氟尿嘧啶或放线菌素 –D（更生霉素）单药化疗。

（四）随访

定期随访可早期发现葡萄胎恶变。葡萄胎排出后应每周检测 hCG 1 次，直至连续 3 次正常，随后每月随访 1 次，持续至少半年，以后可每半年 1 次，共随访 2 年。随访时除必须检测 hCG 外，应注意有无异常阴道流血、咯血及其他转移灶症状，并做盆腔检查，必要时进行 X 线胸片、盆腔 B 超或 CT 检查。葡萄胎随访期间应避孕，避孕方法最好选用阴茎套；宫内节育器可混淆子宫出血原因，一般不用；目前认为口服避孕药并不影响葡萄胎的自然转归，可以选用。

第二节　侵蚀性葡萄胎

侵蚀性葡萄胎是指葡萄胎组织侵入子宫肌层或转移至子宫以外，因具恶性肿瘤行为而得名。

一、病因

侵蚀性葡萄胎来自良性葡萄胎，多数在葡萄胎清除后 6 个月内发生。

二、病理

大体可见水疱状物或血块，镜检时有绒毛结构，滋养细胞过度增生或不典型增生。

三、检查与诊断

（一）病史及临床表现

（1）阴道出血：葡萄胎清宫后半年内出现不规则阴道出血或月经恢复正常数月后又不规则出血。

（2）咯血：葡萄胎后出现痰中带血丝，应高度疑为肺转移。

（3）腹痛及腹腔内出血。

（4）宫旁肿块。

（二）HCG 连续测定葡萄胎

清宫后 12 周以上 HCG 仍持续高于正常，或 HCG 降至正常水平后又上升。

（三）B 超检查

子宫肌层有蜂窝样组织侵入。

（四）X 线检查

若有肺部转移，胸片中于肺野外带常有浅淡半透明的小圆形结节，有助于诊断。

（五）组织学诊断

侵入子宫肌层或于宫外转移灶的组织切片中见到绒毛结构或绒毛退变痕迹，可确诊。

四、鉴别诊断

（1）异位妊娠。

（2）绒毛膜癌。

（3）残余葡萄胎。

（4）黄素囊肿。

（5）再次妊娠。

五、治疗

化疗同绒毛膜癌。

六、疗效标准与预后

临床症状及转移灶消失，HCG 测定持续正常称为临床痊愈。临床痊愈后尚需巩固 1～2 个疗程。一般均能治愈，个别病例可死于脑转移。

七、随访

痊愈后第 1 年每月随访 1 次，1 年后每 3 个月随访 1 次，持续至第 3 年，以后每年随访 1 次至第 5 年，此后每 2 年随访 1 次。随访内容同葡萄胎。

第三节 绒毛膜癌

妊娠性绒毛膜癌是一种继发于正常或异常妊娠之后的滋养细胞肿瘤。其中 50% 发生于葡萄胎之后，25% 发生于流产后，22.5% 发生于足月妊娠之后，2.5% 发生于异位妊娠之后。绒癌多数发生于生育期年龄，但也有少数发生于绝经之后。绒癌的恶性程度极高，在化疗药物问世以前，其病死率高达 90% 以上。以后由于诊断技术的进展及化学治疗的发展，绒癌患者的预后已得到极大的改善。

一、病理

绝大多数绒癌原发于子宫，但也有极少数可原发于输卵管、宫颈、阔韧带等部位。肿瘤常位于子宫肌层内，也可突向宫腔或穿破浆膜，单个或多个，大小在 0.5～5 cm，但无固定形态，与周围组织分界清，质地软而脆，海绵样，暗红色，伴出血坏死。镜下特点为滋养细胞不形成绒毛或水泡状结构，成片高度增生，并广泛侵入子宫肌层和破坏血管，造成出血坏死。增生的滋养细胞通常位于病灶边缘，以细胞滋养细胞为轴心，周围合体滋养细胞包绕，但也可两种细胞相互混杂，排列紊乱。肿瘤中不含间质和自身血管，瘤细胞靠侵蚀母体血管而获取营养物质。

二、临床表现

前次妊娠至绒癌发病时间长短不一，继发于葡萄胎的绒癌绝大多数在 1 年以上发病，而继发于流产和足月产的绒癌约一半在 1 年内发病。

（一）无转移绒癌

大多数继发于葡萄胎以后，少数继发于流产或足月产后。其临床表现与侵蚀性葡萄胎相似。

1. 阴道流血

在葡萄胎排空、流产或足月产后，有持续的不规则阴道流血，量多少不定。也可表现为一段时间的正常月经后再停经，然后再出现阴道流血。长期阴道流血者可继发贫血。

2. 假孕症状

假孕症状由肿瘤分泌的 hCG 及雌、孕激素的作用，表现为乳房增大，乳头及乳晕着色，甚至有初乳样分泌，外阴、阴道、宫颈着色，生殖道质地变软。

3. 腹痛

绒癌一般并无腹痛，但当癌组织造成子宫穿孔，或子宫病灶坏死感染等可出现急性腹痛。

4. 体征

子宫增大，质地软，形态不规则，子宫旁两侧可触及子宫动脉搏动。有时可触及两侧或一侧卵巢黄素化囊肿。

（二）转移性绒癌

大多数继发于非葡萄胎妊娠以后。绒癌主要经血行播散，转移发生早而且广泛。最常见的转移部位是肺（80%），其次是阴道（30%），以及盆腔（20%）、肝（10%）和脑（10%）等。由于滋养细胞的生长特点之一是破坏血管，所以各转移部位症状的共同特点是局部出血。

转移性绒癌可以同时出现原发灶和继发灶症状，但也有不少患者原发灶消失而转移灶发展，仅表现为转移灶症状，如不注意常会误诊。

1. 肺转移

其通常表现为胸痛、咳嗽、咯血及呼吸困难。这些症状常呈急性发作，但也可呈慢性持续状态达数月之久。在少数情况下，可因肺动脉滋养细胞瘤栓形成，造成急性肺梗死，出现肺动脉高压和急性肺衰竭。但当肺转移灶较小时也可无任何症状，仅靠X线胸片或CT做出诊断。

2. 阴道转移

转移灶常位于阴道前壁，呈紫蓝色结节，破溃时引起不规则阴道流血，甚至大出血。一般认为系宫旁静脉逆行性转移所致。

3. 肝转移

肝转移为不良预后因素之一，多同时伴有肺转移，表现为上腹部或肝区疼痛，若病灶穿破肝包膜可出现腹腔内出血。

4. 脑转移

脑转移预后凶险，是绒癌主要的致死原因。一般同时伴有肺转移和（或）阴道转移。脑转移的形成可分为3个时期。首先为瘤栓期，表现为一过性脑缺血症状如猝然跌倒、暂时性失语、失明等。继而发展为脑瘤期，即瘤组织增生侵入脑组织形成脑瘤，患者出现头痛、喷射样呕吐、偏瘫、抽搐，直至昏迷。最后进入脑疝期，因脑瘤增大及周围组织出血、水肿，造成颅内压进一步升高，脑疝形成，压迫生命中枢，最终死亡。

5. 其他转移

绒癌的其他转移部位尚有脾、肾、膀胱、消化道、骨等。

三、诊断

（一）临床诊断

根据葡萄胎排空后或流产、足月分娩、异位妊娠后出现阴道流血和（或）转移灶及其相应症状和体征，应考虑绒癌可能，结合hCG测定等辅助检查，绒癌临床诊断可以确立。对于葡萄胎排空后发病者，1年以上一般临床诊断为绒癌，半年以内多诊断为侵蚀性葡萄胎。半年至1年者，绒癌和侵蚀性葡萄胎均有可能，但一般来说时间间隔越长，绒癌可能性越大。临床上还常根据症状轻重、有无转移和转移部位及结合hCG测定等各项辅助检查结果，综合分析，做出诊断。

1. β-hCG测定

在葡萄胎排空后9周以上或流产、足月产、异位妊娠后4周以上，血β-hCG水平持续在高水平，或曾经一度下降后又上升，已排除妊娠物残留，结合临床表现可诊断绒癌。

当疑有脑转移时，可测定脑脊液β-hCG，并与血清β-hCG比较。当血清：脑脊液β-hCG小于20：1时，有脑转移可能。

2. 超声检查

在声像图上，子宫可正常大小或不同程度增大，肌层内可见高回声团块，边界清但无包膜；或肌层内有回声不均区域或团块，边界不清且无包膜；也可表现为整个子宫呈弥散性增高回声，内部伴不规则低回声或无回声。彩色多普勒超声主要显示丰富的血流信号和低阻力型血流频谱。

3. X线胸片

X线胸片是诊断肺转移的重要检查方法。肺转移的最初X线征象为肺纹理增粗，以后发展为片状或小结节阴影，典型表现为棉球状或团块状阴影。转移灶以右侧肺及中下部较为多见。

4. CT和磁共振检查

CT对发现肺部较小病灶和脑、肝等部位的转移灶有较高的诊断价值。磁共振主要用于脑和盆腔病灶诊断。

（二）组织学诊断

如有病理检查，凡在送检的子宫肌层或子宫外转移灶的组织切片中，仅见成片滋养细胞浸润及坏死出血，未见绒毛结构者，诊断为绒癌。

四、鉴别诊断

绒癌容易与其他滋养细胞疾病及胎盘部位反应（合体细胞子宫内膜炎）、胎盘残留等相混淆，鉴别要点见表13-1。

表13-1 绒癌与其他疾病的鉴别

	葡萄胎	侵蚀性葡萄胎	绒毛膜癌	胎盘部位滋养细胞肿瘤	胎盘部位反应	胎盘残留
先行妊娠	无	葡萄胎	各种妊娠	各种妊娠	各种妊娠	流产、足月产
潜伏期	无	多在6个月以内	常超过6个月	多在1年内	无	无
绒毛	有	有	无	无	无	有，退化
滋养细胞增生	轻→重	轻→重，成团	重，成团	中间型滋养细胞	散在，不增生	无
浸润程度	蜕膜层	肌层	肌层	肌层	浅肌层	蜕膜层
组织坏死	无	有	有	无	无	无
转移	无	有	有	少	无	无
肝、脑转移	无	少	较易	少	无	无
hCG	（+）	（+）	（+）	（+）或（-）	（-）	（+）或（-）

五、临床分期和预后评分

实体瘤的分期大多以解剖学为基础，理想的分期法能准确反映肿瘤的生物学行为特征和临床进程，可用于估计预后和指导治疗方案的制订。GTT是一类独特实体瘤，起源于胎盘滋养层，其父源成分决定了其独特的免疫源性。肿瘤细胞靠侵蚀宿主血管而直接获取营养，血行转移是其主要转移方式。因此，与一般实体瘤不同，以解剖学为基础的分期法应用于GTT尚欠理想，也因此出现了各种分类方法，形成了GTT独特分期分类系统。

（一）FIGO分期

GTT的分期最早始于20世纪60年代。1962年北京协和医院根据大量临床病理资料，总结病变发展过程，首次提出了一个以解剖学为基础的临床分期（表13-2）。后经WHO详细讨论并推荐给FIGO，成为当时国际统一临床分期。临床实践证明，FIGO分期简单方便，特别适用于发展中国家，可反映病变的范围，并且和其他实体瘤分期法相一致。但GTT的临床进程和预后有时与FIGO分期并不一致，肺等盆腔外转移可发生于无盆腔转移者，单纯肺转移者的预后也并非较仅盆腔内转移者差。在指导治疗方面，Smith等比较FIGO分期（1982年）和Bagshawe预后评分系统应用价值，结果表明，在207例GTT中如果采用FIGO分期，有17例治疗不足，9例治疗过度。

因此，FIGO于1991年修订了原有临床分期，在每一期别下，根据有无或多少危险因素，分别设A、B、C三个亚期，形成了解剖学和危险因素相结合的临床分期（表13-3）。新的FIGO分期优点是继续保持了与其他实体瘤相一致的分期法，并结合危险因素以估计预后。但该分期中仅包括尿hCG大于100 000 mU/mL（血清β-hCG大于40 000 mU/mL）和距先行妊娠的病程大于6个月两项危险因素。这两项危险因素是否能涵盖GTT的全部特征尚有待继续观察。如何依据FIGO分期制订治疗方案FIGO也未明确说明。

表 13-2　北京协和医院分期

Ⅰ期	病变局限于子宫
Ⅱ期	病变转移至盆腔或阴道
Ⅱa	转移至宫旁组织或附件
Ⅱb	转移至阴道
Ⅲ期	病灶转移至肺
Ⅲa	单个病灶直径小于 3 cm 或片状阴影不超过一侧肺的 1/2
Ⅲb	肺转移超过Ⅲa范围
Ⅳ期	病变转移至脑、肝、肠、肾等处（全身转移）

表 13-3　FIGO 分期

Ⅰ期	病变局限于子宫
Ⅰa	无高危因素*
Ⅰb	具有 1 个高危因素
Ⅰc	具有 2 个高危因素
Ⅱ期	病变超出子宫，但局限于生殖系统
Ⅱa	无高危因素
Ⅱb	具有 1 个高危因素
Ⅱc	具有 2 个高危因素
Ⅲ期	病变累及肺，伴或不伴随生殖系统受累
Ⅲa	无高危因素
Ⅲb	具有 1 个高危因素
Ⅲc	具有 2 个高危因素
Ⅳ期	所有其他部位转移
Ⅳa	无高危因素
Ⅳb	具有 1 个高危因素
Ⅳc	具有 2 个高危因素

注：*高危因素：①治疗前尿 hCG 大于或等于 100000U/L 或血 hCG 大于或等于 40000U/L；②病程大于或等于 6 个月

（二）WHO 预后评分系统

1976 年 Bagshawe 通过对伦敦 Charing 红十字医院收治的 GTT 进行多因素分析，发现年龄、先行妊娠、病程等 9 个因素为影响预后的独立因素，并提出一个预后因素评分系统。这一评分系统于 1983 年被 WHO 做适当修改后采用（表 13-4）。大量临床实践证明，这一预后评分系统不仅可用于估计预后，而且可用于预测 GTT 对化疗的敏感性和指导制订治疗方案。其缺点是：①完全脱离了传统的以解剖为基础的分期法，而且较为复杂，其中部分危险因素不易获取，如配偶的 ABO 血型。②分类中所列的危险因素是否确为独立危险因素尚有争议。如 Lurian 等对 391 例 GTT 做多因素分析，只有先前化疗失败、确诊绒癌、多部位转移及阴道或肺以外转移为独立危险因素。Azab 等对 162 例 GTT 做多因素分析，只有先行妊娠、多部位转移、确诊绒癌、初次化疗失败为独立危险因素。Soper 等对 138 例 GTT 做多因素分析，只有先行化疗失败、绒癌和病程为独立危险因素。有趣的是，在所有这些研究中，治疗前 hCG 水平均不是独立的预后因素。③对危险因素评分时，所给的权重是否合适也有争议。如肝转移时常伴有其他部位的广泛转移，其生存率仅 35%，而脑转移的生存率可达 55%，所以肝转移和脑转移至少应给予相同的权重。进一步分析还发现，治疗前出现的脑转移与化疗期间出现的脑转移不同，前者预后更好。Bagshawe 本人也于 1988 年又提出修改意见，把最高权重从 4 分提高到 6 分，并建议小于 6 分为低危，6～8 分为中危，大于 8 分为高危（表 13-5）。但 Bagshawe 的建议尚未被 WHO 采纳。

尽管目前对 WHO 预后评分系统尚存不同理解及部分内容有待完善，但绝大多数国外学者认为，该系统是当今用于估计病变进程和预后及指导制订治疗方案的最佳系统。

表 13-4 WHO 预后评分

预后因素	评分			
	0 分	1 分	2 分	4 分
年龄（岁）	小于或等于 39	大于 39		
先行妊娠	葡萄胎	流产	足月产	
病程（月）	小于 4	4~6	7~12	大于 12
治疗前 hCG（U/L）	小于 10^3	小于 10^4	小于 10^5	大于 10^5
ABO 血型（女 × 男）		O×A, A×O	B, AB	
肿瘤最大直径（cm）		3~5	大于 5	
转移部位		脾、肾	消化道、肝	脑
转移个数		1~4	5~8	大于 8
以前治疗复发			单一药物	2 或 2 种以上药物

表 13-5 预后评分（Bagshawe）

预后因素	评分 *			
	0	1	2	6
年龄	小于 39	大于 39		
先行妊娠	葡萄胎	流产	足月产	
先行妊娠至开始化疗间隔月数	4	4~6	7~12	大于 12
hCG（mU/mL）	10^3	10^3~10^4	10^4~10^5	大于 10^5
ABO 血型（女方 × 男方）		O×A, A×O	B, AB	
最大肿瘤直径，包括子宫（cm）		3~5	大于 5	
转移部位		脾, 肾	胃肠道, 肝	脑
转移灶数目		1~4	5~8	大于 8
以前化疗			单药	两药以上

（三）其他分期分类系统

目前尚有各种其他 GTT 分期分类系统在世界各地应用，其中在美国较为通用，并据此把 GTT 分为无转移、低危转移和高危转移 3 个类别（表 13-6）。这一分类系统经修改后已被美国国家癌症研究院采纳（表 13-7）。Soper 等 1994 年比较 454 例 GTT 分别用 NCI 分类法，FIGO 分期和 WHO 评分结果，发现 NCI 分类简便且易于掌握，对预计化疗失败的敏感性也最高。

表 13-6 GTT 临床分期（Hammond 等）

1. 病变无转移
2. 病变有转移

低危

①尿 hCG 小于 100 000 U/24 h 或血清 hCG 小于 40 000 mU/mL

②病程小于 4 个月

③无脑或肝转移

④未曾化疗

⑤非足月分娩（如葡萄胎，异位妊娠，或自然流产）

高危

①尿 hCG 大于 100 000 U/24 h 或血清 hCG 大于 40 000 mU/mL

②病程大于 4 个月

③出现脑或肝转移

④先前化疗失败

⑤先行足月妊娠

表 13-7　GTD 的 NCI 分期

Ⅰ.良性 GTD
　　①完全性葡萄胎
　　②部分性葡萄胎
Ⅱ.恶性 GTD
　　①无转移：无子宫外转移的证据
　　②有转移：任何子宫外病变
ⅰ.预后良性（无危险因素）
ⅱ.预后恶性（存在危险因素）
①尿 hCG 大于 100 000 U/24 h，或血清 hCG 大于 40 000 mU/mL
②病程大于 4 个月
③出现脑或肝转移
④先前化疗失败
⑤先行足月妊娠

六、治疗

治疗原则以化疗为主，手术和放疗为辅。在制订治疗方案以前，必须在明确诊断的基础上，做出正确的临床分期、预后评分，从而制订合适的治疗方案。目前国外大多学者建议采用 FIGO 分期结合 WHO 预后评分系统作为治疗前评估，并以此作为分层次或个体化治疗的依据。Berkowitz 等提出的分层治疗方案较好地体现了这一治疗原则（表 13-8）。

表 13-8　GTT 患者分层治疗方案

Ⅰ 期		
	首选	单药化疗或子宫切除 + 辅助化疗
	耐药	联合化疗
		子宫切除 + 辅助化疗
		局部病灶切除
		盆腔动脉插管化疗
Ⅱ 和 Ⅲ 期		
低危	首选	单药化疗
	耐药	联合化疗
高危	首选	联合化疗
	耐药	二线联合化疗
Ⅳ 期	首选	联合化疗
		脑转移：全脑放疗、开颅手术
		肝转移：病灶切除
	耐药	二线联合化疗
		肝动脉插管放疗

一般而言，Ⅰ期属于低危，Ⅳ期属于高危，Ⅱ期和Ⅲ期则通过 WHO 预后评分进一步明确其低危还是高危。

（一）治疗方案的选择

1. Ⅰ 期

治疗方案的选择主要依据患者有无保留生育功能的要求。若不要求保留生育功能，则首选手术 + 辅助化疗；相反者，则首选化疗。

（1）手术 + 辅助化疗：术式为子宫切除术。辅助化疗选择单一药物化疗，通常为单一疗程，与手术同时开始。其目的有：①减少手术时肿瘤细胞播散的机会；②在外周血和组织中保持一定的药物浓度，以防万一发生的术时播散；③治疗业已存在的隐匿性转移。

（2）化疗：选择单一药物化疗，Ⅰ期 GTT 经单一药物化疗的完全缓解率可达 92%。

2. Ⅱ期和Ⅲ期

对于低危病例首选单一药物化疗，其中Ⅱ期的完全缓解率为 84.2%，Ⅲ期为 81.3%。对于高危病例选择联合化疗，其方案有 MTX/ACTD，MAC，EMA 等。但当 WHO 评分大于 7 分时，这些化疗方案的缓解率仅 50% 左右。所以目前对 WHO 评分大于 7 分者，推荐首选 EMA-CO 方案，完全缓解率可达 70% ~ 90%。

阴道转移是Ⅱ期中最常见的转移部位，一般通过化疗可得以有效控制。若肿瘤侵蚀血管并破溃出现大出血时，可采用缝扎止血或病灶切除，有时髂内动脉栓塞也有效。肺转移是Ⅲ期中最常见的转移部位。除非为持续耐药病灶，一般不考虑手术治疗。Tomoda 等提出肺叶切除的指征：①可以耐受手术；②原发灶已控制；③无其他转移灶；④肺转移局限于一侧；⑤hCG 滴度小于 1 000 mU/mL。

子宫切除对控制大出血或感染，缩小肿瘤体积并缩短化疗疗程有意义，可在特定的情况下考虑实施。手术范围为全子宫切除或次广泛子宫切除，后者对切除宫旁血管内瘤栓有意义。生育期年龄妇女应保留卵巢。对于有生育要求的年轻妇女，若血 hCG 水平不高，子宫外转移灶控制及耐药病灶为单个，可考虑做病灶剜除术。

3. Ⅳ期

Ⅳ期均需强烈联合化疗，首选 EMA-CO 方案。适时联合放疗和手术有助于改善预后。在Ⅳ期中预后最差的是肝、脑转移。肝转移治疗的基本手段是联合化疗。有报道，肝转移可通过单纯化疗达到 62.5% 的完全缓解率。对于出血或耐药病灶，可选择肝叶切除，肝动脉栓塞/灌注化疗等。脑转移的基本治疗手段也是化疗，其完全缓解率可达 86%。脑部放疗可达到止血和杀瘤双重作用，可选择与化疗联合应用。开颅手术仅在控制颅内出血、降低颅内压时急诊实施，开颅手术有时也可用于耐药病灶的切除。

（二）化疗方案

1. 单一药物化疗

（1）化疗方案：目前国外学者对无转移和低危转移 GTT 患者的化疗方案选择比较一致，均采用单一药物化疗。常用的化疗方案，见表 13-9。

（2）化疗疗程数：对低危 GTT 多数的国内文献仍遵循经典的停药指征，即需进行多疗程的化疗。一般认为化疗应持续到症状体征消失，原发和转移灶消失，hCG 每周测定 1 次，连续 3 次正常，再巩固 2 ~ 3 个疗程方可停药。但近年国外有较多研究者认为在第 1 次疗程化疗结束后，可根据 hCG 下降趋势决定是否进行下一疗程化疗。只要 hCG 持续下降，可进行单药单疗程化疗，第 1 个疗程化疗结束后开始第 2 疗程化疗的指征是：①第 1 个疗程化疗结束后持续 3 周 hCG 水平不下降或再次上升；②第 1 疗程化疗结束 18 d 内 hCG 下降不足 1 个常用对数。hCG 持续下降是指 hCG 每周测定 1 次，每次测定的 hCG 值低于上一次 10% 以上；hCG 水平不下降是指每周测定的 hCG 比上次下降小于或等于 10% 或上升小于或等于 10%；hCG 值上升指每周测定的 hCG 比上次上升大于或等于 10%。由于根据 hCG 下降趋势决定第 2 疗程化疗的开始时间，所以两个疗程之间的间隔时间也不再固定。使用 MTX-FA 方案时如第 1 疗程 MTX 治疗疗效不满意，第 2 疗程可将 MTX 的剂量从 1 mg/(kg·d) 提高到 1.5 mg/(kg·d)。

（3）补救化疗方案：如果在单药化疗期间出现新的病灶或 hCG 持续 2 周下降不足 10% 或 6 周后下降不足 1 个常用对数，应考虑对已用方案耐药，需更改化疗方案。更改方案原则一般为先单药，后联合化疗。如 MTX 治疗失败，可改用 Act-D 或 VP-16 单药作二线化疗；如 Act-D 治疗失败，可改用 MTX 或 VP-16 单药作二线化疗。当两种单药化疗均失败后，再改为联合化疗。Dobson 等认为，EA 方案是低危 GTT 患者较理想的二线联合化疗方案（表 13-10）。

表13-9 常用几种化疗方案

方案	剂量、给药途径、疗程日数	疗程间隔
MTX	0.4 mg/（kg·d）肌内注射，连续5 d	2周
KSM	8～10 μg/（kg·d）静脉滴注，连续8～10 d	2周
5-FU	28～30 mg/（kg·d）静脉滴注，连续8～10 d	2周
MTX +	1 mg/（kg·d）肌内注射，第1，3，5，7日	2周
四氢叶酸（CF）	0.1 mg/（kg·d）肌内注射，第2，4，6，8日（24 h后用）	
EMA-CO		2周

第一部分 EMA

第1日　VP16 100 mg/m^2 静脉滴注

　　　　Act-D 0.5 mg 静脉注射

　　　　MTX 100 mg/m^2 静脉注射

　　　　MTX 200 mg/m^2，静脉滴注 12 h

第2日　VP16 100 mg/m^2，静脉滴注

　　　　Act-D 0.5 mg 静脉注射

　　　　四氢叶酸（CF）15 mg，肌内注射

　　　　（从静脉注射MTX开始算起24 h给，每12 h 1次，共2次）

第3日　四氢叶酸 15 mg，肌内注射，每12 h 1次，共2次

第4～7日　休息（无化疗）

第二部分 CO

第8日　VCR 1.0 mg/m^2，静脉注射

　　　　CTX 600 mg/m^2，静脉滴注

表13-10 EA方案

方案	剂量、给药途径	疗程日数
VP-16	100 mg/m^2 静脉注射	1～3 d
Act-D	0.5 mg/d 静脉注射	1～3 d
疗程间隔 7 d		

2. 联合化疗

（1）高危首选化疗方案——EMA-CO：对高危病例选择联合化疗已得到公识，但联合化疗方案的选择也经过了一个探索过程。早在20世纪70年代中期，Bagshawe提出了CHAMOCA方案用于高危病例的治疗，可取得82%的缓解率。但由于所用药物较多，包括羟基脲、Act-D、VCR、阿霉素等，不良反应较大，已应用不多。在20世纪70～80年代，应用较普遍的是MAC方案，据报道可达95%的缓解率。由于认识了VP-16对GTT的治疗效果，20世纪80年代初Bagshawe首先应用包括VP-16、MTX和Act-D在内的多种对GTT有效的细胞毒药物组合（EMA-CO方案），经许多研究证明，其完全缓解率和远期生存率均在80%以上，已成为当今高危病例的首选方案。有关EMA-CO方案治疗GTT高危患者的疗效，见表13-11。

一般来说EMA-CO不良反应不大，最常见的不良反应为骨髓抑制，其次为肝肾毒性。由于化疗辅助治疗手段主要是细胞因子骨髓支持和预防性抗吐治疗的实施，使EMA-CO方案的计划化疗剂量强度得到保证。随着对EMA-CO方案应用的广泛，一些研究者在Bagshawe原方案的基础上进行了改良，对一些不十分高危的GTT患者（WHO预后评分8～11）可选择EMA方案，化疗间隔14天。而对一些十分高危患者可选择EMA与其他对骨髓抑制轻的药（如顺氯氨铂和鬼臼乙叉苷）联合应用（EMA-EP）。

表 13-11　EMA-CO 方案治疗 GTT 高危患者的疗效

作者	初次化疗			二线化疗		
	例数	CR（%）	生存率（%）	例数	CR（%）	生存率（%）
Bolig 等	17	94	88	14	71	64
Newlands 等	76	80	82	72	79	89
Schink 等	12	83	100			
Soper 等	6	67	-	16	81	68
Bower 等	151	78	85	121	79	90
向阳等	-	-	-	51	64.7	81.8
叶大风等	17	88.2*	-	15	73.3*	-

注：* 有效率包括完全有效和部分有效

日本学者 Matsui 等认为，EMA-CO 方案中的 CTX 和 VCR 对 GTT 患者疗效的不确定性，因而采用 EMA（去掉 EMA-CO 方案中的 CO）治疗高危 GTT 患者，结果初次治疗患者有效率达 70.6%，而耐药患者有效率也达 63.6%，与既往报道的 EMA-CO 方案结果相一致，因而认为对于高危 GTT 患者可以率先选择 MEA 方案。最近也有报道可用 PEA 作为高危病例的首选方案（表 13-12），但对其能否作为高危一线化疗方案尚需积累病例待进一步探讨。

表 13-12　PEA 方案

药物	用法 1	用法 2
DDP	100 mg/m², 静脉推注，第 1 日	100 mg/m², 静脉推注，第 1 日
VP-16	100 mg/m², 静脉推注，第 1～3 日和 14～16 日或 200mg/m², 口服，第 1～3 日和 14～16 日	100 mg/m², 静脉推注，第 1, 3, 5 日
Act-D	300 ug/m², 静脉推注，第 1～3 日和 14～16 日疗程间隔 28 日	500 μg/m², 静脉推注，第 1, 3, 5 日疗程间隔 28 日

高危患者的化疗一般认为应持续到症状体征消失，原发和转移灶消失，hCG 每周测定 1 次，连续 3 次正常，再巩固 2～3 个疗程方可停药。随访 5 年无复发者称为治愈。

（2）高危病例的二线化疗方案：尽管目前大多数学者认为 EMA-CO 方案是治疗高危、耐药 GTT 患者的首选化疗方案，但仍有部分患者无效。Kim 等通过对 165 例高危 GTT 患者可能影响 EMA-CO 方案治疗效果的因素进行了多因素分析，发现存在以下情况时，EMA-CO 治疗疗效将降低：①病程大于或等于 12 个月；②转移器官超过 2 个；③不适当的治疗，包括无计划的手术治疗和不规范的先前化疗。对 EMA-CO 方案耐药的病例如何治疗是当今世界的一大难题，目前主要对策有：①选择新的化疗药物和方案；②采用化疗、手术、放疗等综合治疗。目前可供选择的高危二线化疗方案，见表 13-13。随着造血干细胞移植技术的成熟，最近提出可采用超大剂量化疗治疗耐药和复发高危 GTT（表 13-14）。

表 13-13　高危 GTT 二线放疗方案

方案	药物用法	疗程间隔
EP	VP 100 mg/m², 静脉推注，第 1～5 日	14 或 21 d
	DDP 20 mg/m², 静脉推注，第 1～5 日	
BEP	博来霉素 30 U, 静脉推注，第 1, 8, 15 日	21 d
DDP	20 mg/m², 静脉推注，第 1～4 日	
	VP16 100 mg/m², 静脉推注，第 1～4 日	
VIP	VP 75 mg/m², 静脉推注，第 1～4 日	21 d
	IFO 1.2 g/m², 静脉推注，第 1～4 日	
	Mesna 120 mg, 静脉推注；1.2 g/m², 静脉推注，每日 1 次	
	DDP 20 mg/m², 静脉推注，第 1～4 日	

续 表

方案	药物用法	疗程间隔
ICE	IFO 1.2 g/m², 静脉滴注, 第 1～3 日	21 d
	Mesna 120 mg, 静脉推注; 1.2 g/m², 静脉推注	
	卡铂 300 mg/m², 静脉滴注, 第 1 日	
	VP 75 mg/m², 静脉滴注, 第 1～3 日	

表 13-14　二线超大剂量化疗

方案	用法	备注
VC	VP-16 4 200 mg/m², 静脉滴注大于 60 h	造血干细胞移植
	CTX 50 mg/kg, 静脉推注, 第 1～4 日	
ICE	IFO 1 500 mg/m², 静脉推注, 第 1～5 日	
	卡铂 200 mg/m², 静脉推注, 第 1～5 日	
	VP-16 250 mg/m², 静脉推注, 第 1～5 日	

（3）疗效评判：在每一疗程结束后，应每周一次测定血 β-hCG，结合妇科检查、超声、胸片、CT 等检查。在每个疗程化疗结束至 18 天内，血 p-hCG 下降至少 1 个对数称为有效。

（4）毒副反应防治：化疗主要的毒副反应为骨髓抑制，其次为消化道反应、肝功能损害、肾功能损害及脱发等。所以用药期间严密观察，注意防治。

七、随访

患者治疗结束后应严密随访，第 1 年每个月随访 1 次，1 年后每 3 个月 1 次直至 3 年，以后每年 1 次共 5 年。随访内容同葡萄胎。随访期间应严格避孕。

第十四章 子宫内膜异位症与子宫腺肌病

第一节 子宫内膜异位症

传统的子宫内膜异位定义是：具有生长功能的子宫内膜组织出现在子宫腔被覆黏膜以外的身体其他部位而引起疾病。这个定义包含了两个概念，一是子宫内膜可异位于子宫以外的组织器官（曾称外在性子宫内膜异位症），另一个是子宫内膜也可异位于子宫肌壁间（曾称内在性子宫内膜异位症）。目前发现，位于子宫以外的异位症与位于子宫肌壁间的异位症（现称为子宫腺肌病），其组织学发生、治疗、预后均不相同，应分别为两个概念。目前的定义应该为：具有生长功能的子宫内膜出现在子宫腔被覆黏膜以及子宫肌层以外的身体其他部位所致的疾病，称为子宫内膜异位症（endometriosis，EMT，简称内异症）。异位子宫内膜可侵犯全身任何部位，但以盆腔最为常见（图14-1），顺序依次为：卵巢、直肠子宫陷窝、阔韧带后叶、宫骶韧带，其次为子宫浆膜面、乙状结肠、腹膜脏层、阴道直肠膈。

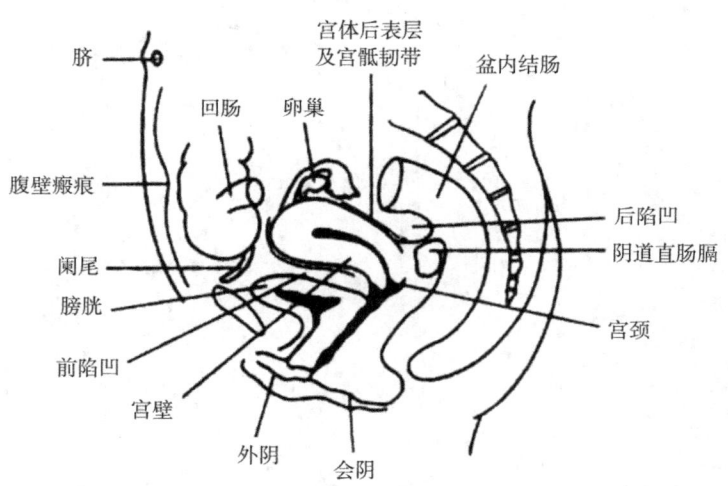

图 14-1 子宫内膜异位症的发生部位

一、发病率及高危因素

近年来内异症的发病率明显增高。由于子宫内膜异位症的诊断需要开腹或腹腔镜检查确诊，而后者由于不能在人群中普查，故内异症在人群中发生率不清。文献报道子宫内膜异位症的发病率为行妇科手术住院患者的相对发病率，由于行妇科手术的疾病不同，报道的发病率也不相同，一般认为，5%～15%经历妇科手术的患者术中发现合并子宫内膜异位症。内异症多见于育龄妇女。高危因素包括：①职业因素。干部、教师、技术员较多,而农民、无职业者较少见。②月经因素。初潮早,月经周期短(小于或等于27天),行经时间长(大于或等于8天)或月经过多者,子宫内膜异位症发病率高。其他高危因素有遗传因素及免疫功能紊乱,将在病因及发病机制中介绍。

二、病因及发病机制

不同部位的子宫内膜异位症其病因及发病机制可能不同。

(一)子宫内膜种植学说

1921年Sampson提出子宫内膜随月经血经输卵管逆流进入盆腔,种植于卵巢和邻近的盆腔腹膜并生长、蔓延,形成盆腔异位症。种植学说可以解释腹膜、盆腔脏器浆膜面及卵巢异位症。临床和实验室研究结果均支持这一学说:①70%~90%女性有经血逆流。据报道,59%~79%女性在经期的腹腔中找到存活的子宫内膜细胞,猕猴实验也证实其经血直接流入腹腔可在盆腔内形成典型的子宫内膜异位症。②经血排除受阻者,如处女膜闭锁,宫颈粘连,异位症发病率高。③医源性子宫内膜种植:临床上典型病例是剖宫产后腹壁瘢痕异位症,会阴侧切口子宫内膜异位症。

(二)淋巴及静脉播散学说

1952年Javert提出子宫内膜组织像恶性肿瘤一样,通过血管和淋巴管向远处转移。人们在光镜检查时发现淋巴结和盆腔静脉中有子宫内膜组织,临床上所见远离盆腔的器官如肺、四肢的皮肤、肌肉的异位症可能是子宫内膜通过血行和淋巴播散的结果。

(三)体腔上皮化生学说

目前认为阴道直肠膈的异位结节可能与体腔上皮化生有关。

(四)免疫学说

虽然多数妇女月经期有经血逆流至腹腔,但仅少数妇女发生盆腔异位症,说明内异症的发生可能与免疫系统异常有关。内异症时,脱落的子宫内膜要在腹膜等部位生长必须经过黏附、种植及血管生成几个环节,而免疫系统的变化可能与以上各个环节有关。①免疫监视作用减弱:正常免疫状态下,NK细胞以及巨噬细胞能吞噬和清除逆流经血中的内膜细胞,而异位症患者的血液、腹腔液中NK细胞活性降低,免疫监视作用减弱,不能有效清除异位的内膜,为内膜的黏附提供了先决条件。此外,异位内膜细胞含有的黏附分子,如免疫球蛋白超家族、整合素家族、选择素家族、钙黏附素家族,也参与内膜的异位黏附过程。②内异症腹腔液微环境发生明显变化:腹腔液中巨噬细胞明显升高,巨噬细胞可分泌释放白细胞介素(IL),如IL-1,6,8,13及肿瘤坏死因子(TNF-α)、转化生长因子(TGF-β)、血管生长因子(VEGF)等,这些因子通过促进血管生成,促进细胞的分化或增殖,使异位的子宫内膜进一步种植和发展。其中VEGF、IL-6、IL-8、TGF、TNF等均可促进血管生成,从而有利于病变进一步生长,而有些细胞因子,如IL-6、IL-8则可直接刺激间质细胞的生长。此外,多种白细胞介素可激活T和B淋巴细胞,介导免疫和炎性反应,导致粘连形成。

异位内膜的种植生长除与以上免疫因素有关外,还与子宫内膜的一些酶类异常有关,如异位内膜的基质金属蛋白酶(MMPs)、细胞色素P450酶活性增强。MMPs可以降解细胞外基质,促使异位内膜植入。细胞色素P450酶可使子宫内膜局部合成雌二醇(E_2)的能力增强,E_2可刺激异位内膜逐渐生长,最后发展为典型的子宫内膜异位症。

(五)遗传因素

除以上内异症形成的机制外,遗传因素目前受到重视。文献报道内异症患者,其姐妹中异位症的发生率为5.9%,母亲异位症的发生率为8.1%,而患者丈夫的一级家属中内异症的发生率仅为1%。内异症患者的一级亲属中,其内异症发生率与对照组相比高3~9倍。有关内异症的遗传基础研究发现$GSTM_1$与NAT_2,可能为内异症的易感基因。$GSTM_1$ 0/0纯合子基因型,在内异症中的发生率为81%,明显高于对照组人群的39%。

目前尚无一种学说可以解释所有异位症的发生,各学说的互相补充可以解释不同部位内膜异位灶的发病机制。

三、病理

子宫内膜异位症的基本病理变化为异位子宫内膜随卵巢激素变化而发生周期性出血，进而导致周围纤维组织增生、粘连、囊肿形成。因病变部位、病变程度不同，其局部表现有所差异。

（一）巨检

由于腹腔镜有放大作用，腹腔镜下的肉眼直视检查将明显优于开腹探查时的发现。

1. 卵巢异位症

卵巢是最容易被异位内膜侵犯的器官，80%患者病变累及一侧，50%累及双侧。卵巢的异位内膜分为微小病变型及典型病变型两种。前者为位于卵巢浅表层的红色、蓝色或棕色斑点、小囊。后者为异位内膜侵犯间质并在其内生长，随卵巢内分泌变化而周期性出血，以至形成单个或多个囊肿，称为卵巢子宫内膜异位囊肿，由于囊肿内含暗褐色陈旧性血液，状似巧克力液体，故又称为卵巢巧克力囊肿。囊肿张力大、囊肿近卵巢表面时易破裂，也易反复破裂，破裂后囊内容物刺激局部腹膜及卵巢呈炎性反应，导致卵巢破裂处与周围组织粘连，这种粘连多发生在子宫后方、阔韧带后叶及盆侧壁，致使卵巢固定在盆腔内，活动度差。若双侧卵巢子宫内膜异位囊肿在子宫后方互相粘连，可形成"对吻"卵巢。这种粘连是卵巢子宫内膜异位症囊肿的临床特征之一。有关卵巢子宫内膜异位囊肿的形成机制不明，有学者报道卵巢子宫内膜异位囊肿可分为两种类型。

（1）Ⅰ型：即原发子宫内膜异位囊肿，较少见，直径1～2 cm，含深褐色液体，囊壁均有子宫内膜组织，是表浅子宫内膜异位灶发展的结果。手术治疗时常难剥除，而需分割切除。

（2）Ⅱ型：继发性子宫内膜异位囊肿，临床最为常见。它是卵巢功能性囊肿如黄体囊肿或滤泡囊肿与异位的子宫内膜灶共同形成的。根据内膜异位结节与囊肿的关系分为Ⅱa、Ⅱb及Ⅱc三个亚型。①Ⅱa：约占1/4，出血型囊肿与异位结节靠近，但不相连，囊肿直径一般在2～6 cm，手术时囊壁容易撕剥。②Ⅱb：约占1/4，出血囊肿与异位结节相连，并与周围组织粘连，囊肿直径一般在3～12 cm，通常7～8 cm，除异位结节附着处，囊壁容易从卵巢剥出。③Ⅱc：约占1/2，最常见，出血囊肿与异位结节粘连致密，与周围组织粘连也严重，囊肿直径一般3～20 cm，剥离较困难。在一个卵巢可能有不同类型的囊肿存在，特别是Ⅱb和Ⅱc型囊肿。Ⅱa型常合并黄素化囊肿或滤泡囊肿，Ⅱb、Ⅱc型则是表面内膜异位症的深部浸润，形成典型的卵巢巧克力囊肿。

2. 宫骶韧带、直肠子宫陷凹和子宫后壁下段异位症

最多见，这些部位因位置低与经血中子宫内膜碎片接触机会多。早期局部有散在紫色斑点状出血，骶骨韧带呈增粗或结节改变。随病变发展，子宫后壁与直肠前壁粘连，直肠子宫陷凹变浅甚至消失，重者病灶向直肠阴道隔发展，在隔内形成肿块，但穿破阴道或直肠黏膜者罕见。

3. 盆腔腹膜异位症

由于腹腔镜对病灶的放大作用，腹膜及脏器表面的早期病灶或微小病灶较肉眼直视时能呈现出各种不同的病理形态。盆腔腹膜异位症分为红色、黑色、白色三大类。红色包括红色火焰状病变、息肉样红色囊泡、区域性血管密集、紫蓝状腹膜。这些病变为临床早期病变，红色病变的特点为病灶周围充血或血管增生。黑色病变为典型病变或晚期病变，最易识别，呈黑色或紫蓝色斑块状，为色素沉着及陈旧出血所致。白色病变主要为局部病变引起的纤维腹膜失去透明和可移动性，表现为白色浑浊腹膜、黄褐色腹膜斑块粘连、腹膜缺损、腹膜袋、筛孔状腹膜。由于腹膜纤维瘢痕化，瘢痕收缩形成腹膜缺损，多个腹膜缺损及瘢痕融合在一起形成筛孔样病变。对于不典型的病变，术中进行热-色试验有助于诊断。热-色试验的原理是加热使病变内的含铁血黄素变为黑棕色，使病灶易于辨认。

4. 输卵管及宫颈异位症

异位内膜累及输卵管及宫颈者少见，偶见输卵管浆膜层被累及，可见紫蓝色斑点，输卵管与其周围组织粘连、扭曲，但管腔多通畅。宫颈异位内膜病灶，浅表者在宫颈表面见暗红色或紫色颗粒，经期略增大。深部病灶在宫颈剖面见点状紫蓝色或含陈旧血液的小囊腔。

5. 直肠阴道内膜异位症

有学者提出直肠阴道内膜异位症结节是一种腺肌结节，外观直肠子宫陷凹腹膜完全正常，只有在三合诊时方可摸到直肠阴道间的结节。从组织学而言，结节中可看到上皮、腺体和间质，更有内膜组织周围增生的平滑肌。

（二）镜检

典型的异位内膜组织结构在显微镜下有子宫内膜腺体、子宫内膜间质、纤维素、出血4种成分，一般认为4种成分中出现2种成分即可做出诊断。但典型的组织结构可因异位内膜反复出血被破坏而难以发现，出现临床表现极典型而病理组织学特征极少的现象，因此，镜下检查有以下特点：①腹膜病变的镜下结果与病灶的类型有关：红色病变多可见到腺体及间质；黑色病变可见到腺体、间质及含铁血黄素的巨噬细胞，白色病变较少见到腺体，可有结缔组织纤维化。②临床上典型病灶而镜下检查为阴性结果：这种病理与临床不一致者约占24%。由于出血来自间质内血管，在镜下找到少量内膜间质细胞即可确诊。③卵巢子宫内膜异位囊肿可见到典型的腺体及间质。但有时卵巢子宫内膜异位囊肿壁受内容物压迫，大而薄，内层上皮结构破坏，见不到典型的上皮及间质，只见到含铁血黄素细胞，囊壁周围有破碎变性的结缔组织也应诊断子宫内膜异位囊肿。④异位子宫内膜组织对卵巢激素有反应，随卵巢周期变化而有增生和分泌变化，但其多数改变与在位子宫内膜不同步，往往表现为增生期改变。异位子宫内膜组织对激素轴的调节反应程度和方式不一致，表现在即使是同一病灶的不同部位、间质细胞和腺上皮细胞等对激素的调节反应有很大差异，差异取决于异位内膜组织的成熟程度。可能由于异位内膜的甾体激素受体不足，激素治疗只能起暂时抑制作用而不能达到根治目的。

四、临床表现

（一）症状

1. 疼痛

疼痛是内异症最主要、最常见的症状。患者中87%表现为痛经，71.3%为下腹痛，57.4%全腹痛，42.6%肛门痛，34.5%排便痛。痛经的特点为继发性、周期性、进行性加剧，常于月经来潮前1~2个月开始，月经1~2天加剧，以后逐渐减轻。部分患者有性交痛，表现为深部性交痛。多见于直肠子宫陷凹异位病灶或因病变导致子宫后倾固定的患者。疼痛与病变部位及浸润深度有关，与病灶大小关系不明显。如较大的卵巢子宫内膜异位囊肿，可能疼痛较轻。而盆腔腹膜散在小结节，可能导致剧烈疼痛。

2. 不孕

内异症合并不孕者高达40%~50%，内异症导致不孕的机制非常复杂，可能与下列因素有关。

（1）粘连：重度内异症引起的盆腔广泛粘连以及输卵管阻塞。输卵管蠕动减弱，影响卵子的排出、摄取和受精卵的正常运行。

（2）黄体期功能不足：内膜异位症患者卵泡和黄体细胞上的LH受体数量较正常妇女较少，以致黄体期黄体分泌不足而影响受孕。

（3）未破卵泡黄素化综合征（luteinized unruptured follicle syndrome，LUFS）：LUFS表现为卵巢中卵泡发育但无排卵，虽无排卵但卵泡细胞出现黄素化，患者体温呈双相，子宫内膜呈分泌期改变，但无受孕可能。其诊断依据是在应有的排卵期后4~10天，腹腔镜检时，卵巢表面未见排卵孔；在LH高峰后2天，B型超声检查时卵泡仍继续生长；月经周期中，腹腔液量无增加，特别是腹腔液中雌激素和孕激素水平无突发性增高。有报道证实内膜异位症患者LUFS的发生率较正常妇女显著增高，故多并发不孕。

（4）腹腔液微环境变化：内异症患者腹腔液含大量活化的巨噬细胞，其除具有吞噬精子的作用，还分泌多种细胞因子，如IL-6、IL-8等，阻碍受精及胚胎发育。

3. 月经异常

月经过多，经期延长，经前点滴状出血或不规则子宫出血等，与卵巢功能异常或同时合并子宫腺肌瘤或子宫肌瘤有关。

（二）体征

除巨大的卵巢子宫内膜异位囊肿可在腹部触及肿块以及囊肿破裂出现腹膜刺激征外，一般腹部检查均无明显异常。由于内异症病变主要在子宫后壁及直肠子宫陷窝，在怀疑子宫内膜异位症而做妇科检查时，除做双合诊检查外，要做三合诊检查，有时双合诊不能发现阳性体征，而在三合诊时很明显。

子宫内膜异位症的体征特点：子宫后倾固定，活动差，直肠子宫陷窝、宫底韧带及子宫后壁下段可扪及触痛结节。若有卵巢巧克力囊肿存在，则可在子宫一侧或双侧附件区扪及囊性包块，多与子宫粘连、固定。直肠阴道隔病灶可在阴道后穹触及包块或在肛查时发现直肠阴道隔肿块。

五、诊断及鉴别诊断

凡育龄妇女出现典型继发性、进行性加重的痛经以及其他各种疼痛或不孕，妇科检查发现盆腔内典型的触痛结节或子宫一侧或双侧与子宫关系密切的囊性包块，初步考虑子宫内膜异位症。下列辅助检查有助于诊断，腹腔镜检查可确诊。

（一）辅助检查

1. 影像学检查

B超、CT、MRI等用于卵巢巧克力囊肿的诊断。B超诊断卵巢子宫内膜异位囊肿的特点为肿块囊性，边界欠清，内有稀疏光点，囊液稠厚，肿块位于子宫后侧，与子宫关系密切。

2. CA125

Ⅰ、Ⅱ期CA125多正常，Ⅲ、Ⅳ期有卵巢子宫内膜异位囊肿、病灶浸润较深或盆腔粘连广泛者CA125可为阳性，多在200 U/mL以下，CA125诊断内异症敏感性较低，但若升高，特异性较高，有文献报道可达90%。子宫内膜异位症治疗有效时CA125降低，复发时增高，因此CA125可用于检测疗效及有无复发。

3. 其他免疫学检查

抗子宫内膜抗体敏感性、特异性不高，与CA125合用，可增加特异性。

4. 腹腔镜检查

目前认为腹腔镜是诊断子宫内膜异位症的金标准。尤其对不明原因的不孕、腹痛均应积极行腹腔镜检查，明确诊断。腹腔镜检查不但有利于诊断，还有利于确定子宫内膜异位症的临床分期。

（二）鉴别诊断

1. 卵巢恶性肿瘤

卵巢恶性肿瘤除在子宫旁扪及固定的肿块外，还可在盆腔内发现散在转移结节，因而易与子宫内膜异位症混淆。卵巢恶性肿瘤早期无症状，有症状时多有持续性腹胀腹痛，病情发展快，一般情况差。妇科检查除触及包块外，多伴有腹水。B型超声图像显示肿瘤为混合性实性包块，肿瘤标志物CA125值多大于200 U/mL。凡诊断不明确时，应及早剖腹探查。

2. 慢性盆腔炎

慢性盆腔炎时子宫不活动，固定，子宫一侧或双侧扪及包块边界不清，尤其是结核性盆腔炎者，还能在宫骶韧带及直肠子宫陷窝处触及结核结节，因而与内异症容易混淆。但慢性盆腔炎患者有反复发作的盆腔感染史，平素可有下腹部隐痛，疼痛无周期性，可伴发热。妇科检查子宫活动差，一侧或双侧附件有边界不清的包块，抗生素治疗有效。

3. 子宫腺肌病

痛经症状与异位症相似，但更剧烈，疼痛位于下腹正中。妇科检查子宫呈均匀性增大，质硬，经期检查子宫触痛明显。子宫腺肌病也可与盆腔子宫内膜异位症并存。

六、临床分期

子宫内膜异位症的分期方法很多。目前我国多采用美国生育协会（American Fertility Society，AFS）提出的修正分期法（revised American Fertility Society，r-AFS），见表14-1及表14-2。分期需要以腹腔镜或剖腹探查手术的观察为基础，根据卵巢、腹膜病变的大小、粘连程度以及直肠子宫陷凹的封闭情况进行评分。异位症的分期有利于评估疾病的严重程度，正确选择治疗方案，比较各种治疗方法的治疗效果。但 r-AFS 的缺点是不能反映病灶颜色、未包括对疼痛及生育的描述。

表 14-1 r-AFS 子宫内膜异位症评分和分期标准

部位			子宫内膜异位病灶	小于 1 cm	1 ~ 3 cm	大于 3 cm
腹膜			表浅	1	2	4
			深层	2	4	6
卵巢	左		表浅	1	2	4
			深层	4	16	20
	右		表浅	1	2	4
			深层	4	16	20
直肠子宫陷窝				部分		全部
				4		40
			粘连	小于 1/3 包入	1/3 ~ 2/3 包入	2/3 包入
卵巢	左		薄	1	2	4
			致密	4	8	16
	右		薄膜	1	2	4
			致密	4	8	16
输卵管	左		薄膜	1	2	4
			致密	4*	8*	16
	右		薄膜	1	2	4
			致密	4*	8*	16

*若输卵管伞完全封闭，则分数改为 16 分。

表 14-2 AFS 子宫内膜异位症分期记录图

Ⅰ期（微小病变）	1 ~ 5 分	腹腔镜____
Ⅱ期（轻度）	6 ~ 15 分	剖腹手术____
Ⅲ期（中度）	16 ~ 40 分	摄影术____
Ⅳ期（重度）	大于 40 分	推荐治疗____
总分	____	预后____
其他部位异位症	____	相关病理____

七、治疗

子宫内膜异位症虽为良性疾病，但其表现具有侵蚀、转移、复发的"恶性"生物学行为，治疗棘手。治疗方法的选择应根据患者年龄、有无生育要求、病变轻重、部位、范围及家庭经济状况综合考虑，对不同患者，采取个性化治疗。此外，也要考虑医院的条件及医师的经验。原则上，对以疼痛为主诉者，应减轻及控制疼痛；以不孕为主诉者，应促进生育；对有盆腔包块者，应去除及缩减病灶，预防复发。

（一）手术治疗

腹腔镜是子宫内膜异位症的首选治疗方法。腹腔镜一方面可以明确诊断，确定分期，另一方面几乎可以完成开腹手术的所有操作。如分离粘连，去除病变等。并且腹腔镜的损伤小，恢复快，术后粘连少。在发达国家，腹腔镜基本取代了开腹手术。我国多数大、中型医院也具备了开展腹腔镜的设备及技术。对有条件的单位，应推荐腹腔镜手术作为子宫内膜异位症的首选治疗。

1. 保留生育功能手术

保留患者的卵巢及子宫，切除所有可见的内膜异位灶，分离粘连，尽可能恢复正常的解剖结构。主要用于年轻、需要保留生育功能的患者。

2. 保留卵巢功能手术

保留卵巢功能手术也称半根治手术，切除盆腔病灶及子宫，但至少保留一侧卵巢或部分卵巢，以维持患者卵巢功能，手术适于年龄 45 岁以下，且无生育要求的重症患者。

3. 根治性手术

即将子宫、双侧附件及盆腔内所有内膜异位灶予以清除。适用于病变严重或以前曾经保守性治疗无效或复发的患者，多用于 45 岁以上的患者。由于子宫内膜异位症为激素依赖性疾病，切除双侧卵巢后，即使体内存留部分异位内膜灶，亦将逐渐自行萎缩以至消失。

（二）药物治疗

由于妊娠和闭经可避免发生痛经和经血逆流，并能导致异位内膜萎缩退化，故采用性激素治疗导致患者较长时间闭经（假绝经疗法）及模拟妊娠（假孕疗法）已成为临床上治疗内膜异位症的常用药物疗法。但对较大的卵巢子宫内膜异位囊肿，特别是卵巢包块性质尚未十分确定者则不宜用性激素治疗。目前临床上采用的性激素疗法如下。

1. 短效避孕药

避孕药为高效孕激素和小量炔雌醇的复合片，连续周期服用，不但可以抑制排卵起到避孕作用，而且可使子宫内膜和异位内膜萎缩，导致痛经缓解和经量减少，从而避免经血及脱落的子宫内膜经输卵管逆流及腹腔种植的可能。服法与一般短效口服避孕药相同。此疗法适用于有痛经症状，但暂无生育要求的轻度子宫内膜异位症患者。此法治疗效果较达那唑及促性腺激素释放激素激动药（GnRH-a）的效果差，其不良反应及禁忌证同口服避孕药。

2. 高效孕激素

Kistner（1956 年）最早采用炔雌醇和高效孕激素长期连续服用 9 个月，造成类似妊娠的人工闭经以治疗子宫内膜异位症，故称假孕疗法。由于大剂量炔雌醇导致恶心、呕吐、乳房胀等严重不良反应，患者大多难以坚持，故目前已废弃此法而改用单纯大剂量高效孕激素连续服药进行治疗。高效孕激素抑制垂体促性腺激素的释放和直接作用于子宫内膜，导致内膜萎缩和闭经。常用的高效孕激素有甲羟黄体酮 20～50 mg/d 连续 6 个月，炔诺酮 30 mg/d，连续 6 个月，或醋酸炔诺酮 5 mg/d，连续 6 个月，亦可采用醋酸甲羟黄体酮避孕针（depo-provera）150 mg 肌内注射，每个月 1 次连续 6 个月或羟黄体酮 250 mg 肌内注射，每 2 周 1 次共 6 个月。以上药物的不良反应有不规则点滴出血、乳房胀、体重增加等。若有点滴出血时，可每日加服妊马雌酮 0.625 mg 以抑制突破性出血。一般停药数月后，月经恢复正常，痛经缓解，受孕率增加。

3. 达那唑

达那唑（danazol）为合成的 17α-乙炔睾酮衍生物，20 世纪 70 年代用于治疗子宫内膜异位症。此药能阻断垂体促性腺激素 FSH 及 LH 的合成和释放，直接抑制卵巢甾体激素的合成，以及有可能与子宫内膜的雄激素受体及孕激素受体相结合，从而使子宫内膜萎缩导致患者短暂闭经，故称假绝经疗法（pseudomenopause therapy）。达那唑用法为 200 mg，每日 2～3 次，从月经第 1 日开始，持续用药 6 个月。若痛经不缓解或不出现闭经时，可加大剂量至 200 mg，每日 4 次。用药时间也可根据病灶部位及大小而改变，对仅有腹膜病灶而无卵巢异位囊肿可以应用 3～4 个月；卵巢异位囊肿小于 3 cm，用药 6 个月；大于 3 cm，用药 6～9 个月。药物不良反应有雄激素同化作用及卵巢功能受到抑制的症状，如体重增加、乳房缩小、痤疮、皮脂增加、多毛、声音改变、头痛、潮热、性欲减退、肌痛性痉挛等，但其发生率低，症状多不严重，患者一般能耐受。由于达那唑大部分在肝内代谢，已有肝功能损害者不宜服用。用药期间，肝释放的转氨酶显著升高时应停药，停药后即可迅速恢复正常。

达那唑适用于轻度或中度子宫内膜异位症但痛经明显或要求生育的患者。一般在停药后 4～6 周月经恢复，治疗后可提高受孕率，但此时内膜仍不健全，可待月经恢复正常 2 次后再考虑受孕为宜。有文献报道 800 mg/d 时的妊娠率为 50%～80%。对于肥胖或者有男性化表现的患者不适宜选用达那唑。

4. 孕三烯酮（gestrinone）

孕三烯酮是 9-去甲睾酮甾类药物，有抗孕激素和抗雌激素作用，用于治疗内膜异位症的疗效和不良反应与达那唑相同，但远较达那唑的不良反应为低，由于此药在血浆内半衰期长达24 h，故可每周仅用药2次，每次2.5 mg，于月经第1日开始服药，第4日服用第2次药，1周中服药的2天固定下来以后，在整个治疗过程中保持不变。连续用药6个月。由于此药对肝功能影响较小，故很少因转氨酶过度升高而中途停药。

5. 促性腺激素释放激素激动药（GnRH-a）

天然的促性腺激素释放激素（GnRH）是由10个氨基酸组成的短肽，由下丘脑分泌和脉冲式释放至门脉循环以调节垂体LH和FSH的分泌。GnRH-a为人工合成的类十肽化合物，改变GnRH肽链上第6位或（和）第10位氨基酸的结构，形成不同效能的GnRH-a复合物。其作用与天然的GnRH相同，能促进垂体细胞释放LH和FSH，但因其与垂体GnRH受体的亲和力强，且对肽酶分解的感受性降低，故其活性较天然的GnRH高数十倍至百倍。若长期连续应用GnRH-a，垂体GnRH受体被耗尽，将对垂体产生相反的降调作用，即垂体分泌的促性腺激素减少，从而导致卵巢分泌的激素显著下降，出现暂时性绝经，故一般称此疗法为"药物性卵巢切除"。目前临床上应用的多为亮丙瑞林（leuprorelin）缓释剂或戈舍瑞林（goserelin）缓释剂。用法为月经第1日皮下注射亮丙瑞林3.75 mg或皮下注射戈舍瑞林3.6 mg，以后每隔28日再注射1次，共3~6次。用药第2个月后一般可达到闭经，其疗效与达那唑治疗相近，均可缓解痛经症状和提高受孕率。此药的不良反应主要为雌激素过低所引起的潮热、阴道干燥、性欲减退及骨质丢失等绝经症状，但无达那唑所引起的体重增加、痤疮、转氨酶升高等不良反应。GnRH-a特别适用于不能应用甾体类激素治疗的患者或者合并子宫肌瘤的患者，禁用于骨质疏松、精神压抑以及偏头痛患者。GnRH-a引起的骨质丢失近年引起人们的广泛关注。为避免长期应用GnRH-a对骨质丢失的影响，现主张如用药达3个月以上，给予反向添加疗法（add-back therapy），即在应用GnRH-a的同时给予雌激素或孕激素，使体内雌激素达到"窗口剂量"。雌激素"窗口剂量"为既能减少GnRH-a的不良反应又不降低其疗效的雌激素的量。目前多数学者认为血雌二醇浓度为30~45 pg/mL时，异位内膜可被抑制，而骨质丢失可至最小。常用的反向添加治疗方案有：① GnRH-a + 妊马雌酮0.625 mg + 甲羟黄体酮2.5 mg/d。② GnRH-a + 炔诺酮5 mg/d。③ GnRH-a + 利维爱2.5 mg/d。

目前有人提出反减治疗（draw-back therapy），即先用足量GnRH-a，然后调整GnRH-a的剂量，如用半量或小剂量至卵巢本身产生雌激素，达到理想的血雌二醇浓度（30~45 pg/mL），减少药物的不良反应。

（三）药物与手术的联合治疗

病变严重者手术治疗前先用药物治疗2~3个月，以使病灶缩小、软化，从而有可能缩小手术范围，利于手术操作。术后给予药物治疗可使残留的病灶萎缩、退化，从而降低术后复发率。

以上叙述了子宫内膜异位症总的治疗方法，由于子宫内膜异位症主要表现为不孕及疼痛，因此，应根据患者的症状在治疗上各有侧重。

（四）不孕的治疗

轻者可采用药物治疗或保留生育功能手术治疗。重者多需要行辅助生育技术。辅助生育技术包括人工授精（IUI）、控制性超排卵（COH）、体外受精和胚胎移植（IVF-ET）、配子输卵管移植（GIFT）及合子输卵管移植（ZIFT）等（图14-2）。

（五）盆腔疼痛的治疗（图14-3）

1. 期待疗法

对于体检发现或妇科手术中意外发现的子宫内膜异位症，若患者疼痛不重，可采用期待疗法。但也有学者对期待治疗持反对意见，认为在早期给予治疗可以预防内异症的进展。

2. 药物治疗

（1）镇痛药：如前列腺素抑制药，用于疼痛明显、体征轻微或不适宜手术及激素治疗者，作为初始治疗或应急治疗，不宜长期应用。

（2）药物治疗：如孕激素、达那唑及GnRH-a等各种药物均有一定的缓解疼痛作用。若用药达6个月以上缓解盆腔疼痛的有效率为80%左右。

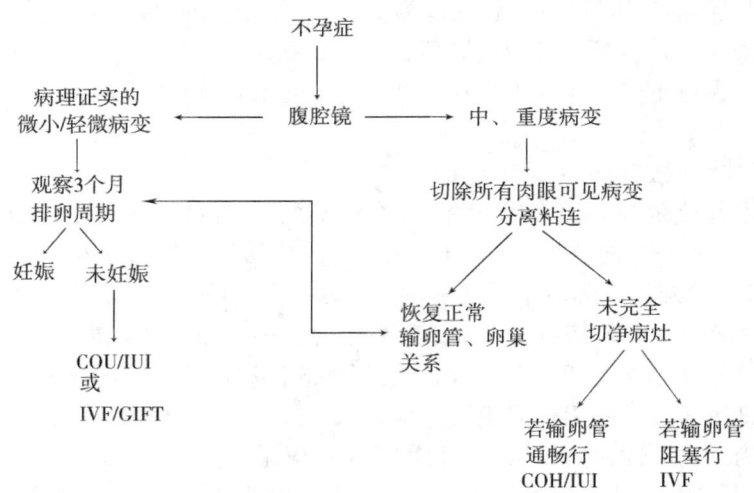

图 14-2　子宫内膜异位症伴不孕的治疗

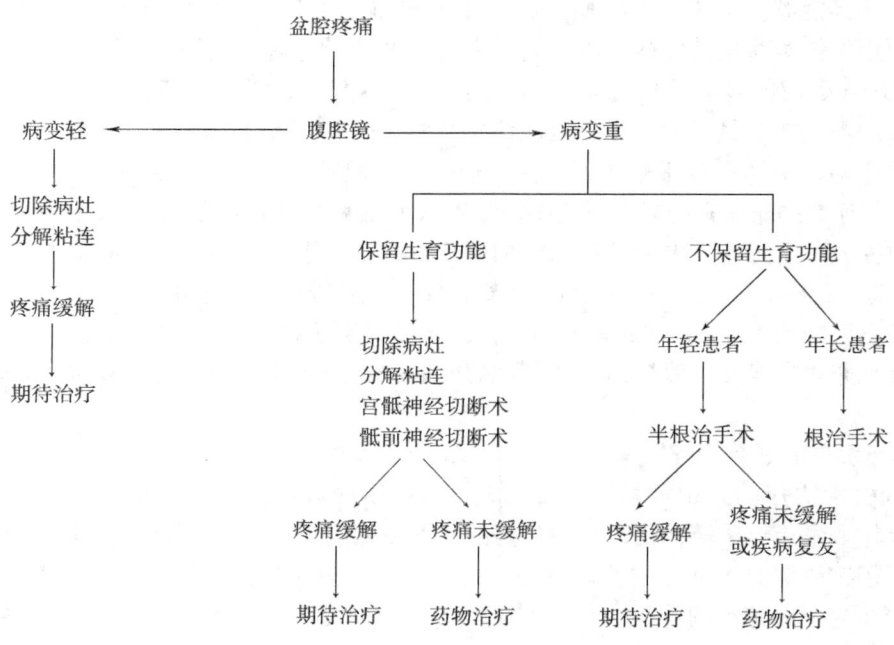

图 14-3　子宫内膜异位症盆腔疼痛的治疗

3. 手术治疗

对于年轻需保留生育功能者：①病变轻者，行病灶切除，分离粘连。②病变较重者，除行病灶切除、分离粘连外，可行宫骶韧带切断术（于距宫颈 1.5~2.0 cm 处切断宫骶韧带）以及骶前神经切除术，骶前神经切除术较为复杂，手术技巧要求高，一般不作为常规手术。

对于不需保留生育功能者：①年轻患者行半根治术。②年龄较大、近绝经期、病变严重者，行根治术。

八、特殊部位子宫内膜异位症及处理

（一）宫颈、阴道、外阴的子宫内膜异位症

宫颈、阴道内异症的症状往往不典型，可表现为不规则阴道流暗红色血迹或咖啡色样物，检查宫颈可见暗紫色或紫蓝色斑点，阴道可见紫蓝色突起的硬结，多在穹隆部。治疗采取局部激光切除，病变重者配合药物治疗。外阴子宫内膜异位症多发生于会阴侧切口瘢痕，虽然会阴侧切较剖宫产常见，但会阴

侧切口异位症较剖宫产腹壁切口异位症少见，可能与外阴局部微环境不适宜异位内膜种植、生长有关。外阴侧切口瘢痕异位症主要表现为与经期同步的周期性局部疼痛和硬节，硬节逐渐增大。治疗方法：若病灶较小、表浅，可行手术切除；若病灶较深、弥漫，则以药物保守治疗为主。

（二）泌尿系统子宫内膜异位症

以累及膀胱最多见，其次为输尿管，累及肾脏及尿道者极少见。膀胱内异症表现为周期性尿频、尿痛、血尿。膀胱镜检查对确诊有帮助，镜下见膀胱内黏膜下肿块，呈紫蓝色突起，活组织检查可确诊。输尿管内膜异位症多伴有严重的盆腔内异症，病变可为单侧，也可为双侧，多由于主、骶韧带病变严重导致输尿管下段受累，可表现为腰痛或腹痛。若输尿管周围组织纤维化，可引起尿路梗阻、肾积水。B型超声、输尿管造影、CT等检查将有助于诊断。泌尿系内异症首选药物治疗，病变较重者或有严重输尿管梗阻致肾盂积水者应行手术治疗，术后继续应用药物治疗。

（三）消化道内膜异位症

以结直肠最常见，约占消化道内异症的71%，其次可累及阑尾及小肠。消化道内异症主要表现为腹痛、腹泻、里急后重、便秘，严重者可有周期性便血，或出现肠梗阻症状。查体下腹压痛，妇科检查有附件包块，宫骶韧带有触痛性结节。大便潜血试验阳性，钡灌肠显示肠黏膜下包块，肠壁变厚、变硬。内镜见肠黏膜下质地较硬的紫蓝色包块。消化道内异症的治疗首选药物治疗；对症状较重或肠道出血较多者，应行部分肠切除，术后联合药物治疗。

（四）呼吸系统内异症

呼吸系统内异症可发生于胸膜、肺、支气管，是比较常见的盆腹腔外的内异症，表现为月经期的呼吸短促、胸痛、咯血、咳嗽，累及胸膜可发生气胸、血胸，以上这些症状多发生在月经来潮的48～72h，并且90%以上累及右侧胸膜及肺。胸部异位症的发生与盆腔异位症有密切关系，55%的胸部异位症与盆腔异位症有关。胸部异位症的诊断多根据典型的临床表现，治疗可以应用激素类药物如GnRH-a、达那唑等保守治疗3～6个月，若效果不明显行胸腔镜检查或行开胸探查确诊。

（五）皮肤内异症

皮肤内异症较多见的为腹壁瘢痕处的异位症及脐部异位症。腹壁瘢痕异位症多为剖宫产后、子宫切开术后等内膜种植所致，是支持异位症种植学说的有力证据。不同作者报道的剖宫产后异位症的发生率差异较大，从0.03%～0.8%不等，剖宫产后发生异位症的时间不一，短者2个月，长者20年，多在术后2年左右。腹壁瘢痕内异症的表现为月经期腹壁切口处疼痛，并可触到硬结。随病变加重，硬结逐渐长大，局部疼痛可转为持续性，但常在月经期加重。检查瘢痕处硬结触痛明显，B超及超声引导下的细针穿刺将有助于诊断。腹壁瘢痕异位症以手术切除为主。脐部内异症占所有异位症的0.5%～1%，表现为脐部质硬的皮下结节，紫色或紫蓝色，硬结大小不等，小者几毫米，大者可至6cm，部分患者可表现为月经期脐部血性或褐色分泌物。脐部内异症应与脐部皮肤的良性病变相鉴别，如脐息肉、黑痣，恶性疾病如黑色素瘤及鳞癌相鉴别。主要治疗方法为手术切除。

九、子宫内膜异位症并发急腹症的临床表现及处理

子宫内膜异位症导致的急腹症最常见的是卵巢子宫内膜异位囊肿破裂。国内报道卵巢子宫内膜囊肿破裂的发生率占6.4%～10%。由于卵巢异位囊肿壁糟脆，有自发破裂倾向，异位内膜随月经周期变化而发生出血，导致囊腔内出血，压力增高，容易发生破裂。

卵巢内膜异位囊肿破裂表现为月经期或近月经期突发下腹剧痛，部分患者伴恶心、呕吐、肛门憋坠感以及发热。腹部查体特点是腹膜刺激征明显，肌紧张、压痛、反跳痛，部分患者移动性浊音阳性，但患者血压、脉搏稳定，无内出血表现。其腹膜刺激征较异位妊娠破裂及卵巢囊肿蒂扭转明显，可能由于囊内巧克力样物质黏稠，对腹膜刺激性较大有关。妇科检查直肠子宫陷窝可触及触痛结节，子宫往往后位、饱满、活动差，附件区可触及活动度差的囊性包块，压痛。B超可发现盆腔包块及盆腔积液。若有子宫内膜异位症

病史对诊断有帮助，后穹穿刺或腹腔穿刺抽出咖啡色样液体即可确诊。卵巢子宫内膜囊肿破裂应与

异位妊娠、黄体破裂及阑尾炎相鉴别。

过去认为，卵巢子宫内膜囊肿破裂一旦诊断，立即手术治疗，手术可解除患者痛苦，并可防止内异症的进一步播散。目前认为，对内异症囊肿破裂是否手术以及手术时间应根据破裂的时间、病变程度以及急症手术能达到治疗目的综合考虑。因子宫内膜异位囊肿本身就存在小的破裂口，若破口不大，症状体征不严重，也可以先保守治疗，然后根据内异症情况进行处理。若囊肿破口大，急腹症明显，破裂时间在 24～48 h 以内，则行急症手术。若破裂时间在 48 h 以上，患者腹痛缓解，此时组织充血水肿，糟脆，手术困难，手术效果常不理想，可先保守治疗，待局部反应消退后手术治疗。有关手术范围根据病变程度、年龄以及有无生育要求行囊肿剥除术，附件切除术或全子宫、双附件切除术等。对年轻未生育患者应尽量保留生育能力，术后应用激素治疗 3～6 个月。

十、预后

以增加妊娠率及止痛为目的进行治疗的患者，治疗后能够妊娠或缓解疼痛为治疗满意，但并不意味着治愈。除根治性手术外，各种方法治疗后均有一定的复发率，其复发率与病情轻重、治疗方法、随访时间长短及统计方法有关，重症患者复发率高于轻症患者，病情越重越容易在短期内复发。年复发率 5%～20%，5 年累计复发率为 40%。单纯药物治疗后复发率高于手术治疗，术后应用孕激素并不减少复发率，根治手术后雌激素替代治疗不明显增加复发危险。

十一、预防

异位症病因不清，其组织学发生复杂，不能完全预防。根据可能的病因及流行病学发现，提出以下预防方法。

（一）防止经血逆流

及时发现并治疗引起经血逆流的疾病，如先天性处女膜闭锁、阴道闭锁和继发性宫颈粘连等。

（二）药物避孕

口服药物避孕者异位症发病风险降低，与避孕药抑制排卵、促使子宫内膜萎缩等有关。因此对有高发家族史者可口服药物避孕。

（三）防止医源性异位内膜种植

月经期避免性交及妇科检查。尽量避免多次的子宫腔手术操作，特别是在月经前期，手术操作要轻柔，如人工流产应避免造成宫颈损伤导致宫颈粘连。切开子宫的手术如剖宫产以及子宫黏膜下肌瘤剥除术等，特别是中期妊娠剖宫取胎手术，注意保护好腹壁切口，防止子宫内膜的异位种植。

第二节　子宫腺肌病

子宫腺肌病（adenomyosis）是指子宫内膜腺体及间质侵入子宫肌层。多发生于 30～50 岁的经产妇，约有半数患者同时合并子宫肌瘤，约 15% 的患者合并子宫内膜异位症。

一、病因

子宫腺肌病的病因至今不明，大多认为它来源于子宫内膜，由子宫内膜的基底层直接向肌层生长，并向深层侵入平滑肌肌束间。可能与下列因素有关。

（一）子宫内膜损伤

子宫腺肌病患者多有妊娠、宫腔操作或手术史，妊娠或宫腔操作（或手术）时可能损伤子宫内膜及浅肌层，促使基底层内膜侵入肌层内生长而发病。双侧输卵管结扎后，月经期可使两侧宫角部压力增加进而诱发本病。宫内膜电切术、热球滚珠内膜去除术、微波内膜去除术操作时内膜损伤、局部均需加压，子宫内膜尚有部分残留，日后再生和修复过程中也易向子宫肌层生长而发病。

（二）性激素的作用

大量研究证实，雌激素可以诱发子宫腺肌病，且年龄大者其诱发成功率增加。子宫腺肌病的发病亦与孕激素有关，在孕激素水平高的条件下，子宫腺肌病的发病率也相应增加。

（三）催乳素的作用

动物实验证明催乳素（PRL）在子宫腺肌病的发病机制中起重要作用。将小鼠腺垂体移植到子宫可诱发血 PRL 升高，子宫腺肌病的发病率明显升高。若给腺垂体移植后的小鼠立即用溴隐亭，则 PRL 下降，腺肌病的发病率下降。PRL 升高可能因其直接干扰性激素及性激素受体浓度，从而促进腺肌病的形成。PRL 升高可能同时需要高水平的孕激素才能促使腺肌病形成。有报道如给腺垂体移植后的小鼠应用抗孕激素制剂米非司酮，则腺肌病的发病率明显下降，从而证实 PRL 促进腺肌病的形成需要其他性激素参与。PRL 在雌、孕激素的作用下，可使子宫肌细胞变性从而使内膜间质侵入，最终导致腺肌病。

（四）免疫因素

子宫腺肌病患者的自身抗体阳性率升高，内膜中的 IgG、C3、C4 补体均增加，提示免疫功能可能参与了子宫腺肌病的发病过程。

二、病理

（一）大体

病变仅局限于子宫肌层，多使子宫呈一致性的球形增大，很少超过妊娠 12 周子宫大小。子宫内病灶有弥漫型和局限型两种，一般为弥漫性生长，且多累及后壁，故后壁常较前壁厚。少数子宫内膜在子宫肌层中呈局限性生长形成结节或团块，类似肌壁间肌瘤，称为子宫腺肌瘤（adenomyoma）。病变处较正常的子宫肌组织硬韧，触之有结节感，切面呈肌纤维编织状，在增生的肌束间有暗红色或紫蓝色的小裂隙；病变部位与周边组织无明确的分界，亦无包膜。

（二）镜下

可在深肌层组织间见到片状或岛状的子宫内膜腺体及间质，多为仅对雌激素影响有反应和不成熟的内膜，呈增生期改变，少数可有增殖表现，但一般很少有对孕激素有反应而出现分泌期改变，说明子宫腺肌病对孕激素治疗无效，病灶侵入的深度和广度，与痛经和月经过多密切相关。

三、诊断要点

（一）临床表现

约有 35% 的子宫腺肌病患者无临床症状，临床症状与病变的范围有关，常见的症状和体征有：

1. 痛经

15% ~ 30% 的患者有痛经，疼痛的程度与肌层中内膜的多少及浸润的深度有关，约 80% 的痛经者为子宫肌层深部病变。$PGF_{2\alpha}$ 合成增加刺激子宫的兴奋性也可引起痛经。

2. 月经过多

月经过多占 40% ~ 50%，其发生可能与病变使子宫内膜面积增加、子宫肌层收缩不良、合并子宫内膜增殖症、前列腺素的作用使肌肉松弛、血管扩张、抑制血小板的聚集等有关。一般病灶深者出血较多。

3. 其他症状

性欲减退占 7%，子宫腺肌病不伴有其他不孕疾病时，一般对生育无影响，伴有子宫肌瘤时可出现肌瘤的各种症状。

4. 体征

双合诊或三合诊检查可发现子宫呈球形增大，质硬，一般为一致性增大，如孕 2 ~ 3 个月大小，个别病灶局限者可有硬性突起，易与子宫肌瘤相混淆。子宫在经前期开始充血增大，随之痛经出现，月经结束后随痛经的缓解，子宫亦有所缩小，因此对比经前及经后子宫大小及质地变化有助于诊断。

（二）辅助检查

1. B超检查

子宫腺肌病的B超图像特点为子宫增大，肌层增厚，后壁更明显，致内膜线前移。与正常子宫肌层相比，病变部位常为等回声或稍强回声，有时其间可见点状低回声，病灶与周围组织无明显界限。阴道B超检查可提高诊断的阳性率和准确性。

2. 磁共振

正常子宫的MRI图像分为内带（子宫内膜及黏液）、结合带（子宫肌层的内1/3）、外带（子宫肌层的外2/3）。腺肌病的MRI图像特点：子宫增大，边缘光滑；T_2WI显示带状解剖形态迂曲或消失；T_2WI显示子宫前壁或后壁有一类似结合带的低信号肿物。有学者认为诊断腺肌病，结合带的变化非常重要，结合带越宽，腺肌病的可能性越大。

3. 子宫腔造影

以往行碘油造影，可见碘油进入子宫肌层，阳性率为20%，现采用过氧化氢声学造影，可提高阳性率。

4. 内镜检查

宫腔镜检查子宫腔增大，有时可见异常腺体开口，若用电刀切除子宫内膜及其下方的可疑组织送病理学检查，有时可以明确诊断。腹腔镜检查见子宫均匀增大，前后径更明显，子宫较硬，外观灰白或暗紫色，表面可见一些浆液性小泡。有时浆膜面突出紫蓝色结节。有条件时可行多点粗针穿刺活检或腹腔镜下取活检明确诊断。

5. 血CA125

CA125来源于子宫内膜，体外试验发现内膜细胞可以释放CA125，且在子宫内膜的浸出液内有高浓度的CA125，有学者在子宫腺肌病的内膜中测出CA125，且浓度高于正常内膜的腺上皮细胞。其诊断标准为高于35 U/mL。CA125在监测疗效上有一定的价值。

子宫腺肌病一般通过临床表现及辅助检查可做出初步诊断，主要须与子宫肌瘤相鉴别，最后确诊有赖于组织学检查。

四、治疗

治疗方案应根据患者的症状、年龄及生育情况而定。

（一）手术治疗

1. 子宫切除术

子宫切除术是主要治疗方法，可以根治痛经和（或）月经过多，适用于年龄较大，无生育要求者。

2. 子宫腺肌瘤挖除术

子宫腺肌瘤挖除术适用于年轻、要求保留生育功能的子宫腺肌瘤的患者。弥漫性子宫腺肌病做病灶大部分切除术后妊娠率较低，但仍有一定价值。术前可使用GnRH-a治疗3个月，以缩小病灶利于手术。

3. 子宫内膜去除术

近年来，有学者对伴有月经过多的轻度子宫腺肌病患者于宫腔镜下行子宫内膜去除术，术后患者月经明显减少，甚至闭经，痛经好转或消失。但对浸润肌层较深的严重病例有术后子宫大出血急需切除子宫的报道。

4. 子宫动脉栓塞术

目前国内外均有报道应用子宫动脉栓塞术治疗子宫腺肌病，观察例数不多，近期效果较好，有少数复发，远期效果尚在观察。此疗法目前尚在探索阶段，有一定并发症，只用于其他疗法无效又不愿切除子宫者。

（二）药物治疗

对于症状轻，给予吲哚美辛、萘普生或布洛芬对症治疗后症状可缓解者，可采用对症保守治疗。对年轻有生育要求者或已近绝经期者可试用达那唑、内美通或促性腺激素释放激素类似物（GnRH-a）等，用药剂量及注意事项同子宫内膜异位症。高效孕激素及假孕疗法对此病无效。近年来，有报道应用米非司酮治疗子宫腺肌病取得良好效果，米非司酮是一种孕激素拮抗药，对垂体促性腺激素有抑制作用，具有抑制排卵、诱发黄体溶解、干扰宫内膜完整性的功能。用法：米非司酮 12.5 ~ 25.0 mg/d，3 ~ 6 个月为一疗程，一般除轻度潮热外无明显不良反应，但要注意肝功变化。

第十五章 妇科急腹症

第一节 卵巢囊肿蒂扭转

一、病因和发病机制

卵巢肿瘤往往有一长蒂,肿瘤与周围组织无粘连,约拳头到儿头大小,当肿瘤重心偏于一侧,瘤体因体位变换或体内压力突然增加时,易发生扭转。妊娠期肿瘤受增大子宫的推挤可发生扭转,多发生在妊娠前半期及产后。因中期妊娠时,卵巢肿瘤随着子宫体升入腹腔,较先前在盆腔内的活动余地大,故发生扭转。产后子宫缩小,腹壁松弛,卵巢肿瘤的活动余地大,更容易扭转。有的患者在发病前不知道自己盆腔内有肿物,无任何诱因突然发生下腹痛,有人是在晚间睡眠翻身时,突然疼痛,以为是阑尾炎,往往先到外科急诊。良性、恶性卵巢肿瘤均可发生扭转,以卵巢囊性畸胎瘤、黏液性或浆液性囊腺瘤等多见。

二、临床表现

(一)症状

突然一侧下腹疼痛,痛的程度随着扭转程度而不同。轻度扭转腹痛较轻,可随体位的转换而自然缓解。重度扭转往往在一圈以上,甚至可达三圈,此种情况腹痛较重。

(二)体征

(1)下腹部有压痛,无反跳痛,肌紧张不明显。
(2)有时下腹部可触到肿物,有时触不到。
(3)妇科检查在盆腔一侧有肿物,扭转程度轻时,可分清肿物与子宫的界限,扭转程度重时有明显压痛,往往不易查清肿物与子宫的界限。肿物不活动,多在子宫的侧后方。
(4)扭转早期,末梢血白细胞轻度增高,偶有低热。如扭转时间长,且有瘤内出血时,往往继发感染,高热达39℃左右,采用多种抗生素治疗不易退热。

三、诊断及鉴别诊断

(一)诊断

(1)根据病史与体征可做出初步诊断。
(2)B超检查盆腔有肿物。

(二)病情危重指标

(1)一侧下腹部突然剧烈疼痛,伴有恶心、呕吐。

（2）血红蛋白下降，明显内出血体征。
（3）高热不退。

（三）鉴别诊断

1. 急性阑尾炎

当右侧卵巢扭转时，往往易与急性阑尾炎相混淆。急性阑尾炎开始为全腹痛，以后局限于右下腹阑尾点，下腹压痛、反跳痛明显。但妇科检查时盆腔触不到肿物。当阑尾发生脓肿时，往往盆腔的右上方触到境界不清的肿块，但此肿块位置较高，不在盆腔内，不易鉴别时，可抗感染治疗2～3天，如果盆腔肿块越来越明显，则为卵巢肿瘤扭转。B超可帮助诊断。

2. 输卵管妊娠破裂或流产

本病有闭经及早孕反应，腹部有压痛及反跳痛，盆腔可触到小包块，妊娠反应阳性。出血多时多有腹部移动性浊音及休克。而卵巢肿瘤扭转时则肿物较大，无移动性浊音，无休克，妊娠反应阳性。B超检查可帮助诊断。

3. 急性盆腔炎

本病下腹有明显压痛和反跳痛；盆腔检查有明显压痛，但肿块不明显。发病初期既有高热，血白细胞明显升高。卵巢肿瘤扭转在B超下可见肿块。

4. 输尿管结石

本病突然发生侧腹剧烈疼痛，向膀胱区放射，常伴有血尿。B超下可见到结石，而盆腔内无肿物。

四、治疗

（1）明确诊断后应立即手术切除肿物。
（2）切除时先夹住扭转的蒂，然后切断，不要先缓解扭转的蒂，以防血栓游动到全身血液循环。
（3）手术时检查对侧卵巢有无小肿瘤，因有些肿瘤，如囊性畸胎瘤、浆液性乳头状囊腺瘤等常双侧发生。
（4）切除的肿瘤在手术结束前，由台下医生切开检查有无恶性可疑，必要时送病理速冻切片检查。

第二节 卵巢肿瘤破裂

卵巢肿瘤破裂是卵巢肿瘤的并发症之一，良性和恶性卵巢肿瘤均可发生破裂，发生率约为3%。根据破裂的原因，可分为分外伤性和自发性两种。外伤性破裂可发生于各种外部压力下，诱因有腹部受到外伤或挤压、妇科检查及穿刺、分娩、性交等，自发性破裂见于肿瘤生长过快，囊壁局部血液供应不足，囊液或肿瘤组织自囊壁薄弱处穿破，多由于恶性肿瘤浸润性生长引起。卵巢肿瘤破裂是妇科急症，需及时正确处理。常见的卵巢肿瘤破裂有卵巢滤泡囊肿、黄体囊肿、卵巢囊腺瘤、卵巢巧克力囊肿或卵巢癌破裂。

一、临床表现

（一）症状

1. 腹痛

由肿瘤破裂、内容物刺激腹膜引发，是首发症状。腹痛呈急性，先发生于一侧下腹部，可逐渐波及全腹，其程度与肿瘤破裂口的大小、内容物的性质和流入腹腔的量有关。如小囊肿或单纯性浆液性囊腺瘤破裂时，腹痛较轻或略感下腹部不适；破口较大的腹痛明显、呈持续性，如成熟性畸胎瘤、卵巢巧克力囊肿的内容物对腹膜的刺激性大，常表现为剧烈腹痛，甚至造成休克。

2. 恶心、呕吐

恶心、呕吐为肿瘤内容物破裂刺激腹膜引起，发生于腹痛之后。程度不一，可表现为轻度不适或明显的恶心、呕吐，与肿瘤性质、破口大小、流出物的量有关。

3. 休克

休克为肿瘤内容物破裂刺激腹膜或腹腔内出血引起。多伴随于剧烈的腹痛和恶心、呕吐。

4. 阴道出血

伴有或不伴有阴道出血，量多少不定，如黄体囊肿破裂时可伴有少量阴道出血。

（二）体征

1. 生命体征变化

伴腹腔内出血较多时血压下降、出现休克体征；伴感染时体温升高。

2. 腹部体征

腹部有压痛、反跳痛、腹肌紧张。如为出血刺激腹膜引起出血性腹膜炎时，则腹肌紧张不明显，而反跳痛较压痛明显。如为囊内容物流入腹腔引起的化学性腹膜刺激征，则压痛、反跳痛、腹肌紧张均明显。如有内出血或腹腔渗液，移动性浊音可为阳性。

3. 专科检查体征

主要体征有一侧附件区可触及包块或增厚，压痛明显，伴宫颈举痛，原有肿物缩小、张力降低或不能扪及。有内出血或腹水时后穹隆饱满触痛阳性、子宫有漂浮感。因肿瘤的性质不同，又有各自特征性的体征。例如，卵巢恶性肿瘤者可有典型的特征，如在阴道后穹隆及盆腔内散在质硬结节、肿瘤多为双侧、伴腹水、子宫固定。卵巢巧克力囊肿者检查有子宫后倾固定、一侧或双侧附件区有粘连包块并有触痛、子宫直肠窝及骶韧带可触及痛性结节。

二、辅助检查

（一）B超检查

可提示肿瘤性质（囊性或实性）、破口位置大小、有无内出血腹水、盆腔有无积液、子宫和对侧附件有无异常。可见肿块边缘不规整、有裂口、囊壁塌陷等超声征象；如肿瘤原先已确诊，破裂后B超见体积较原先缩小。

（二）腹腔镜检查

腹腔镜检查可初步明确肿瘤性质，了解破口大小、位置、有无活动性出血、腹腔积血和腹水，可取腹水做细胞检查、取肿瘤组织做冰冻病理检查，以进一步明确诊断。

（三）血液检查

血常规检查了解有无感染、内出血引起的贫血。血HCG、AFP等肿瘤标志物测定，可辅助判断肿瘤性质。

（四）后穹隆穿刺

怀疑有盆腔积液或积血时可做后穹隆穿刺，根据穿刺液的性质辅助诊断。如为咖啡色浑浊液，应考虑为卵巢巧克力囊肿破裂；如为油脂、黏液伴血液，多为畸胎瘤、囊腺瘤或恶性肿瘤。穿刺液可作显微镜检查，以了解有无恶性细胞。

（五）腹腔穿刺

怀疑有腹腔积液或积血时，可通过腹腔穿刺证实。

三、诊断步骤

（一）全面体检

卵巢肿瘤破裂可致内出血、休克，对于怀疑卵巢肿瘤破裂者立即进行全身系统检查，了解生命体征，有无休克、贫血、发热、胸腔积液、腹水，有无胃肠道、乳腺等器官异常，对患者状况有全面了解。

（二）全面检查同时询问病史

既往有卵巢囊肿和肿瘤的患者，在内外诱因下突发急性腹痛等症状时诊断较为明确。对既往无卵巢肿瘤病史患者，需详细询问病史，了解腹痛发生诱因，腹痛性质、程度和持续时间，伴随症状如恶心、呕吐、休克、阴道出血、肛门坠胀感等。在临床工作中，充分利用病史所提供的信息；同时结合不同的卵巢肿瘤在既往病史、家族史、生育史、与月经周期关系、腹痛的性状等方面的特征性表现，对肿瘤的性质做出判断。

（三）专科检查及穿刺检查

了解盆腔情况，对肿物位置和性质、与周围脏器的关系做出判断。对生命体征不稳定患者，如有盆腔积液或腹水征时可进行穿刺，并根据穿出物辅助判断肿瘤性质。怀疑有恶性肿瘤时，应进行妇科三合诊检查。

（四）细胞学检查

对腹水、腹腔冲洗液、胸腔积液可进行癌细胞检查，以指导临床诊断与治疗。

（五）B超检查

对诊断不明确、生命体征尚平稳的患者可通过该检查进一步了解盆腔内情况；该检查还可提示肿瘤性质、有无卵巢肿物破裂征、对侧卵巢有无异常等。

（六）腹腔镜检查

对经过以上检查仍不能明确诊断者，通过腹腔镜检查可直接观察肿瘤状况、对可疑部位进行活检，同时抽吸盆腹腔液进行细胞学检查，可帮助确诊和术后监测病情变化。对适宜病例可进行腹腔镜下的手术处理，避免开腹手术给患者造成的损伤。情况危急或腹腔粘连明显的患者或估计操作困难不能达到手术目的病例，均不适合做该项检查。

（七）肿瘤标志物

对于卵巢肿瘤破裂的患者，根据病情可于术前采血样进行有关肿瘤标志物的检查，以帮助诊断和监测病情变化。CA125对卵巢上皮性癌患者有诊断和病情监测价值。AFP对卵巢内胚窦瘤有特异性意义，对未成熟畸胎瘤和混合性无性细胞瘤诊断有一定价值。HCG对原发性卵巢绒癌有诊断价值，CEA在原发性黏液性卵巢癌和胃肠道卵巢转移癌中水平升高。对于分泌性激素的肿瘤，通过测定血雌激素、雄激素，可以帮助诊断和指导治疗。

在不影响患者抢救的前提下，进行积极对症处理；同时抓紧时间尽可能完善必要的辅助检查，以提高诊断的准确性，避免不必要的开腹手术，并完善术前准备。

四、鉴别诊断

根据病史、发病诱因、症状特点、与月经周期关系、体征及辅助检查，可与以下疾病进行鉴别。

（一）急性阑尾炎

有不洁饮食史或慢性病史，有典型的转移性腹痛，即发病时腹痛位于上腹部或脐周，后逐渐局限于下腹部McBurney点，恶心呕吐明显，有发热，腹膜刺激征明显，无内出血症状和体征。体检时压痛部位高于附件囊肿部位，腹痛不能自然缓解；辅助检查血常规白细胞增高，尤其中性粒细胞明显增高，血红蛋白无明显变化。B超检查可辅助诊断。

（二）异位妊娠破裂或流产

月经规律者有停经史、妊娠反应、下腹部剧烈疼痛、阴道出血，伴有腹腔内出血，后穹隆穿刺可有不凝血。结合血、尿β-HCG和B超可明确诊断。

（三）卵巢肿瘤扭转

既往有卵巢肿瘤病史及诱因，腹痛亦为突发性，但扭转一般因体位变动而突然发生，逐渐加重，一般无内出血，妇科检查可触及明确的肿物及压痛最明显的蒂部，肿块较前增大。结合B超可明确诊断。肿瘤扭转后可因静脉充血破裂使囊内压力增高，最终发生破裂。

（四）子宫浆膜下肌瘤蒂扭转

可有急性腹痛、阴道出血、恶心、呕吐，与卵巢肿瘤破裂有相似之处，但该肌瘤与子宫相连，在肌瘤与子宫相连的蒂部有明确的压痛，双侧附件正常，无腹水，可有月经的变化。根据妇科检查、B超，结合病史进行鉴别诊断。

（五）急性盆腔炎

急性腹痛伴高热、阴道分泌物增多，伴腹膜炎时出现消化系统症状（如恶心呕吐、腹胀腹泻），有感染诱因，下腹部腹膜刺激征更为明显；也可伴有阴道出血，量多少不定。妇科检查阴道有灼热感、分泌物多且有异味，宫颈举痛、子宫及双附件有广泛明显压痛，血白细胞增高明显且发生较早。如形成输卵管卵巢脓肿时，在盆腔一侧或两侧可触及有压痛的肿块，常伴膀胱刺激症状和/或直肠压迫症状。

（六）输尿管结石

疼痛同时向大阴唇、大腿部放射，疼痛可反复发作、也可自然缓解，无发热，全身检查时肾区有叩痛，输尿管行程区有压痛，伴有血尿。尿潜血检查可为阳性，B超下可见结石。

（七）转移性卵巢肿瘤破裂

原发肿瘤可来源于消化道、乳腺、生殖道、泌尿道等，并伴随相应症状，肿瘤多为双侧、中等大小、实性。发生破裂时，与原发性卵巢肿瘤破裂不易鉴别，需根据病史和全面体检、剖腹探查确诊。

五、处理措施

原则为疑有肿瘤破裂应立即剖腹探查。

（一）手术

手术原则为切除病灶、术中应尽量吸尽囊液、彻底清洗盆腹腔。

黏液性囊腺瘤或癌破裂时黏液溢出，可形成腹膜黏液瘤或种植癌，畸胎瘤囊内溢出物中的皮脂及角蛋白等可引起腹膜油脂肉芽肿，恶性肿瘤破裂易发生盆腹腔转移，形成包块、结节，卵巢内膜异位囊肿破裂也可引起种植，因此，在手术时，应注意彻底清洗盆腹腔、避免引起继发种植。

卵巢良性肿瘤破裂手术时，应尽可能保留卵巢功能。可疑恶性或恶性肿瘤手术时，应取腹腔液进行细胞学检查寻找癌细胞；切除卵巢肿瘤做冰冻切片，探查腹腔，以判断期别。对可疑恶性肿瘤病例的腹膜可疑病灶、破口边缘可疑病灶、盆腔可疑病灶进行冰冻病理检查。恶性肿瘤的诊断明确后，应根据肿瘤类型、分期及患者年龄、有无生育要求等决定手术范围，术后配合以化疗。对生命体征稳定，初步考虑为良性囊肿且估计手术范围较小病例，可以通过腹腔镜进行手术，以减少手术创伤。所有手术切除的标本应常规进行病理检查。

（二）保守治疗

对特定病例可进行保守治疗。如滤泡囊肿破裂、黄体囊肿破裂时，当急性腹痛能自然缓解，生命体征平稳，腹腔内出血不多，则可以住院卧床观察，辅以抗感染治疗。但同时做好病情变化时随时手术的准备。

（三）术后处理

根据肿瘤性质、病情给予对症处理。如对炎症性疾病给予抗感染治疗，对交界性肿瘤伴腹膜浸润种植、恶性肿瘤进行术后化疗等综合治疗，对子宫内膜异位症进行药物治疗。

第三节　黄体破裂

卵巢成熟卵泡或黄体由于某种原因引起泡壁破损、出血，严重者发生急性腹痛或休克来急诊。已婚、未婚妇女均可以发生，以生育年龄妇女最多见。

一、病因和发病机制

成熟卵泡排卵后，其裂口不久及被凝血块堵塞，如无血块堵塞，且卵泡内的血管不闭锁，可出血到腹腔内，此种出血多发生在月经中期。成熟卵泡排卵后形成黄体，此时如已凝的血块脱落，也可发生出血，此种出血大多发生在月经前期。出血多少与卵巢充血程度、卵巢基质和血管是否硬化缺少收缩力，以及小动脉是否破裂有关。

卵泡破裂为多病因性，可有以下几种情况：

（1）卵巢扭转、子宫脱垂、盆腔炎等。

（2）卵巢直接或间接受到外力影响而发生破裂，如性交、腹内压增高（大便用力、恶心呕吐、举重物等）。

（3）卵巢功能变化，如过度的冷浴、热浴，长期应用雌激素或孕激素引起卵巢功能变化，或因卵巢酶系统的功能过度活跃，造成出血倾向或凝血障碍。

（4）血液变化，如贫血、营养不良，或其他情况引起的血小板损害及血液成分改变，导致出血。

卵巢破裂80%为黄体或黄体囊肿破裂，大多数在月经周期的末一周，偶可有在月经第1~2天发病者。少数为滤泡破裂，常发生在成熟卵泡，因而发病一般在月经周期第10~18天。

二、临床表现

（一）症状

卵泡破裂与黄体破裂仅在时间上有差别，症状与体征相同。

（1）无闭经史，滤泡破裂出血多发生在月经中期，黄体破裂出血多发生在月经前期，常伴有阴道流血。

（2）起病急骤，下腹突然剧烈疼痛，先为一侧下腹痛，继之波及全腹坠痛。轻症者仅有突然发生的下腹疼痛，短时间后渐渐缓解，仅感轻度不适，腹部触痛明显，但双合诊盆腔触痛极明显。重症者则全腹痛明显。

（3）出血少时，仅有肛门坠感，内出血多则有恶心、呕吐、头晕、眼前发黑、出冷汗、甚至晕厥、休克等。

（二）体征

（1）轻症者下腹有轻度压痛，以破裂侧明显，破裂发生于右侧卵巢时，压痛点在阑尾压痛点下方，位置较低。重症者下腹压痛明显，有反跳痛，腹肌强直不如弥漫性腹膜炎明显。

（2）出血多时可有移动性浊音。

（3）妇科检查有宫颈举痛，移动宫体疼痛，后穹隆饱满，患侧附件区触痛明显，有时可触到增大的卵巢。

三、诊断与鉴别诊断

（一）诊断

（1）无闭经史。

（2）在排卵期或月经前期发生剧烈腹痛。

（3）有内出血现象。

（4）正确诊断最主要的是仔细询问病史及与月经周期的关系。

（5）B超及后穹隆穿刺可有助于诊断。

（二）病情危重指标

（1）全腹剧痛，明显压痛和反跳痛。

（2）腹痛有移动性浊音。

（3）血压下降，出现休克体征。

（三）鉴别诊断

1. 输卵管妊娠破裂或流产

有急性腹痛或少量阴道流血，腹部有压痛及移动性浊音，与滤泡或黄体破裂很相似。但前者有闭经史及早孕反应。少数早期宫外孕往往无闭经，此时做妊娠试验有助于鉴别。

2. 急性阑尾炎

卵巢滤泡或黄体破裂发生于右侧多见，极易误诊为急性阑尾炎。急性阑尾炎起病常为上腹痛或满腹痛，逐渐局限于阑尾点，恶心、呕吐、压痛、反跳痛及腹肌紧张均较明显，而双合诊时的宫颈举痛及子宫移动痛轻微，且无内出血症状及体征，而卵泡破裂则与其相反。

四、治疗

（1）轻型者可卧床休息，使用止血药，严密观察，症状慢慢缓解，则不需要手术。

（2）重型者往往是内出血多，伴有休克症状，应立即手术。

（3）手术时可见卵巢破裂口有血液流出，手术应设法保留卵巢功能，用000号细线连锁缝合破口，或剜除出血部分，将边缘连锁缝合。切除组织送病理检查以除外卵巢妊娠。

若有腹腔镜，可以镜下抽吸腹腔内积血，破口用激光或电凝止血。

参考文献

[1] 杨慧霞, 狄文. 妇产科学 [M]. 北京: 人民卫生出版社, 2016.
[2] 单鸿丽, 刘红. 妇产科疾病防治 [M]. 西安: 第四军医大学出版社, 2015.
[3] 黎梅, 周惠珍. 妇产科疾病防治 [M]. 北京: 人民卫生出版社, 2015.
[4] 沈铿, 马丁. 妇产科学 [M]. 北京: 人民卫生出版社, 2015.
[5] 孙东霞, 任立新, 郝亚宁. 产科基础知识 [M]. 江苏: 江苏大学出版社, 2016.
[6] 徐丛剑, 华克勤. 实用妇产科学（第4版）[M]. 北京: 人民卫生出版社, 2018.
[7] 贾晓玲, 宋立峰, 林森森. 妇产科疾病临床诊疗技术 [M]. 北京: 中国医药科技出版社, 2017.
[8] 魏丽惠. 妇产科临床思维 [M]. 北京: 科学出版社, 2017.
[9] 严滨. 妇产科急危重症 [M]. 北京: 中国协和医科大学出版社, 2018.
[10] 华克勤, 丰有吉. 实用妇产科学（第3版）[M]. 北京: 人民卫生出版社, 2015.
[11] 张玉泉, 王华. 妇产科学 [M]. 北京: 科学出版社, 2016.
[12] 刘琦. 妇科肿瘤诊疗新进展 [M]. 北京: 人民军医出版社, 2015.
[13] 徐丛剑, 郭孙伟. 子宫内膜异位症 [M]. 北京: 人民卫生出版社, 2015.
[14] 吕杰强. 妇科科学 [M]. 北京: 中国医药科技出版社, 2017.
[15] 杨东霞, 胡喜姣, 孙萌. 实用妇产科学 [M]. 哈尔滨: 黑龙江科学技术出版社, 2015.
[16] 叶芬, 徐元屏. 妇产科学 [M]. 重庆: 重庆大学出版社, 2016.
[17] 李瑞英. 实用妇产科学 [M]. 长春: 吉林科学技术出版社, 2016.
[18] 孔祥, 卢丹. 妇产科学 [M]. 北京: 科学出版社, 2015.
[19] 钟喜杰. 妇产科学临床新进展 [M]. 长春: 吉林科学技术出版社, 2016.
[20] 赵萍, 陈晓敏. 妇产科学 [M]. 北京: 科学技术文献出版社, 2016.
[21] 程芳. 现代临床妇产科学 [M]. 西安: 西安交通大学出版社, 2015.